Der prominente Patient

Thomas Meißner

Der prominente Patient

Krankheiten weiterer berühmter Persönlichkeiten

Ursprünglich erschienen als Zeitschriftenartikel
einer Serie der Zeitschrift CME im Springer Medizin Verlag
(Jahrgänge 2018–2024)

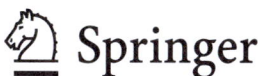

Thomas Meißner
Redaktionsbüro Erfurt
Erfurt, Deutschland

ISBN 978-3-662-70110-2   ISBN 978-3-662-70111-9 (eBook)
https://doi.org/10.1007/978-3-662-70111-9

Die Deutsche Nationalbibliothek verzeichnet diese Publikation in der Deutschen Nationalbibliografie; detaillierte bibliografische Daten sind im Internet über http://dnb.d-nb.de abrufbar.

© Der/die Herausgeber bzw. der/die Autor(en), exklusiv lizenziert an Springer-Verlag GmbH, DE, ein Teil von Springer Nature 2025

Das Werk einschließlich aller seiner Teile ist urheberrechtlich geschützt. Jede Verwertung, die nicht ausdrücklich vom Urheberrechtsgesetz zugelassen ist, bedarf der vorherigen Zustimmung des Verlags. Das gilt insbesondere für Vervielfältigungen, Bearbeitungen, Übersetzungen, Mikroverfilmungen und die Einspeicherung und Verarbeitung in elektronischen Systemen.
Die Wiedergabe von allgemein beschreibenden Bezeichnungen, Marken, Unternehmensnamen etc. in diesem Werk bedeutet nicht, dass diese frei durch jede Person benutzt werden dürfen. Die Berechtigung zur Benutzung unterliegt, auch ohne gesonderten Hinweis hierzu, den Regeln des Markenrechts. Die Rechte des/der jeweiligen Zeicheninhaber*in sind zu beachten.
Der Verlag, die Autor*innen und die Herausgeber*innen gehen davon aus, dass die Angaben und Informationen in diesem Werk zum Zeitpunkt der Veröffentlichung vollständig und korrekt sind. Weder der Verlag noch die Autor*innen oder die Herausgeber*innen übernehmen, ausdrücklich oder implizit, Gewähr für den Inhalt des Werkes, etwaige Fehler oder Äußerungen. Der Verlag bleibt im Hinblick auf geografische Zuordnungen und Gebietsbezeichnungen in veröffentlichten Karten und Institutionsadressen neutral.

Umschlaggestaltung: deblik Berlin
Fotonachweis Umschlag: v.l.n.r.: 1: © 91050 / United_Archives / TopFoto / picture alliance, 2: © Fine Art Images / Heritage Images / picture alliance, 3: © CSU Archives / Everett Collection / picture alliance, 4: © akg-images / picture alliance, 5: © GeorgiosArt / Getty Images / iStock, 6: © KPA / United Archives / pictureallianz, 7: © akg-images / picture alliance, 8: © akg-images / picture alliance, 10: © AP Photo / picture alliance, 11: © ZB / dpa / picture-alliance, 12: © Votava / brandstaetter images / picture alliance, 13: © traveler1116 / Getty Images / iStock, 14: © Lisa O'Connor / ZUMAPRESS.com / picture alliance, 15: © Bifab / dpa / picture alliance, 16: © Photoshot / picture alliance, 17: © Sunny Celeste / Bildagentur-online / picture alliance, 18: © dpa / picture alliance

Springer ist ein Imprint der eingetragenen Gesellschaft Springer-Verlag GmbH, DE und ist ein Teil von Springer Nature.
Die Anschrift der Gesellschaft ist: Heidelberger Platz 3, 14197 Berlin, Germany

Wenn Sie dieses Produkt entsorgen, geben Sie das Papier bitte zum Recycling.

Vorwort

Nach dem Erfolg des ersten Bandes „Der prominente Patient" lag es auf der Hand, über eine Fortsetzung nachzudenken. Sie finden in dieser Ausgabe 50 weitere Schilderungen von Krankheiten bekannter Persönlichkeiten der Zeitgeschichte. Darunter sind Künstler wie Albrecht Dürer und Benjamin Britten, Frauen, wie Jeanne d'Arc oder Maria Theresia von Österreich, Denker wie Novalis, Politiker wie Winston Churchill oder politische Aktivisten wie Robespierre und Rudi Dutschke.

Zwei Dinge möchte ich gerne klarstellen. Zunächst: Ich fasse in kurzen Texten lediglich zusammen, was zumeist Wissenschaftlerinnen und Forscher zu Krankheiten prominenter Patientinnen und Patienten aus historischen Dokumenten und Berichten zusammengetragen, analysiert und bewertet haben. Solche Pathografien finden sich verstreut in der internationalen Fachliteratur, wo sie nicht jedem ohne weiteres zugänglich sind. Manches ist in öffentlichen Medien kommuniziert oder in Biografien beschrieben worden. Meiner Meinung nach sind das Dokumente, die ein besonderes Licht auf diese Menschen werfen, wir lernen sie auf eine andere Weise kennen, kommen ihnen näher. Es wird nicht ausbleiben, dass Sie manches davon spekulativ finden mögen. Ich habe versucht, mich mit eigenen Bewertungen zurückzuhalten und lediglich meiner Aufgabe als Wissenschaftsjournalist gerecht zu werden, nämlich Informationen, Erkenntnisse und Meinungen weiterzutragen.

Zweitens möchte ich daran erinnern, dass Diagnosen lediglich Konstrukte sind, die der Unterscheidung von Krankheiten und der Behandlung kranker Menschen dienen. Deshalb mag es sinnlos erscheinen, Jahrzehnte oder Jahrhunderte nach dem Tod eines Menschen über deren Diagnosen nachzudenken, zumal sie stets in einem medizingeschichtlichen Zusammenhang stehen. In hundert Jahren, wenn unsere Nachkommen auf heutige Persönlichkeiten der Zeitgeschichte zurückblicken, werden Diagnosen wahrscheinlich ebenfalls anders gestellt, Krankheiten womöglich anders benannt oder klassifiziert werden als heute. Dennoch, meine ich, hilft der Versuch einer nachträglichen Diagnose, etwas über diese Menschen zu erfahren, selbst wenn Unsicherheiten bleiben.

Mich beeindruckt beim Lesen von Pathografien immer wieder der Kontrast zu den heutigen Möglichkeiten der Medizin, selbst wenn wir nur wenige Jahrzehnte zurückschauen, erst recht, wenn es sich um Jahrhunderte handelt. Nehmen Sie die Zahngesundheit George Washingtons, das Augenleiden Admiral Nelsons oder das Hautproblem John Updikes! Andererseits führen uns die Schicksale des Popmusikers Prince und des Apple-Mitgründers Steve Jobs Fehlentwicklungen der heutigen Medizin sowie den ambivalenten Umgang mit Krankheit und Tod in unserer angeblich so rationalen Welt vor Augen.

Ich danke an dieser Stelle allen Leserinnen und Lesern, die spontan auf den ersten Band von „Der prominente Patient" reagiert haben. Das war ungemein bereichernd! Vor allen Dingen danke ich sehr herzlich Claudia Daniels und Allessandra Böck, Redakteurinnen der Zeitschrift „CME" des Springer-Verlags, in der ich in den vergangenen Jahren die in diesem Bändchen gesammelten Texte bereits veröffentlichen durfte. Und ich danke Dr. Anna Krätz vom Springer-Verlag für die erneut nette Zusammenarbeit und Unterstützung bei der Realisierung dieses Buches.

Thomas Meißner
Erfurt, Januar 2025

Inhaltsverzeichnis

I   Dichter, Musiker und Maler

1	Nikolai Gogol: „Geschichte meiner Seele"	3
2	Lovis Corinth: Wenn das halbe Gesicht fehlt	7
3	Heinrich von Kleist: „Mir war auf Erden nicht zu helfen"	11
4	Bedřich Smetana: Flötentöne und gewaltiges Brausen	15
5	Benjamin Britten: Streit um seine Herzklappe	19
6	John Updike: Im Krieg mit seiner Haut	23
7	Claude Monet: Zu wenig Blau und zu viel davon	27
8	Camille Claudel: Verstoßen und vergessen	31
9	Hans Fallada: Leben wie ein Roman	35
10	Karl Valentin: „Gar ned krank is a ned g'sund"	39
11	Enrico Caruso: Frühes Ende eines Superstars	43
12	Gustave Flaubert: Sekundärer Krankheitsgewinn	47
13	Vladimir Nabokov: „Glaube, den Verstand zu verlieren"	51
14	Giacomo Puccini: Premiere ohne den Maestro	55
15	Henri Matisse: Neues Leben mit 71	59
16	Max Slevogt: Altes Gespenst zu Gast	63
17	Karl May: „Schlüssel zu meinen Büchern"	67
18	Ludwig van Beethoven: Blick in die Erbanlagen	71
19	Paul Wittgenstein: Merkwürdige Phantomgefühle	75
20	Albrecht Dürer: Berühmter schiefer Blick	79

21	Edvard Munch: „Möchte diese Leiden behalten!"	83
22	Alexej von Jawlensky: Kaum Aussicht auf Besserung	87
23	Alexander Skrjabin: Schmerzhaftes Klavierspiel	91

II Denker, Forscher, Philosophen

24	Hildegard von Bingen: „Licht in meiner Seele"	97
25	Christoph Kolumbus: Liegend nach Amerika	101
26	Jeanne d'Arc: Mit Glaube und Schwert	105
27	Immanuel Kant: Schrecken der Dunkelheit!	109
28	Novalis: Romantisierung des Todes	113

III Politiker, Soldaten, Potentaten

29	George Washington: Die falschen Zähne des Präsidenten	119
30	Friedrich Ebert: Unerwarteter Tod mit 54 Jahren	123
31	Winston Churchill: Blut, Schweiß und Tränen	127
32	George VI.: König? Bloß nicht!	131
33	Ludwig II.: Zwischen Exzentrizität und Wahnsinn	135
34	Albert von Sachsen-Coburg und Gotha: Die üblen Dünste von Windsor	139
35	Horatio Nelson: Von Sieg zu Sieg trotz Augenleiden	143
36	Maximilien de Robespierre: Müder Revolutionär mit blutiger Nase	147
37	Mary Tudor: Terror, Tod und keine Nachkommen	151
38	Ludwig XIV.: Ein hoher Preis für Süßes	155
39	William Henry Harrison: Präsident für einen Monat	159
40	Dschingis Khan: Opfer des Schwarzen Todes	163
41	François Mitterrand: Das Geheimnis des Präsidenten	167

42	Georg III.: Nicht plausibler Porphyrie-Mythos	171
43	Maria Theresia: Zwanzig Jahre meistens schwanger	175

IV Woran starb eigentlich…?

44	Christiane von Goethe: „Blutschlag, der mich zu Boden warf"	181
45	E.T.A. Hoffmann: Leben! Um jeden Preis	185
46	Steve Jobs: Magisches Denken mit Folgen	189
47	Karl Friedrich Schinkel: Qualen antiker Medizin	193
48	Pablo Neruda: Mord mit Botox?	197
49	Prince: Kein Purpur-Regen über Paisley Park	201
50	Rudi Dutschke: Ertrinkungstod nach Attentat	205

Dichter, Musiker und Maler

Nikolai Gogol: „Geschichte meiner Seele" – 3

Lovis Corinth: Wenn das halbe Gesicht fehlt – 7

Heinrich von Kleist: „Mir war auf Erden nicht zu helfen" – 11

Bedřich Smetana: Flötentöne und gewaltiges Brausen – 15

Benjamin Britten: Streit um seine Herzklappe – 19

John Updike: Im Krieg mit seiner Haut – 23

Claude Monet: Zu wenig Blau und zu viel davon – 27

Camille Claudel: Verstoßen und vergessen – 31

Hans Fallada: Leben wie ein Roman – 35

Karl Valentin: „Gar ned krank is a ned g'sund" – 39

Enrico Caruso: Frühes Ende eines Superstars – 43

Gustave Flaubert: Sekundärer Krankheitsgewinn – 47

Vladimir Nabokov: „Glaube, den Verstand zu verlieren" – 51

Giacomo Puccini: Premiere ohne den Maestro – 55

Henri Matisse: Neues Leben mit 71 – 59

Max Slevogt: Altes Gespenst zu Gast – 63

Karl May: „Schlüssel zu meinen Büchern" – 67

Ludwig van Beethoven: Blick in die Erbanlagen – 71

Paul Wittgenstein: Merkwürdige Phantomgefühle – 75

Albrecht Dürer: Berühmter schiefer Blick – 79

Edvard Munch: „Möchte diese Leiden behalten!" – 83

Alexej von Jawlensky: Kaum Aussicht auf Besserung – 87

Alexander Skrjabin: Schmerzhaftes Klavierspiel – 91

Nikolai Gogol: „Geschichte meiner Seele"

© Der/die Herausgeber bzw. der/die Autor(en), exklusiv lizenziert an Springer-Verlag GmbH, DE, ein Teil von Springer Nature 2025
T. Meißner, *Der prominente Patient*, https://doi.org/10.1007/978-3-662-70111-9_5

Nikolai Gogol hat eine der ältesten Beschreibungen der Schizophrenie hinterlassen. Auch in anderen Werken spiegelt er psychische Störungen, wie er sie wahrscheinlich selbst erlebt hat.

„All meine letzten Werke sind die Geschichte meiner eigenen Seele", schrieb Nikolai Wassiljewitsch Gogol (1809–1852) einmal in einem Brief, wenige Jahre vor seinem Tod. Man könnte den in der Ukraine geborenen russischen Schriftsteller durchaus als „Autopathografen" bezeichnen. Denn Gogol hat in einigen seiner Werke seine eigene psychische Verfasstheit sehr eindrücklich beschrieben. Er litt, zumindest am Ende seines Lebens, unter religiösen Wahnvorstellungen, zeigte Zeichen depressiven Stupors und konnte unvermittelt gewalttätig auf Reize reagieren. Manche seiner Erzählungen geben geradezu lehrbuchhaft Einsichten in das Erleben psychisch Erkrankter wider, und das in einer Weise, dass etwa die britische Psychiatrie-Dozentin Rachel Upthegrove von der Universität Birmingham sie nach eigenen Angaben für die Ausbildung ihrer Studenten genutzt hat.

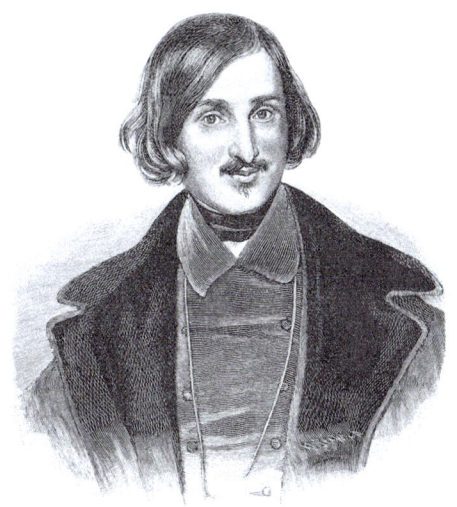

Nikolai Gogol. (© H.-D. Falkenstein / imageBROKER / picture alliance)

Darstellungen der Schizophrenie

So handelt es sich nach Meinung mancher Psychiater bei der Novelle „Aufzeichnungen eines Wahnsinnigen" von 1834 um eine der ältesten ausführlichen Beschreibungen der Schizophrenie. Aber auch aus anderen, teils skurrilen oder surreal anmutenden Erzählungen Gogols, die auf eine komische bis gruselige Wirkung abzielen und die natürlich auch eine Gesellschaftskritik darstellen sollten, lassen sich psychopathologische Muster erkennen.

In „Die Nase" schildert Gogol, der selbst eine enorm lange, spitze Nase gehabt hat und überhaupt ein eher unattraktiver Mensch gewesen sein muss, den Fall des Kollegien-Assessors Kowaljow. Kowaljow wacht eines Morgens auf und stellt fest, dass seine Nase abhandengekommen sei. An ihrer Stelle befindet sich nur noch platte, glatte Haut. Der Moment des Abhandenkommens ist Kowaljow offenbar unklar. Parallel erzählt wird von einem Barbier, der sie beim Rasieren versehentlich abgeschnitten habe. Kowaljow streift verzweifelt auf der Suche nach seiner Nase durch die Stadt, versucht Anzeige bei der Polizei zu erstatten – die Situation ist dem

Helden allenfalls peinlich, erscheint ihm aber keinesfalls absurd. Dann sieht er die Nase in Gestalt eines Beamten aus einer Kutsche steigen: „Sie trug eine goldgestickte Uniform mit hohem Stehkragen, Beinkleider aus Sämischleder und einen Degen an der Seite. An dem Hut mit dem Federbusch konnte man ersehen, dass sie im Range eines Staatsrats stand." Kowaljow stellt seine Nase zur Rede, doch die entgegnet ihm: „Sie täuschen sich, mein Herr, ich lebe ganz für mich." Später befindet sich die Nase wieder an ihrem Platz.

Traum wird real

In der Erzählung „Das Porträt" erwirbt der junge, erfolglose und verarmte Künstler Tschartkow für seine letzten Kopeken bei einem Trödelhändler das Porträtbild eines alten Mannes, dessen Augen beeindruckend lebendig dargestellt sind. Zuhause angekommen, ängstigt das dämonisch wirkende Bild seinen neuen Besitzer zunehmend. Schließlich steigt der abgebildete alte Mann aus dem Bild: „Mit starrem Entsetzen blickt er es an und sah, wie zwei lebendige Menschaugen sich förmlich in sein Gesicht bohrten…" Tschartkow erwacht, hält das Ganze zunächst für einen Albtraum, einen „Fieberwahn", doch wechseln Erwachen und gruseliges Erleben in kurzer Abfolge immer wieder: „Und nun sieht er – es ist kein Traum mehr! –, wie die Züge des Alten sich bewegen, wie seine Lippen sich ihm entgegenstrecken, als wollten sie sich an ihn ansaugen…" Albtraum und Erwachen wechseln mehrfach. Tschartkow – und mit ihm der Leser – kann Traum und Realität nicht mehr unterscheiden.

Dann nimmt die Geschichte zunächst eine positive Wendung. Denn wie im Traum (oder Wahn?) angekündigt, findet Tschartkow im Bilderrahmen versteckte Golddukaten. Sie machen ihn plötzlich wohlhabend und zu einem erfolgreichen Porträtmaler. Doch allmählich stellt sich das Ganze als faustischer Pakt heraus, als Verrat an seinem künstlerischen Talent zugunsten oberflächlichen Erfolgs und Reichtums. Tschartkow, so erfährt der Leser schließlich, ist nicht das erste Opfer des im Bild personifizierten Teufels.

„Dieser König bin ich!"

Die tragikomischen „Aufzeichnungen eines Wahnsinnigen" sind geschrieben wie ein Tagebuch, nämlich des Titularrats Aksentij Iwanowitsch Poprischtschin. Dieser glaubt zunächst, zwei Hunde bei einer Unterhaltung belauscht zu haben, später liest und kommentiert er den von ihm abgefangenen Briefwechsel zwischen diesen Hunden. Sie könnten sprechen, täten es aber listigerweise nicht, vermutet er und sucht sogar die Besitzerin in ihrer Wohnung auf, um ihren Hund zur Rede zu stellen. „Die Hunde sind ein kluges Volk, sie kennen alle politischen Zusammenhänge." Poprischtschin hat zunehmend Probleme mit seiner Arbeit als Beamter, taucht dort kaum noch auf.

In der Zeitung liest er, dass der spanische Thron mit einer Frau besetzt werden soll, dabei müsse doch ein König auf dem Thron sitzen. „Wie kann es nur sein, dass eine Donna Königin wird?" Plötzlich ändert sich die Datierung der Tagebucheinträge. Der „43. April 2000" ist der „Tag des größten Triumphs". Denn: „Spanien hat einen König. Er ist plötzlich da. Dieser König bin ich. Gerade heute habe ich es erfahren. Ich muss gestehen, es erleuchtete mich wie ein Blitz."

Psychisch Kranke gefoltert

Der nächste Eintrag datiert vom „86. Martember, zwischen Tag und Nacht". Poprischtschin ist mal wieder zur Arbeit gegangen, verrät aber nicht, dass er spanischer König ist, registriert sehr wohl die Verwirrung, als er seine Arbeit nicht anrührt, die freilich unter seiner Würde ist. Der Konflikt mit der Realität wird also erkannt, doch der Glaube an den Wahn ist unerschütterlich. Sein Direktor „ein ganz gewöhnlicher Stöpsel", legt ihm schließlich ein Papier zur Unterschrift vor. Poprischtschin unterzeichnet es mit „Ferdinand VII." Er zerschneidet seinen neuen Uniformfrack, um daraus selbst den „Königsmantel" zu schneidern.

Später wähnt er sich in Spanien, befindet sich aber offensichtlich im Irrenhaus: Ihm wird der Kopf rasiert und der „Reichskanzler" teilt ihm mit, er werde ihm jede Lust austreiben, sich König Ferdinand zu nennen. Poprischtschin wird mit dem Stock geschlagen, erhält kalte Wassergüssen über den Kopf. „Meine Herren, retten wir doch den Mond, denn die Erde will sich auf ihn setzen…"

Als Gogol 18 Jahre später seine letzten Wochen in religiösem Wahn verbringt, den zweiten Teil seiner „Toten Seelen" verbrennt, sich zu Tode fastet, wird er ebenso behandelt: mit Bädern in kochend heißem Wasser, mit eiskalten Wassergüssen über den Kopf und mit Blutegeln, die dem an Händen und Füßen Gefesselten auf die Nase gesetzt werden. Kurz vor seinem 43. Geburtstag stirbt er an dieser Tortur.

Literatur

Altschuler EL (2001) One of the oldest cases of schizophrenia in Gogol's Diary of a Madman. BMJ 323:1475–1477

Delgado Y (2014) Gogol und Tschechow: Der Tod als Komödie. Rossijskaja Gaseta 13. Juni (http://de.rbth.com)

Gogol N (1954) Das Porträt. Henschelverlag, Berlin

Gogol N (2017) Aufzeichnungen eines Wahnsinnigen. Musaicum Books

Gogol N (2011) Die Nase und andere Erzählungen. Numitor Comun

Khalil RB, Jayatunge R (2018) Pathography and autopathography: the case of Nikolai Gogol (1809–1852). J Med Biography 26:145–146

Upthegrove R (2014) On Nikolai Gogol's diary of a madman. Br J Psychiatr 204:156

Lovis Corinth: Wenn das halbe Gesicht fehlt

© Der/die Herausgeber bzw. der/die Autor(en), exklusiv lizenziert an Springer-Verlag GmbH, DE, ein Teil von Springer Nature 2025
T. Meißner, *Der prominente Patient*, https://doi.org/10.1007/978-3-662-70111-9_6

„Zeichnen heißt auslassen", lautete ein Grundsatz des Impressionisten Lovis Corinth. Er steht für die Konzentration auf das Wesentliche. Was aber, wenn Wesentliches nicht mehr wahrgenommen wird?

Für das künstlerische Schaffen können Schlaganfall-bedingte Hirnschäden erhebliche Folgen haben. Während linkshemisphärische Läsionen bevorzugt das verbale Ausdrucksvermögen und das Sprachverständnis verändern, gehen rechtsseitige Läsionen unter Umständen mit einem räumlich-konstruktivem Neglect einher. Dabei handelt es sich um eine Aufmerksamkeitsstörung in Bezug auf das linke Gesichtsfeld: visuelle Informationen aus diesem Bereich werden nicht erkannt. Für Maler hat das unter Umständen dramatische Folgen.

Eigenes Gesicht wirkt fremd

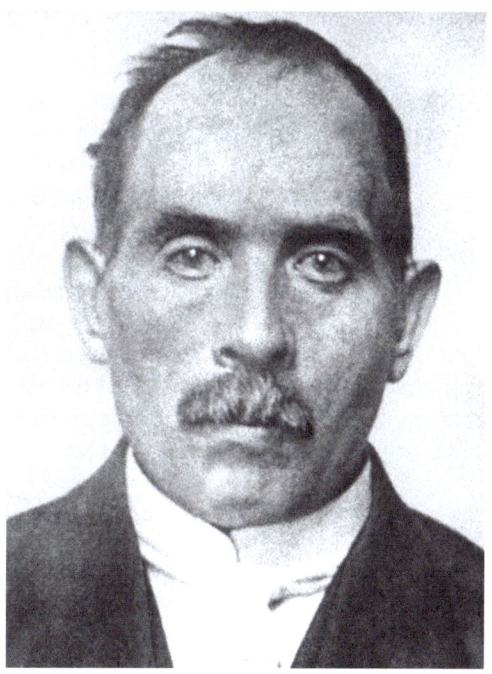

Lovis Corinth. (© dpa / picture alliance)

Der frühere Freiburger Ordinarius für Neurologie Richard Jung (1911–1986) hatte in einem 1974 publizierten Aufsatz vier bekannte Maler, die einen rechtsseitigen Schlaganfall erlitten hatten, analysiert sowie deren Werke vor und nach dem Schlaganfall miteinander verglichen. Jung erkannte, dass vor allem beim Malen von Selbstporträts, was zwangsläufig vor dem eigenen Spiegelbild vonstatten geht, der linksseitige Gesichtsfeldausfall deutlich wird, weil das Erkennen der linken Gesichtsteile erschwert ist (Prosopagnosie). Das eigene Gesicht erscheine teils „fremd und in Teile zerstückelt". Daher entstehen unvollständige oder seltsam veränderte Porträts. Die Neurologen Michael Hennerici (früher Mannheim) und Hansjörg Bäzner (Stuttgart) haben über 20 Jahre später in einer Analyse von 13 professionellen Künstlern Jungs Erkenntnisse in vieler Hinsicht bestätigt: Bei allen können aus den geschaffenen Kunstwerken Folgen des Neglects nachgewiesen werden.

Hemianopsie und Hemineglect

Einer der analysierten Künstler war Lovis Corinth (1858–1925). Der Maler und Grafiker hat neben Max Liebermann und anderen den deutschen Impressionismus geprägt. Am 11. Dezember 1911 erlitt Corinth einen rechtshemisphärischen Schlaganfall mit linksseitiger Lähmung – zu diesem Zeitpunkt gehörte der 53-Jährige zu den gefragtesten Malern der Künstlergruppe „Berliner Secession" und war gerade zu ihrem Vorsitzenden gewählt worden. Er konnte trotz der zunächst gefühlten Todesnähe und starker Schmerzen rasch seine künstlerische Arbeit wieder aufnehmen und sie mit unveränderter, ja gesteigerter Produktivität für mehr als ein Jahrzehnt fortsetzen.

Zwar existieren keine klinisch-neurologischen Untersuchungsbefunde Corinths. Nach Bäzners und Hennericis Meinung kommen angesichts der dokumentierten Symptomatik außer einer Ischämie im Versorgungsgebiet der Arterica (A.) cerebri media (Hemianopsie und Hemineglect) auch eine Ischämie im Stromgebiet der A. cerebri posterior infrage: Eine thalamische Läsion könne zu einem thalamischen Schmerzsyndrom geführt haben.

Oberflächlich betrachtet, erholte sich Corinth rasch. Er reiste sechs Wochen nach dem Ereignis mit seiner Frau nach Bordighera an der italienischen Riviera, um sich zu erholen. Dort litt er noch an Depressionen, Müdigkeit und rascher Erschöpfung. Ein Arzt verordnete einen strengen Tagesrhythmus sowie eine drastische Diät. Besonders das Alkoholverbot traf ihn: „Ich habe eine Leberschwellung, wie die Ärzte behaupten vom zu vielen Cognac. Ich trinke nun brav Fachinger, drei Flaschen täglich", schrieb er. In seinen wilden Jahren hatte Corinth sich als trinkfester Saufkumpan einen Namen gemacht. Zudem war er passionierter Zigarrenraucher.

Linksseitige Konturen fehlen

Verbleiben sollte bis zum Lebensende eine Restlähmung des linken Arms und der linken Hand sowie ein Hinken. Inwiefern die Gesichtsfeldausfälle fortbestanden, ist unklar. Denn Corinth war, wie viele andere Maler auch, in der Lage, mit der Zeit diese Defizite bis zu einem gewissen Grade zu kompensieren. Elf Monate nach dem Schlaganfall fertigte Corinth eine Bleistiftzeichnung des Kopfes seiner Frau an, die er seiner „Selbstbiographie" hinzugefügt hat. Dort fehlen die linksseitigen Konturen aller Gesichter (im Hintergrund ist ein weiterer Kopf angedeutet, der womöglich ein Selbstporträt werden sollte). Dargestellt wird nur der Nasenschatten und ein Auge, die linksseitige Begrenzung des Gesichts (aus Perspektive des Betrachters) fehlt. In einer weiteren Skizze bemerkte Jung anstelle des linken Auges und der linken Nasenhälfte ein kraterartiges Loch – Zeichen des linksseitigen Gesichtsfeldausfalls. Jung vermutete, dass der Linksneglect mehr im parafovealen Bereich bei starkem Fixieren wie im Spiegelbild auftrat, nicht aber im größeren Sehfeld wie beim Landschaftszeichnen. „Daher findet man Linksseitenstörungen 9 bis 13 Jahre nach dem Gefäßinsult nur noch in seinen Selbstporträts, die er oft wiederholte."

Keine emotionale Nähe

Nach Meinung Bäzners und Hennericis lassen sich aber auch in späten großformatigen Ölgemälden Corinths Folgen der rechtsseitigen Gehirnschädigung erkennen, ein Verlust von Konturen etwa, Fehlplatzierungen von Details, Undeutlichkeiten in der Gestaltung, auffallend häufige asymmetrische und verzerrte Gesichterdarstellungen und die Vergröberung der Strukturen. Hinzu komme das Fehlen von emotionaler Nähe und damit einer verstärkte Distanz zu seinen Modellen, etwa im Porträt seines Sohnes „Thomas mit Hut in der Hand" aus dem Jahre 1922 sowie eine gesteigerte Subjektivität, wenn man frühere und späte Gemälde vergleicht, die seine Ehefrau Charlotte darstellen (Die schwarze Maske, 1908; Carmencita, 1924). Auffallend seien zudem fehlende räumliche Konturen und Raumtiefe. Dreidimensionale Objekte würden vor allem auf der Neglectseite nicht als solche erfasst, etwa auf dem Gemälde „Balkonszene in Bordighera" von 1912 oder bei „Berlin, Unter den Linden" von 1922.

Explosive Produktivität

Demgegenüber lasse sich bei Corinth und anderen Malern trotz schweren rechtshemisphärischen Läsionen eine Konstanz des Zeichenstils erkennen, bemerkte Jung. Es gebe nur einen geringen Einfluss auf die im Laufe des Lebens erreichte Stilentwicklung. Sowohl Jung als auch Hennerici und Bäzner betonen, dass die Betrachtung der Werke durch die neuropsychologische Brille die künstlerische Leistung keineswegs mindere.

Andererseits können große künstlerische Leistungen wohl kaum unabhängig von vorhandenen pathologischen Störungen betrachtet werden. Bei manchen bewirkt der Stachel der Krankheit sogar eine ungemein explosive Produktivität: Corinth hat nach seinem Schlaganfall noch mehr als die Hälfte seines umfangreichen Gesamtwerks geschaffen: fast 500 Gemälde, mehr als 800 Drucke, Aquarelle und Zeichnungen.

Prosopagnosie

Prosopagnosie ist die Unfähigkeit, einen bekannten Menschen anhand des Gesichts zu erkennen – eine Spielart der visuellen Agnosie nach meist rechtsseitigen Hirnläsionen. Bei normaler Wahrnehmung erscheint die rechte Gesichtshälfte des Gegenübers vorwiegend im linken Gesichtsfeld und wird also zur rechten Hemisphäre projiziert. Schaut ein Maler, der sich selbst porträtieren möchte, in einen Spiegel, so erscheint die eigene linke Gesichtshälfte auch im linken Gesichtsfeld. Ist dieses wegen eines rechtsseitigen Schlaganfalls beeinträchtigt, wirkt das eigene Gesicht fremd. Pathophysiologisch ist die Prosopagnosie nicht vollständig verstanden, funktionelle Bildgebungsverfahren haben bislang widersprüchliche Ergebnisse zur neurobiologischen Ursache ergeben.

Literatur

Bäzner H, Hennerici MG (2006) Schlaganfallfolgen bei dem Maler Lovis Corinth. Nervenarzt 77:551–557

Bäzner H, Hennerici MG (2007) Painting after Right-Hemispheric Stroke – Case Studies of Professional Artists. In: Bogousslavksy J, Hennerici MG. Neurological Disorders in Famous Artists – Part 2. Front Neurol Neurosci 27:1–13

Corinth L (2012) Selbstbiographie. Jazzybee Verlag Jürgen Beck (eBook)

Jung R (1974) Neuropsychologie und Neurophysiologie des Kontur- und Formsehens in Zeichnung und Malerei. In: Wieck HH (Hrsg) Pychopathologie musischer Gestaltungen. Schattauer, S 29–88

Heinrich von Kleist: „Mir war auf Erden nicht zu helfen"

© Der/die Herausgeber bzw. der/die Autor(en), exklusiv lizenziert an Springer-Verlag GmbH, DE, ein Teil von Springer Nature 2025
T. Meißner, *Der prominente Patient,* https://doi.org/10.1007/978-3-662-70111-9_7

Der Dramatiker und Lyriker Heinrich von Kleist tötete 1811 eine Freundin und sich selbst. Die romantisierende Rezeption des Zweiersuizids stößt bei Psychiatern auf Kritik.

Heinrich von Kleist (1777–1811) und seine Freundin Henriette Vogel (1780–1811) hatten sich vom 20. zum 21. November 1811 im Gasthof „Neuer Krug" am Kleinen Wannsee (damals: „Stolper Loch") im Südwesten Berlins eingemietet. Zunächst suchten sie am Ufer des Sees nach einer geeigneten Stelle für ihr Vorhaben – den gemeinsamen Suizid – um dieses am folgenden Tag auszuführen: Nach einer durchgemachten Nacht in gehobener Stimmung mit Speisen, Wein und Kaffee, dem Schreiben von Abschiedsbriefen sowie nach sorgfältig arrangierter Inszenierung der Situation, etwa einen Kilometer vom Gasthaus entfernt, schoss am Nachmittag des 21. November Kleist mit einer Pistole seiner Freundin ins Herz sowie anschließend mit einer weiteren Waffe sich selbst in den Kopf. Am selben Abend fand eine Obduktion statt, die Beisetzung am Ort des Suizids (die kirchliche Bestattung war ihnen aufgrund der Selbsttötung verwehrt) folgte bereits am 22. November 1811.

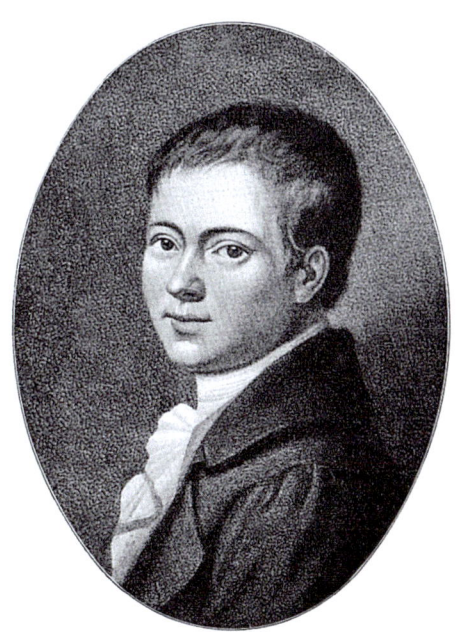

Heinrich von Kleist. (© Bifab / dpa / picture alliance)

Kritik an romantisierender Darstellung

Seitdem ist Kleists Suizid in der deutschsprachigen Kulturlandschaft mit jenem Satz aus einem der Abschiedsbriefe verbunden: „Die Wahrheit ist, daß mir auf Erden nicht zu helfen war." Dies und die damaligen Geschehnisse in der heutigen Rezeption zu übernehmen, bedeute, den Suizid als angemessene Form des Sterbens darzustellen, kritisierten die Psychiater Jann E. Schlimme aus Berlin und Uwe Gonther aus Bremen in einem Beitrag für „Der Nervenarzt". Der Zweiersuizid verstärke die dramatisiert-romantische Variante der Selbsttötung. Beide Symbole – das Emblem der „Auf-Erden-nicht-zu-helfen"-Wahrheit und das Emblem des Zweiersuizids – würden der Komplexität von Kleists Suizid nicht gerecht.

Kleist hatte zunächst eine Karriere als preußischer Offizier begonnen, versuchte sich später in der preußischen Verwaltung und wollte schließlich als freier Dichter und Dramatiker leben. Damit scheiterte er. Seine Dramen wurden überwiegend gar nicht erst aufgeführt. Johann W. Goethe inszenierte 1807 „Der zerbrochene Krug" – ein Skandal. Die „Berliner Abendblätter", 1810 herausgegeben von Kleist, waren die erste Tageszeitung Berlins. Bereits im März 1811 erschien die letzte Ausgabe. Letztlich war Kleist nicht in der Lage, seine Existenz selbständig zu sichern.

Ein falsch zugestellter Brief

Der fatale Novembertag hätte womöglich völlig anders verlaufen können. Denn ein Freund Kleists, Friedrich Christoph Dahlmann (1785–1860), neu ernannter Professor für Geschichte in Kiel, hatte per Brief Kleist angeboten in Gütergemeinschaft zu leben, bis seine schwierigen finanziellen Verhältnisse verbessert wären. Doch ein Bote stellte den Brief falsch zu. Dieser erreichte Berlin erst nach vollendetem Suizid. Ob das Angebot tatsächlich noch den seit längerem gereiften Entschluss Kleists geändert hätte, bleibt Spekulation. In Bezug auf Henriette Vogel ist zu erwähnen, dass sie seit drei Jahren an einem damals unheilbaren Uteruskarzinom litt. Deshalb hatte sie mehrfach den Wunsch geäußert zu sterben. In einem Abschiedsbrief formulierte sie, „daß ich meinem Tode mit größtem Glücke entgegen sehe."

Schlimme und Gonther erklären, dass Kleists Suizid in vieler Hinsicht typische Merkmale aufweise, wie sie auch heute bei suizidgefährdeten Menschen zu beobachten sind und insofern „nichts Besonderes" gewesen sei. Zwar habe der Suizid aus Kleists Sicht eine „sinnausweisende Dimension" gehabt, sei eine „letzte, mehr oder weniger geschickte Inszenierung seines eigenen Lebens als dramatisches Narrativ" gewesen. Letztlich erfolgte die Selbsttötung aber in erster Linie aus Verzweiflung. Einer Verzweiflung, die aus dem „Gefühl des familiären Gehäuseverlusts" und der damit verbundenen Einsamkeit entstanden sei.

„Komm, lass uns etwas Gutes tun…"

Die gesamte Lebenswelt nahm Kleist als bedrückend und schmerzend wahr. Alle Handlungsoptionen erschienen nutzlos. Selbst erklärte er sich dies mit seiner besonderen „Empfindlichkeit". Der Suizid sollte nicht nur Erleichterung verschaffen, sondern auch einen Sinn erfüllen, nämlich zu beweisen, dass man von einer Welt in eine vermeintlich bessere Welt hinüber reisen könne. Gonther und Schlimme sprechen vom „Kinderglauben" und „Selbstopfer".

Schon 1806 hatte Kleist an einen Freund geschrieben: „Komm, lass uns etwas Gutes tun, und dabei sterben! […] Es ist, als ob wir aus einem Zimmer in das andere gehen." Und ein Jahr zuvor an seine Vertraute Marie von Kleist (geb. Gualtieri): „Das Leben ist nichts wert, wenn man es achtet. Es ist schon tot, wenn wir es aufzuopfern nicht stets bereit sind." Kleist war überzeugt, dass „wir einst nach dem Tode von der Stufe der Vervollkommnung, die wir auf diesem Sterne erreichten, auf einem andern weiter fortschreiten würden, und dass wir den Schatz von Wahrheiten, den wir hier sammelten, auch dort einst brauchen könnten…" Sicher konnte er sich dessen aber nicht sein. Dies herauszufinden gab es – aus seiner Sicht – einen Weg: den Suizid. „Ich sterbe, weil mir auf Erden nichts mehr zu lernen und zu erwerben übrig bleibt", schrieb Kleist in seinem Abschiedsbrief an Marie und davon, dass er sich aufopfern müsse für das, was er liebe. Der Suizid als eine Art Realitätsprüfung, freilich ohne die Möglichkeit wieder umzukehren? Auch das bleibt Spekulation. Auf jeden Fall schien ihm die Aussicht auf Besserung objektiv ausgeschlossen.

Schlüssel und Schloss

Somit war der Suizid, so Schlimme und Gonther, aus Kleists Sicht die einzige verbliebene, selbst initiierbare und eine Veränderung herbeiführbare Tat. Das dem so sei, hatte er sich systematisch einzureden versucht. Dabei sei Henriette Vogel keineswegs nur eine „Suizidstatistin im letzten dramatischen Akt" gewesen. Sie wollte aus dem ihr unerträglich gewordenen Leben fliehen, betonen die Psychiater. Der Psychoanalytiker und Schriftsteller Wolfgang Schmidbauer aus München meinte einmal zu dem Zweiersuizid, Vogel habe in Kleists Todessehnsucht gepasst „wie der Schlüssel ins Schloss".

Ob Kleist an einer psychischen Störung gelitten hat, wollen Schlimme und Gonther retrospektiv nicht diagnostizieren. Zumindest sei er „in spezifischer Weise empfänglich für Krisen von Verzweiflung und Phasen von Depression" gewesen. Die in typischer Weise eingeengte Wahrnehmung der Lebensaussichten gilt als wesentliches Merkmal der Entscheidung für den Suizid als vermeintlich letztmögliche Handlungsoption. Ihr gilt es heute mit prophylaktischen Angeboten entgegenzuwirken. Suizide von Persönlichkeiten der Zeitgeschichte sachgerecht darzustellen, ist Teil der allgemeinen Suizid-Prävention.

Medien spielen ebenfalls eine wichtige Rolle bei der Suizidprävention: Bei der Wortwahl sollen Begriffe wie „Selbstmord" und „Freitod" vermieden werden, empfehlen unter anderem Kommunikationswissenschaftler. Denn das Wort „Freitod" erzeugt Verständnis für den Suizid und befürwortet indirekt die Selbsttötung, der Begriff impliziert eine freie, rationale Entscheidung. Jedoch haben suizidale Menschen typischerweise eine verengte Sicht auf sich, ihr Leben und ihre Umwelt. Der Begriff „Selbstmord" hingegen stellt einen vermeintlichen Bezug zu Kriminalität her. Ausführliche Berichte und Sendungen in Medien über Suizide können Nachahmungseffekte auslösen (Werther-Effekt).

Das Nationale Suizidpräventionsprogramm NaSPro ist ein kooperatives Netzwerk, dass die Suizidprävention in Deutschland fördert. Die Deutsche Akademie für Suizidprävention unterstützt Fachgesellschaften, öffentliche und gemeinnützige Einrichtungen und Personen, die sich national und international für Suizidprävention einsetzen.

Mittel der Suizidprävention

Jedes Jahr nehmen sich in Deutschland etwa 10.000 Menschen das Leben, berichtet die Deutsche Gesellschaft für Suizidprävention. Als wesentliche Säulen der Suizidprävention gelten:
- erschwerter Zugang zu Tötungsmitteln wie Schusswaffen oder Barrieren an Suizid-Hotspots,
- psychiatrische Behandlung (Depression, Psychosen),
- Hilfsangebote (z. B. familienbasierte Therapien, Krisenintervention).

Literatur

Deutsche Gesellschaft für Suizidprävention. suizidprophylaxe.de. Zugriff: 29. Mai 2024
LMU München (Pressemitteilung „Auswege aufzeigen" vom 7. Sept. 2017)
Schlimme JE, Gonther U (2013) In Wahrheit auf Erden nicht zu helfen? Kleists Suizid aus psychiatrischer Sicht. Nervenarzt 85:1117–1127
Zalsman G et al (2016) Suicide prevention strategies revisited: 10-year systematic review. Lancet Psychiatry 3:646–659

Bedřich Smetana: Flötentöne und gewaltiges Brausen

© Der/die Herausgeber bzw. der/die Autor(en), exklusiv lizenziert an Springer-Verlag GmbH, DE, ein Teil von Springer Nature 2025
T. Meißner, *Der prominente Patient,* https://doi.org/10.1007/978-3-662-70111-9_8

Beethoven ist nicht der einzige berühmte Komponist gewesen, der sein Gehör verloren hat. Bedřich Smetana ereilte dieses Schicksal ebenso. Bei ihm konnte die Ursache, im Unterschied zu seinem Leidensgenossen, zweifelsfrei geklärt werden.

Jedes Jahr am 12. Mai, dem Todestag des tschechischen Komponisten Bedřich Smetana (1824–1884), wird der musikalische „Prager Frühling" mit dem Zyklus sinfonischer Dichtungen „Mein Vaterland" eröffnet. Smetana selbst hat diese Musik nie gehört. Denn als der heute als Nationalheld verehrte Musiker sein wohl bekanntestes Werk aus diesem Zyklus, „Die Moldau", komponierte, war er bereits komplett ertaubt. Ein Schicksal, das den im Zenit seines Erfolges stehenden Musiker und seine Familie innerhalb weniger Monate an den Rand des Existenzminimums verschlug. Denn nun war er nicht mehr in der Lage, seine Aufgaben als Erster Kapellmeister des tschechischen Interimstheaters in Prag (das Nationaltheater befand sich noch im Bau) zu erfüllen, noch konnte er als Pianist auftreten oder Unterricht erteilen. Was ihm blieb, war seine kompositorische Schaffenskraft.

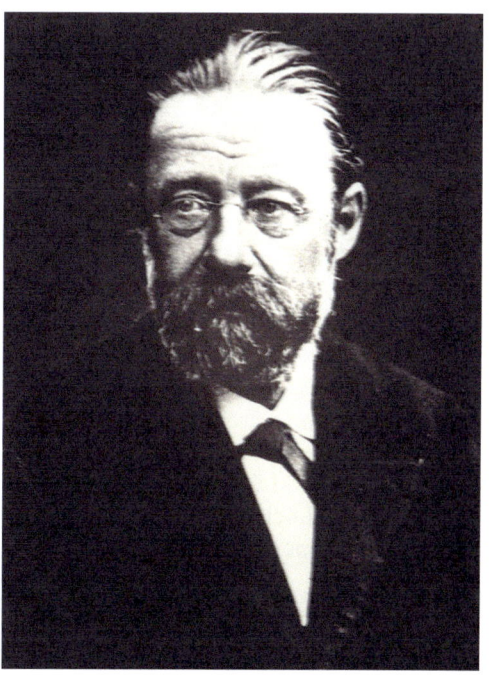

Bedřich Smetana. (© Historisk Bildbyrå / Mustang me / Unknown / picture alliance)

Eitergeschwür und verlegte Ohren

Am 30. April 1874 notiert Smetana in sein Tagebuch: „Seit dem 12. bin ich mit einem Eitergeschwür krank." Es bleibt unklar, wo sich das Geschwür befand. Wenig später klagt er über nicht näher beschriebene Halsbeschwerden, die auch Ende Juni des Jahres unverändert fortbestehen. Anfang Juli kommt ein generalisierter Hautausschlag hinzu. Smetana beschließt, den Prager Ohrenarzt Emanuel Zaufal aufzusuchen. „Der Doktor hat mir versichert, daß es nichts Böses ist", schreibt Smetana. Doch bereits am 24. Juli berichtet er über „verlegte Ohren" sowie Schwindelanfälle. Bis dahin war Zaufal offenbar von einem Tubenkatarrh ausgegangen und hatte lediglich Inhalationen verordnet.

Ende Juli kommen akustische Halluzinationen hinzu, „eigenartig schöne Flötentöne", die allerdings, so der Musiker, im rechten Ohr eine andere Stimmung hätten als jene im linken. Im September ist Smetana auf dem rechten Ohr taub, er bittet den Theatervorstand, ihn zeitweilig von seinen Aufgaben als Kapellmeister zu entbinden. In dem Schreiben schildert er außerdem ein Brausen, „als stünde ich in der Nähe eines starken Wasserfalles." In der Nacht vom 19. auf den 20. Oktober wird er fast schlagartig auch auf dem scheinbar gesunden linken Ohr taub und zehn Tage später bringt er seine schlimmste Befürchtung zu Papier: „Sollte ich überhaupt nicht gesund werden?"

Klavierspielen verboten

Zaufal verordnet absolute Ruhe. Smetana darf nicht Klavierspielen, nicht sprechen, Freunde und Angehörige sollen nur flüstern. Die Räume werden abgedunkelt und mit schalldämpfenden Teppichen ausgelegt. Einmal täglich soll Smetana mit Hilfe eines Kautschukschlauchs „Luftdouchen" der Ohren vornehmen. Nichts hilft. Freunde sammeln Geld, damit er sich im Ausland behandeln lassen kann. So reist Smetana im April 1875 nach Würzburg zum Otologen Friedrich von Tröltsch, der eine Öffnung der Trommelfelle empfiehlt. Dann weiter zu Adam Politzer nach Wien. Politzer diagnostiziert eine „Labyrinthlähmung", die mit „Elektrisieren" behandelt werden soll. Außerdem verordnet er eine mehrwöchige „Schmierkur" hinter den Ohren und am ganzen Körper.

Halluzinationen und Aphasie

Ein Hinweis auf die Zusammensetzung der Salbe existiert nicht. „Die Art dieser Behandlung lässt den Schluss zu, dass es Politzer schon damals klar gewesen sein dürfte, dass es sich nicht, wie bisher angenommen, um eine Erkrankung des Mittelohres handeln konnte, sondern um eine solche des Innenohres bzw. des Hörnervs", so der Internist und Musiker Anton Neumayr (1920–2017) aus Salzburg in seinem Buch „Berühmte Komponisten im Spiegel der Medizin". Alle Symptome deuten auf das Tertiär-/Quartärstadium einer Syphilis hin. So kommen einige Jahre später zunehmende Gedächtnisprobleme hinzu. Smetana kann sich immer schlechter konzentrieren, was ihn beim Komponieren behindert. Er wird nervös, fahrig, kann sich an Namen nicht erinnern, leidet an Kältegefühl und Ataxie. Später kommen optische und akustische Halluzinationen sowie Artikulationsstörungen und schließlich Aphasie hinzu. Er schreibt Briefe wirren Inhalts an sich selbst, an Mozart und Beethoven.

Bis Februar 1884, er ist inzwischen seit fast zehn Jahren taub, arbeitet er an der Oper „Viola". Das Fragment endet mit dem 365. Takt, Smetana hat handschriftlich vermerkt: „Letzter Bogen". Schließlich erleidet der 60-Jährige heftige Erregungszustände, in denen er Mobiliar und Fensterscheiben zerschlägt, seine Angehörigen bedroht – er wird am 23. April in schlechtem Zustand in die Prager Anstalt für Geisteskranke gebracht, wo er schließlich am 12. Mai 1884 stirbt.

Obduziert und exhumiert

Die Ergebnisse der Obduktion am folgenden Tag lassen kaum Zweifel an der Diagnose einer Neurosyphilis zu: Von chronischer Entzündung der weichen Gehirnhaut ist dort die Rede, von atrophischen Gehirnwindungen und erweiterten Hirnkammern sowie paralysierten Gehörnerven. Dennoch sind in der Vergangenheit immer wieder andere Krankheiten diskutiert worden, etwa ein Morbus Menière oder eine Zerebralsklerose. Andere verwiesen auf die Explosion einer Flasche mit Pulverladung in der Kindheit Smetanas, er habe lärmende Ensemblespiele mit bis zu 8 Klavieren geliebt, ebenso wie Schusswaffen und die Jagd. Auch Hautkrankheiten seien bereits viel früher als beschrieben aufgetreten und im Übrigen unspezifischer Natur.

Im Jahre 1987 fand eine Exhumierung der sterblichen Überreste Smetanas statt, die den Disput, besonders zwischen deutschen und tschechischen Experten, über die anscheinend als anrüchig empfundene Diagnose beenden sollte: Gewebeproben aus Orbita, Nasenhöhle, Gesichtsknochen und mumifiziertem Weichgewebe wurden serologischen Tests unterzogen, die allesamt positiv für Syphilis ausfielen. Außerdem wurden hohe Konzentrationen von Quecksilber festgestellt, einem wahrscheinlich wesentlichen Bestandteil der damaligen „Schmierkur".

Schrilles viergestrichenes E

Die Zusammenhänge zwischen progressiver Paralyse und Syphilis wurden zu Smetanas Zeiten allenfalls in Ansätzen erahnt, wobei die infrage kommenden Geschlechtskrankheiten nicht differenziert werden konnten. Die sichere Diagnose der Syphilis war erst ab 1905 möglich. Die therapeutischen Möglichkeiten waren beschränkt.

Smetana hat sein Leiden im Streichquartett e-Moll „Aus meinem Leben" verarbeitet, entstanden Ende 1876. Etwa in der Mitte des vierten Satzes bricht das Hauptthema abrupt ab und die erste Violine spielt ein schrilles viergestrichenes E. Es soll das Pfeifen symbolisieren, unter dem Smetana zu Beginn seiner Taubheit gelitten hat. Es müsse, so die Anweisung des Komponisten, „fortissimo die ganze Zeit hindurch vorgetragen werden."

Literatur

Bořik O, Bořikovà J (1987) Zur Ätiologie der Ohrerkrankung des Komponisten Friedrich Smetana. Laryng Rhinol Otol 66:350–352

Franzen C (2008) Syphilis in composers and musicians – Mozart, Beethoven, Paganini, Schubert, Schumann, Smetana. Eur J Clin Microbiol Infect Dis 27:1151–1157

Höschl C (2012) Bedrich Smetana – art and disease. Psychiat Danub 24(Suppl 1):176–178

Neumayr A (2007) Berühmte Komponisten im Spiegel der Medizin Bd. 4. University Press, Ibera, S 106–150

Benjamin Britten: Streit um seine Herzklappe

© Der/die Herausgeber bzw. der/die Autor(en), exklusiv lizenziert an Springer-Verlag GmbH, DE, ein Teil von Springer Nature 2025
T. Meißner, *Der prominente Patient*, https://doi.org/10.1007/978-3-662-70111-9_9

War Benjamin Brittens Herzinsuffizienz Ausdruck einer tertiären Syphilis? Darum entspann sich zum 100. Geburtstag des Komponisten ein Streit, in den ehemalige Ärzte Brittens involviert waren.

Benjamin Britten (1913–1976) gilt als der größte englische Komponist seit Henry Purcell (1659–1695) und Georg Friedrich Händel (1685–1759)[1]. Britten starb 1976 im Alter von 63 Jahren an einer Herzinsuffizienz, nachdem er drei Jahre zuvor eine neue Aortenklappe erhalten hatte. Später gab es Spekulationen darüber, was zur Aortenklappeninsuffizienz geführt habe. Diese heftige, in öffentlichen und in Fachmedien geführte Diskussion sagt weniger etwas aus über Britten, sein Leben und seine Krankheit. Interessant ist vielmehr der Subtext. Darin geht es um Sexualmoral und Geschlechtskrankheiten, vermutlich auch um Eitelkeiten. Und dies im Jahre 2013, ausgerechnet dem hundertsten Geburtstagsjubiläum Brittens.

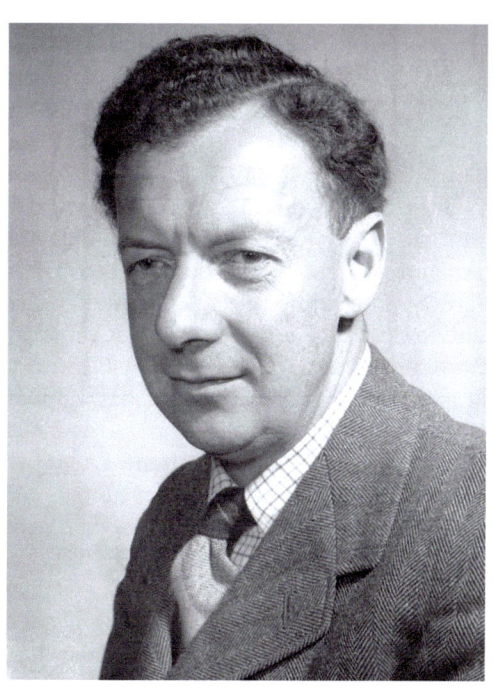

Benjamin Britten. (© AP Images / picture alliance)

Syphilitische Aorta?

Was war passiert? In seiner zum Jubiläum erschienenen Biografie „Benjamin Britten: A Life in the 20th Century" behauptet Autor Paul Kildea unter Bezug auf Aussagen von Donald Ross, einem Pionier der Herzchirurgie und dem Operateur Brittens, dessen Aortenklappeninsuffizienz sei Folge einer Syphilis gewesen. Der Kardiologe Michael Petch vom Queen Elizabeth Hospital in Norfolk, der Britten die letzten drei Lebensjahre betreut hatte, erklärte hingegen dem „Guardian", dies sei „extrem unwahrscheinlich". Es sei „vollkommener Blödsinn", dass Ross intraoperative Beobachtungen den mitbehandelnden Ärzten bewusst verheimlicht habe. Ross selbst konnte damals aus gesundheitlichen Gründen dazu nicht mehr befragt werden, er starb 2014.

---

1 Georg Friedrich Händel war 32 Jahre lang britischer Staatsbürger.

Britten lebte seit 1937 mit seinem Lebensgefährten Peter Pears (1910–1986) zusammen, einem Tenor, für den der Komponist viele seiner Opernpartien und Lieder geschrieben hatte. Im Jahre 1940, Britten lebte in Amerika, erkrankte er an einer Tonsillitis, begleitet von – nach eigenen Worten – „mentaler Verwirrung". Diese Diagnose wurde in der neuen Biografie von Kildea umgedeutet.

Diskretion war unnötig

Ross soll behauptet haben, während der Operation im Mai 1973 habe die Aorta „komplett syphilitisch" ausgesehen. In der Tat tritt bei etwa 10 % der unbehandelten Patienten als Spätfolge eine kardiovaskuläre Syphilis auf, unter Umständen mit entzündlichen und aneurysmatischen Veränderungen der Aorta ascendens. Ein mit Ross befreundeter Kardiologe, Hywel Davies, habe einige Jahre nach der Operation die angeblich geheim gehaltene Diagnose bestätigt. Allerdings soll Davies damals gar nicht direkt mit Britten befasst gewesen sein. Michael Petch erklärte mit Verweis auf den Operationsbericht und die medizinischen Unterlagen, es habe weder serologische noch bakteriologische, pathologische oder histologische Hinweise auf Syphilis gegeben. „Wenn Ross angenommen hätte, dass eine Syphilis vorliegt, hätte er einen Venerologen hinzugezogen", so Petch zum „Guardian". Man hätte das diskret handhaben können, aber die Information wäre auf jeden Fall an die Kardiologen weitergegeben worden. Das aber war nicht geschehen. „Eine sekundäre Syphilis war in diesen Tagen ziemlich häufig und wäre von einem der sechs Ärzte, die Britten konsultierte, bemerkt worden", so Petch in einem Beitrag für das „Journal of the Royal Society of Medicine". Dies diagnostisch abzuklären, gehörte zur Routine und sei auch bei Britten wiederholt geschehen.

Angeborene Klappenanomalie?

Bei Britten soll bereits in der Kindheit nach überstandener Pneumonie ein Herzgeräusch festgestellt worden sein. Als Erwachsener war er sportlich sehr aktiv, spielte Tennis und ging Schwimmen. 1960 wurde eine Regurgitation an der Aortenklappe diagnostiziert, 1968 eine Endokarditis. Danach fühlte er sich häufig abgeschlagen und kurzatmig. Womöglich bestanden auch Herzrhythmusstörungen, was Britten in seiner Oper „Death in Venice" (nach der Erzählung von Thomas Mann) verarbeitet haben soll. Zu keinem Zeitpunkt seit den 1960er-Jahren sei ein positives Testresultat auf Syphilis erhoben worden, betonte Petch.

Er selbst hatte Britten per Herzkatheter untersucht und eine schwere aortale Regurgitation bei unauffälligen Koronarien und Ostien festgestellt. Die Aorta war dilatiert, es bestand aber kein Aneurysma. Der linke Ventrikel war dilatiert, der diastolische Blutdruck betrug lediglich 60 mmHg. Als wahrscheinlichste Diagnose wurde eine biskuspide Aortenklappe angenommen, deren Funktion später durch die Endokarditis weiter eingeschränkt worden war. Die bikuspide Aortenklappe ist mit einer Häufigkeit von 1–2 % in der Bevölkerung die häufigste angeborene Anomalie des Herzens. Folge ist ein beschleunigter Verschleiß des Klappenapparates.

„Unspezifische" Klappendegeneration

Selbst bei erfolgreicher Operation gingen die Ärzte von einer begrenzten Lebenserwartung Brittens aus. Die Chirurgen entschieden sich für ein Pulmonalis-Homograft, heute noch als „Ross-Operation" bekannt. Hauptvorteil: Postoperativ ist keine Antikoagulation erforderlich.

Im Operationsbericht vom 7. Mai 1973 beschrieb Ross das vergrößerte, voluminöse und schlaffe Myokard mit erweiterter Aortenklappenwurzel und den insuffizienten Ventrikelkontraktionen. Der Anästhesist, der vom Kopfende des OP-Tisches einen exzellenten Blick auf das Operationsfeld hatte, bestätigte laut Petch das typische Bild einer degenerierten, kalzifizierten Aortenklappe. Die spätere Histologie bestätigte ebenfalls das unspezifische, eher mukoid-degenerative Erscheinungsbild der Klappensegel ohne Hinweise auf eine abgelaufene Infektion. Das Wort „unspezifisch" im Bericht sei wichtig, merkt Petch an, weil in Fachkreisen „spezifische Infektion" ein Euphemismus für venerische Erkrankungen wie Syphilis sei. „Die Pathologie einer syphilitischen Aortitis war gut bekannt und wir hätten dies bemerkt." Vielmehr könnte eine inkomplette Form des Marfan-Syndroms vorgelegen haben, vermutet der Kardiologe.

Postoperativer Schlaganfall

Die Operation dauerte insgesamt sechs Stunden. Postoperativ erlitt Britten einen Schlaganfall mit rechtsseitiger Lähmung und Sprachstörungen. Davon erholte er sich allmählich, nur in der rechten Hand verblieb eine Restlähmung. Britten entwickelte eine chronische Herzinsuffizienz und wurde mit Digoxin und Diuretika behandelt. In den folgenden zwei Jahren erreichte Britten eine akzeptable Lebensqualität. Jedoch verschlechterte sich die Herzinsuffizienz allmählich, vermutlich war das Aortenklappenimplantat undicht. In der Nacht vom 3. auf den 4. Dezember 1976 schlief Britten nach den Worten von Petch friedlich ein. Er erinnere sich noch gut an die Cheyne-Stokes-Atmung, wie sie bei Patienten mit fortgeschrittener Herzinsuffizienz auftritt.

Literatur

Altmeyers Enzyklopädie, Stichwort: Syphilis. www.enzyklopädie-dermatologie.de. Zugriff: 17. Sept. 2020

Higgins C (2013) Benjamin Britten syphilis ‚extremely unlikely', says cardiologist. The Guardian 22. Januar 2013 (online, Zugriff: 26. Apr. 2020)

Petch MC (2014) The heart of Benjamin Britten. J Royal Soc Med 107(9):339–341

John Updike: Im Krieg mit seiner Haut

© Der/die Herausgeber bzw. der/die Autor(en), exklusiv lizenziert an Springer-Verlag GmbH, DE, ein Teil von Springer Nature 2025
T. Meißner, *Der prominente Patient*, https://doi.org/10.1007/978-3-662-70111-9_10

Wer könnte die Qualen, die Scham und die Verzweiflung eines an Psoriasis Leidenden besser beschreiben als ein Schriftsteller? John Updike hat dies mehrfach getan. Er war außerdem einer der ersten mit PUVA behandelten Patienten.

Das Jahr 1957 war ein Wendepunkt im Leben des US-amerikanischen Schriftstellers John Updike (1932–2009): Der 25-Jährige verließ die renommierte Zeitschrift „The New Yorker" und zog ins 250 Meilen entfernte Ipswich, Massachusetts, nördlich von Boston. Warum? Wegen des Strandes! In seinen Dünen könne er sich ungestört rösten lassen, erklärte Updike Jahrzehnte später in eben dieser Zeitschrift. Da hatte er bereits den Pulitzer-Preis für seinen Roman „Bessere Verhältnisse" (Original: „Rabbit is Rich") erhalten und war weltweit bekannt. Dass es so kommen würde, konnte er nicht wissen, als er sich für die Flucht aus den „urbanen Schatten" New Yorks, die seiner Haut nicht guttäten, in die Sonne am Atlantikstrand entschied.

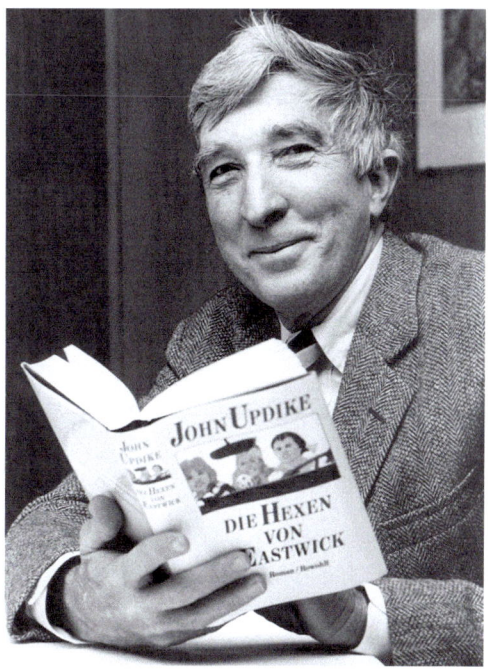

John Updike. (© Michael Probst / dpa / picture alliance)

Ausgeschlossen vom normalen Leben

Beides – seine Hautkrankheit und sein Schriftstellerdasein – hingen eng miteinander zusammen. Sonnenbaden war lange Zeit das Einzige, das wirklich effektiv Updikes Hautläsionen reduzieren konnte. Das schamhafte Verstecken der Läsionen, das zwanghafte sich immer wieder im Spiegel betrachten, das Sinnieren darüber, wie man mit seiner „Aussätzigkeit" wohl auf die Umgebung wirke, all das hat Updike in seinem Aufsatz „At War with my Skin" und in der Kurzgeschichte „From the Journal of a Leper" (leper, engl.: Aussätziger) eindrücklich beschrieben. Auch in seinem Roman „The Centaur" hat Lehrer Peter Caldwell stets Sorge, dass die Schüler seine Psoriasis entdecken könnten.

Sechs Jahre war John Updike alt, als er nach einer Masernerkrankung im Februar 1938 erstmals Symptome der Schuppenflechte zeigte. So habe es ihm seine Mutter berichtet, die ebenfalls an Psoriasis litt und die ihrerseits die Krankheit von ihrer Mutter vererbt bekommen hatte. Der Junge empfand die Psoriasis als schweren Makel, der ihn ausschloss von den „glücklichen Herden Gesunder", von der „normalen Menschheit". Eine seine ersten Erinnerungen daran sei das gemeinsame Sonnenbaden mit der Mutter auf der Veranda des Hauses der Familie in Shillington, Pennsylvania, auf fusselnden Handtüchern liegend, umgeben vom Übelkeit erregenden, öligen Geruch von Siroil®, der damals bevorzugten Medikation. Die Konsistenz des teerhaltige Topikums erinnerte nach den Worten von Updike an Eiter, war von schmalziger Textur und galliger Farbe. Er verglich den aufdringlichen Duft, der ihn und seine Mutter umgab, mit jenem von Schweiß und Exkrementen. Er beschrieb die damit verbundene und ihn tief verunsichernde Peinlichkeit, ein Geruch, der ihm klar gemacht habe, wer er sei.

Unendliche Scham

Updike erinnerte sich an eine Situation in der Schule, als ihm ein Lehrer mit der Hand durch die Haare fuhr und sagte: „Um Himmels willen, Kind! Was ist das auf deinem Kopf?" Später soll ihn einmal ein Mitschüler gefragt haben, ob er Syphilis habe. Obwohl sein Vater Schwimmlehrer an der örtlichen Highschool war, lernte er als Junge nicht das Schwimmen. Er konnte sich einfach nicht mit bloßer Haut zeigen, obwohl zumindest in den Sommermonaten die Läsionen weitgehend abheilten. Erst als junger Student an der Harvard University mühte er sich, gleichwohl verschämt, bei einem Schwimmkurs ab. Beim Militär war er wegen der Psoriasis ausgemustert worden. Einerseits erleichterte ihn das, andererseits löste es auch Schuldgefühle aus: Die Psoriasis würde ja wohl kaum die Fähigkeit beeinträchtigen zu töten. „Meine Mutter schien das zu betrüben, als wenn sie ein Ei gelegt hätte, das, nun bestätigt von der Regierung, sich als faulig herausgestellt hatte."

Gefangener der eigenen Haut

Updike empfand sich in seiner Haut als Gefangener – zu fliehen war unmöglich. Die damit verbundene soziale Isolation hat maßgeblich dazu beigetragen, den Beruf eines Autors und Schriftstellers zu ergreifen: „Wegen meiner Haut habe ich jeden Job für mich ausgeschlossen, der es nötig machen würde, sich zu präsentieren: Händler, Lehrer, Finanzmann, Leinwandheld." Übrig blieb seiner Meinung nach nur ein handwerklicher Beruf, Cartoonist – oder eben Autor. Der könne sich verstecken und der Welt da draußen ein Surrogat seiner selbst präsentieren. „Warum ich so jung geheiratet habe? Weil, als ich eine anmutige Frau gefunden hatte, die mir meine Haut vergeben konnte, nicht riskieren wollte sie zu verlieren und erneut auf Suche gehen zu müssen!" Im „Wendejahr" 1957 bekamen er und seine Frau Mary Pennington, die er 1953 geheiratet hatte, ihren ersten Sohn, bis 1960 folgten zwei weitere Kinder. „Warum ich in so jungem Alter Kinder hatte? Weil ich mich mit Menschen umgeben wollte, die keine Psoriasis haben!"

Teilnehmer einer PUVA-Pilotstudie

Sonne, Siroil® und das Meiden von Schokolade und anderen Süßwaren waren die einzigen Maßnahmen, die Psoriasis-Patienten wie Updike damals anwenden konnten. Der Januar war für einige Jahre die Zeit, in der er sich regelmäßig in die Karibik begab. Doch nahm der Effekt des Sonnenbadens Anfang der 1970er Jahre deutlich ab. Zufällig hatte Updikes Sohn zusammen mit dem Sohn des Dermatologie-Chefs am Massachusetts General Hospital in Boston Gitarrenunterricht. So ergab es sich, dass John Updike 1975 in ein PUVA (Psoralen plus UV-A)-Pilotprojekt aufgenommen wurde. Seine Haut sprach gut auf die Behandlung an. Im 1976 veröffentlichten Text „From the Journal of a Leper" lässt er seinen Helden euphorisch berichten: „Ich bin schön!… Die Haut sieht aus wie die eines Babys, erstaunlich makellos: die wohlbekannte Reinheit der Gesunden." Zweifellos gab Updike damit seine eigenen Empfindungen wieder. Er fühlte sich so rein wie seit Kindergarten-Zeiten nicht mehr, protokollierte er in seinen Memoiren.

„Wunderbares Methotrexat"

Doch fragte er sich, was wohl passieren würde, wenn er dereinst zu krank sein würde, um sich in die „Box mit den glühenden Röhren" zu stellen, die seine Plaques verschwinden ließen „wie ein Feuer dampfenden Torf". Dann würde die Psoriasis wiederkehren und sich „triumphierend ausbreiten", befürchtete er.

Nach vielen Jahren Sonnenexposition und PUVA entwickelte er keratotische und präkanzeröse Zellen sowie eine Hypopigmentierung und musste die Behandlung abbrechen. Schließlich wurde er mit dem „wunderbaren Methotrexat" behandelt. Erstmals verschwanden seine Hautläsionen ohne die Notwendigkeit einer UV-Bestrahlung. Noch immer hatte er ein Haus in fußläufiger Nähe zum Strand. Nun aber erschien das Leben zu kurz, um es mit Sonnenbaden zu verschwenden. John Updike starb im Alter von 76 Jahren an Lungenkrebs.

Literatur

Jackson R (2000) John Updike on psoriasis. At war with my skin, from the journal of a leper. J Cutan Med Surg 4(2):113–115 (John Updike on Psoriasis)

Lynch M, Kirby B (2011) John Updike and psoriasis. Br J Dermatol 165:927–928

Updike J (1985) At war with my skin. The New Yorker Sept 2, 1985. In: Scraps from the Loft. http://scrapsfromtheloft.com/2020/04/10/john-updike-at-war-with-my-skin/

Claude Monet: Zu wenig Blau und zu viel davon

© Der/die Herausgeber bzw. der/die Autor(en), exklusiv lizenziert an Springer-Verlag GmbH, DE, ein Teil von Springer Nature 2025
T. Meißner, *Der prominente Patient*, https://doi.org/10.1007/978-3-662-70111-9_11

Die Katarakt-Erkrankung Claude Monets führte zu einem Unscharf- und gestörten Farbensehen. Das hat sein Schaffen erheblich beeinflusst. Die Operation lehnte er lange ab.

Ein Tapetenmuster sei ausgereifter als dieses Seestück. So äußerte sich im April 1874 der Kunstkritiker Louis Leroy über „Impression, solail levant" (Impression, Sonnenaufgang) von Claude Monet (1840–1926) nach der ersten Ausstellung einer Künstlergruppe, die sich später „Impressionisten" nennen sollte. Das Bild stellt den Hafen von Le Havre am Ärmelkanal in den Morgenstunden dar. So etwas habe mit Kunstmalerei nichts zu tun, es vermittle lediglich eine Impression, lautete die scharfe Kritik. Eine Landschaft nicht realistisch wiederzugeben, sondern nur den von ihr hervorgerufenen Eindruck (franz.: l'impression), geriet zu einem positiv besetzten Begriff, den die Gruppe um Claude Monet, Auguste Renoir, Camille Pissarro und anderen nach dieser legendären Ausstellung für sich nutzte. Lange dominierte die negative öffentliche Meinung zu ihren Werken. Und so blieb auch Monets finanzielle Situation bis über sein 50. Lebensjahr hinaus kritisch. Erst ab Mitte der 1890er-Jahre hatte er auch kommerziellen Erfolg.

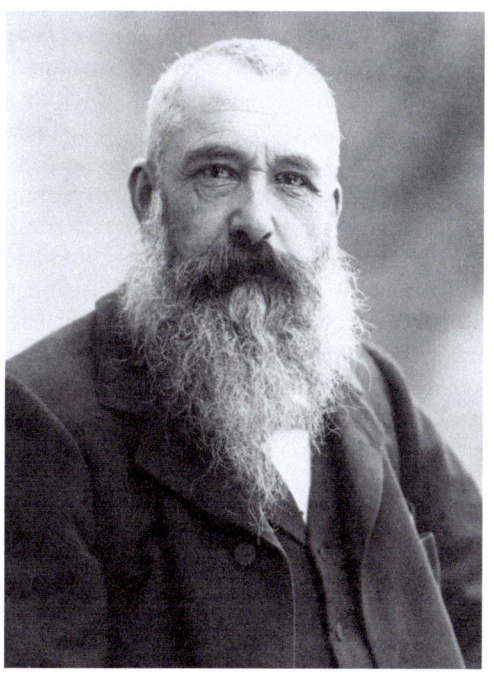

Claude Monet. (© Fine Art Images / Heritage Images / picture alliance)

Altersbedingte Katarakte

Der Eindruck und die Stimmung, den die hellen, bunten Farbflecken oder kommaartigen Pinselstriche in ihrer Gesamtheit vermitteln, verändern sich zwangsläufig, wenn der Maler Probleme beim Scharf- und Farbensehen hat. „Monets Katarakte hatten einen erheblichen Einfluss darauf, wie er seine Umwelt wahrnahm und wie er sie malte", erklären Matthew Steele und Patrick O'Leary vom Louisiana State University Medical Center in New Orleans über die Probleme des Malers.

1908 bemerkte Monet bei einer Venedig-Reise erstmals Probleme beim Scharfsehen. Seine Motive scheinen eine verstärkte Unschärfe von entfernten Objekten zu zeigen. 1912 stellte ein Augenarzt die Diagnose eines bilateralen Kernstars (Cataracta centralis). Monet reiste nach London zum deutschen Opthalmologen Richard Liebreich, der am St. Thomas' Hospital praktizierte. Dieser verordnete eine neue Brille und empfahl die Kataraktchirurgie für das rechte Auge. Doch das lehnte der 72-jährige Maler ab.

In den folgenden Jahren hatte Monet zunehmende Probleme beim Farbsehen: die empfundene Farbintensität nahm ab, Rot erschien ihm schmutzig-trübe, Rosa fade, Farbabstufungen waren nicht wahrnehmbar. Er beklagte, dass seine Bilder dunkler würden. Immer wieder zerstörte er frustriert und wütend seine Werke. Helles Sonnenlicht bereitete ihm Schwierigkeiten, weshalb er solche Tageszeiten mied. Monet achtete darauf, seine Farbtuben sorgfältig zu beschriften und auf der Palette die Farben in stets derselben Reihenfolge zu gruppieren. Die Unschärfe, das Fehlen von Blau zugunsten von zunehmend Gelb auf seinen Bildern bis 1922 ist auffällig. Im Sommer 1922 war Monet so gut wie blind und musste seine künstlerische Arbeit zunächst einstellen.

Nach langem Zögern: Operation

Auf Drängen seines Freundes und früheren französischen Premierministers Georges Clemenceau (1841–1929) konsultierte Monet den Pariser Augenarzt Charles Coutela. Dessen Untersuchung ergab, dass Monet rechts nur noch Licht wahrzunehmen in der Lage war, die Sehschärfe des linken Auges betrug 1/10. Coutela verordnete zunächst das Mydriatikum Eucatropin, damit mehr Licht die Netzhaut erreichen kann. Monet reagierte zunächst enthusiastisch auf den Effekt. Erwartungsgemäß hielt dieser nur kurz an und trotz seiner großen Angst und negativer Erfahrungen anderer Maler stimmte Monet nun einer Augenoperation rechts zu.

Den Eingriff nahm Coutela im Dezember 1922 in der Clinique Ambroise-Paré in Neuilly unter Lokalanästhesie mit Kokain vor. Nach Entfernung eines kleinen Teils der oberen Iris folgte die extrakapsuläre Kataraktextraktion. Üblich waren nach einem solchen Eingriff zehn Tage strenge Bettruhe in völliger Dunkelheit außer zur Applikation von Augentropfen alle ein bis zwei Stunden. Monet sollte absolut still und flach im Bett liegen, die Arme längs am Körper. Sandsäcke auf beiden Seiten des Kopfes sollten die Immobilisation gewährleisten. Ein Wärter war abgestellt, um dies sicherzustellen und die psychischen Belastungen dieser Prozedur zu mildern. Die Krankenkost bestand ausschließlich aus Bouillon und Limonentee.

Eingetrübte Linsenkapsel

Das Temperament des mit diesen ärztlichen Verordnungen absolut nicht einverstandenen Patienten machten die postoperative Phase zum Albtraum für ihn selbst wie für seinen Arzt. Nach drei Wochen erhielt Monet sein erstes aphakisches Brillenglas. Solche Gläser waren dick und schwer und schränkten das Gesichtsfeld stark ein.

Die hintere Linsenkapsel trübte in den folgenden Monaten ein. Sein Arzt hatte das erwartet, Monet war schwer enttäuscht. Weder mit noch ohne Brille könne er irgendetwas erkennen. Er bedaure, der Operation zugestimmt zu haben. Dennoch konnte Monet zur posterioren Kapsulotomie überredet werden, ausgeführt im Juli 1923 in seinem Haus in Giverny. Postoperativ bestand eine Sehschärfe rechts von 7/10 bei einer Korrektur von +10,00/+4,00 x 90 (sphärischer Wert/zylindrischer Wert in 90°). Doch das Sehen mit aphakischen Gläsern bedeutete immer noch verzerrte Konturen, ein nicht zufriedenstellendes Farbsehen und Unsicherheit beim Gehen.

All das führte bei Monet zu Depressionen, eine Operation des linken Auges lehnte er ab. „Ich sehe nichts als Blau, sehe weder Rot noch Gelb", beschwerte er sich. „Das ärgert mich schrecklich, weil ich weiß, dass diese Farben existieren." Traurig sei er und enttäuscht, das Leben sei eine Tortur für ihn. Weil er seine vor der Operation geschaffenen Werke nun „mit anderem Auge" sah, begann er einige davon zu zerstören.

Gefärbte Gläser und Seerosen

1924 zog Coutela den Augenarzt Jacques Mawas hinzu, der dem Maler grün-gelb eingefärbte Zeiss-Gläser mit größerem Gesichtsfeld beschaffte. Damit zeigte sich Monet hochzufrieden, weil damit die überwältigende blau-violett-Wahrnehmung (Zyanopsie) gemindert wurde. „Ich kann wieder Grün sehen, Rot und schließlich ein vermindertes Blau", schrieb er freudig an Coutela. Mit neuer Energie widmete er sich wieder seinen Seerosen-Motiven.

Doch auch diese Zufriedenheit währte nicht lang. Da die Zyanopsie persistierte, verdeckte er das linke Auge mit einem schwarzen Glas schließlich ganz, was subjektiv zur Verbesserung des Symptoms führte. 1925 erreichte Monet eine Sehschärfe von 6/9 bei einer Korrektur mit +10,00/+4,00 x 90 und beendete sein Seerosen-Gemälde, das sich heute im Musée de l'Orangerie in Paris befindet.

Monets Spätwerk wird als Verbindung zu den Anfängen der abstrakten Malerei interpretiert. Die postoperativ entstandenen Werke vermeiden grelle Farben und ähneln eher früheren Wasser- und Gartenansichten. Es sei jedoch unwahrscheinlich, dass er absichtlich einen eher abstrakten Stil gepflegt habe, meint die Londoner Ophthalmologin Anna Gruener. Dieser sei vielmehr als Folge seiner Katarakterkrankung und nicht als bewusstes Experimentieren zu verstehen.

Literatur

Gruener A (2015) The effect of cataracts and cataract surgery on Claude Monet. Br J Gen Pract 65(634):254–255

Kopplin P (2017) Monet and his cataracts. Hektoen International 2017; 9(1). https://hekint.org

Ravin JG (1985) Monet's cataracts. JAMA 254:394–399

Steele M, O'Leary JP (2001) Monet's cataract surgery. Am Surg 67(2):196–198

Camille Claudel: Verstoßen und vergessen

© Der/die Herausgeber bzw. der/die Autor(en), exklusiv lizenziert an Springer-Verlag GmbH, DE, ein Teil von Springer Nature 2025
T. Meißner, *Der prominente Patient*, https://doi.org/10.1007/978-3-662-70111-9_12

Die französische Bildhauerin Camille Claudel entwickelte in mittleren Jahren eine Psychose mit Verfolgungswahn. Das hatte dramatische Folgen für ihre zweite Lebenshälfte und ihre Kunst.

Drei Jahrzehnte lang lebte die französische Bildhauerin Camille Claudel (1864–1943) in einer geschlossenen psychiatrischen Anstalt. Auch dann noch, als es ihr längst wieder besser ging. Lange hoffte sie, der Albtraum möge enden und sie könne wieder frei sein. Ärzte sprachen sich für ihre Entlassung aus. Umsonst, ihre Familie lehnte das ab. Und so musste sie bleiben, weit entfernt von ihrer Heimat, verlassen selbst von den nächsten Verwandten. Sie starb vergessen und unterernährt im Alter von 78 Jahren. In all der Zeit schuf sie kein einziges Werk mehr.

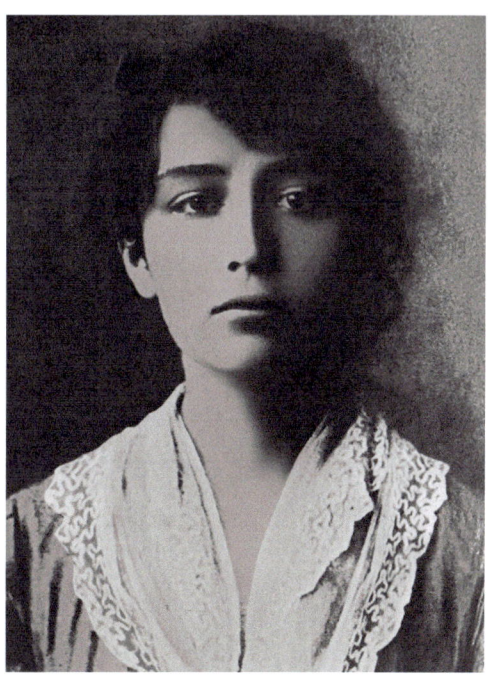

Camille Claudel. (© akg-images / picture alliance)

Begabung wird gefördert

Camille Claudel wuchs als Tochter des Finanzbeamten Louis-Prosper Claudel und seiner Frau Louise-Athenaïse Cervaux-Claudel in verschiedenen Gemeinden Nordfrankreichs auf. Das Kind war fasziniert von Gesteinsformationen, der Herstellung von Lehmziegeln in einer Ziegelfabrik. Sie begann spielerisch zu modellieren, Familienmitglieder und Bedienstete mussten Modell stehen. Der nach außen hin umgängliche, aber zu Jähzorn neigende Vater förderte das Talent seiner Tochter. Die Mutter war dagegen streng und distanziert, Zärtlichkeiten gab es kaum. Camille muss ein rebellisches Kind gewesen sein, versuchte ihren Kopf durchzusetzen, lehnte Religion ab, ahmte die Zornausbrüche ihres Vaters nach. Sie hatte zwei jüngere Geschwister. Zu ihrem sensiblen Bruder Paul, später ein französischer Dichter und Diplomat, hatte sie lange ein enges Verhältnis.

1879 bat Camilles Vater den Bildhauer Alfred Boucher (1850–1934) um ein Urteil zu den Arbeiten der damals 15-Jährigen. Boucher überzeugte die zögernden Eltern, das Talent ihrer Tochter zu fördern und 1881 zog die Familie nach Paris/Montparnasse, wo im gleichen Jahr Filippo Colarossi seine private Kunstakademie eröffnete. Bildhauerei galt damals als etwas Ungehöriges für Frauen, an der staatlichen Kunstschule in Paris waren sie nicht zugelassen. Später wurde der bereits berühmte Auguste Rodin (1840–1917) ihr Lehrer und sie bald seine Geliebte. Ein Verhältnis, dass vor Claudels Familie und vor Rodins Lebensgefährtin Rose Beuret geheim bleiben sollte und dass über die Jahre immer schwieriger wurde.

Wendepunkt: „Das reife Alter"

Zunächst lief alles gut. Rodin verschaffte ihr Aufträge und die Teilnahme an Ausstellungen, die Kritiker lobten ihre Arbeiten, in Künstlerkreisen war sie anerkannt, das Liebesverhältnis ein offenes Geheimnis. Es wird vermutet, dass Claudel 1891 oder 1892 eine ungewollte Schwangerschaft abtrieb. Sie erkannte, dass Rodin sie nie heiraten würde, verließ ihn und mietete sich ein eigenes Atelier. Als 1893 ihr Bruder und Vertrauter Paul einen diplomatischen Posten in den USA, später in China erhielt, war sie fortan auf sich allein gestellt, wenngleich Rodin sie weiterhin diskret in der Künstlerszene und finanziell unterstütze. Sie fühlte sich zunehmend einsam, Aufträge blieben aus, sie musste den Vater um Geld anbetteln.

Als ihr verweigert wird, die Skulptur „Das reife Alter" in Bronze gießen zu lassen und auszustellen, wird dies zu einem dramatischen Wendepunkt in ihrem Leben. Die Hintergründe sind unklar. Sie hielt Rodin dafür verantwortlich. Im Zusammenhang mit einer Ausstellung von elf Bronzen im Jahre 1905 machte sie bei einem privaten Empfang den Anwesenden eine aggressive Szene, mit der sie Freunde wie Bewunderer vor den Kopf stieß.

Wahnideen und Isolation

Zu diesem Zeitpunkt zeigten sich bereits Symptome einer psychischen Erkrankung. Die 41-Jährige fühlte sich von Rodin gedemütigt, beschuldigte ihn des Plagiats. Sie fühlte sich von ihm verfolgt, integrierte später weitere Personen in diesen Wahn, glaubte dass sie von seiner „Bande" ermordet werden soll. Sie verbarrikadierte sich in ihrer Wohnung. Ihre Arbeit stellte sie ein, zerstörte systematisch ihre Werke. Später glaubte sie, man habe ihre Werke gestohlen.

Als ihr Bruder Paul sie einmal besuchte, fand er sie völlig verwahrlost vor. Sie schmückte sich mit farbigen Bändern und Federn, wusch sich nicht, lebte in Schmutz, suchte im Abfall nach Essbarem, verbarrikadierte sich aus Furcht vor ihren Verfolgern in ihrem Studio. Als ein Freund sie einmal überzeugen konnte, ihm die Tür zu öffnen, fand er sie vor Angst zitternd mit einem mit Nägeln beschlagenen Besen in der Hand vor. Sie weitete ihre Wahnideen auf Juden, Protestanten und Freimaurer aus. Ihre verwitwete Schwester Louise beschuldigte sie, ihren Ehemann vergiftet zu haben. Paul schrieb sie einen Brief, wonach ein Komplize Rodins ein Bild aus ihrer Wohnung gestohlen und für 100.000 Francs verkauft haben soll.

Paul wollte seine Schwester nun in einer psychiatrischen Anstalt unterbringen, doch Claudels alter Vater lehnte dies zeitlebens ab. Die Tochter solle wieder bei der Familie leben. Das wiederum lehnte die Mutter ab. So ging es bis 1913, als Louis-Prosper Claudel starb. Kurze Zeit nach der Beerdigung ließen die Mutter und ihr Bruder Camille Claudel gewaltsam in eine Anstalt bei Ville-Evrard bringen. Der aufnehmende Arzt diagnostizierte einen „systematischen Verfolgungswahn (Delir)", wonach sie das Opfer krimineller Angriffe eines berühmten Bildhauers sei, der nicht nur sie, sondern auch andere Leute versucht habe zu vergiften.

Keine Entlassung aus Anstalt

Die Behandlung solcher Patienten sah damals wie folgt aus: vollständige Isolation von der Außenwelt, keine Korrespondenz, keine Besuche, außer von direkten Verwandten, die allerdings nie kamen, abgesehen von seltenen Besuchen ihres Bruders Paul. Camille konnte wiederum nicht verstehen, warum sie keine Antwort auf ihre Briefe erhielt. Gegenüber einem Arzt äußerte sie nach neun Monaten Aufenthalt, sie fühle sich verzweifelt und wie begraben in der Anstalt. Nach Ausbruch des ersten Weltkriegs wurde sie in eine Einrichtung nahe Avignon verlegt. Die später mögliche Rückverlegung nach Paris lehnte die Familie ab. Sie wünsche nicht, ihre Tochter je wiederzusehen, so die Mutter 1915 in einem Brief.

Zwischen 1919 und 1920 muss sich der Zustand Camille Claudels verbessert haben. Den ärztlichen Vorschlag einer Entlassung auf Probe lehnte die Familie aber ab. Auch nach dem Tod der Mutter im Jahre 1929 konnte Claudel ohne Zustimmung der Geschwister nicht entlassen werden, da sie nicht als geheilt galt. Selbst das spätere Insistieren ihrer Freunde, der englischen Bildhauerin Jessie Lipscomb und von Mathias Morhardt, nutzten nichts.

1934 schrieb Claudel in einem Brief über die seltsame Welt, in der sie leben müsse, dies sei ein Albtraum. 1942 wurden die Nahrungsmittel auf 1200 kcal pro Person und Tag rationiert – nicht jedoch für Anstaltsbewohner, die bekamen noch weniger. „Meine Irren sterben buchstäblich an Hunger", soll der Anstaltsdirektor gegenüber Paul Claudel erklärt haben. 800 von 2000 (!) seien schon tot. Einen Monat später, am 19. Oktober 1943, starb Camille Claudel. Ihre Asche wurde mit der anderer in einem Gemeinschaftsgrab in Montfavet bestattet.

Literatur

Cooper B (2008) Camille Claudel: trajectory of a psychosis. Med Humanit 34(1):25–29
Wikipedia (engl.), Zugriff: 7. Mai 2021
www.museecamilleclaudel.fr. Zugriff: 7. Mai 2021

Hans Fallada: Leben wie ein Roman

© Der/die Herausgeber bzw. der/die Autor(en), exklusiv lizenziert an Springer-Verlag GmbH, DE, ein Teil von Springer Nature 2025
T. Meißner, *Der prominente Patient,* https://doi.org/10.1007/978-3-662-70111-9_13

An Dramen mangelte es nicht in Hans Falladas Leben. Das hing zusammen mit seiner Persönlichkeit, mit seinen Depressionen und seinem extensiven Substanzgebrauch.

Der weit über den deutschsprachigen Raum hinaus erfolgreiche Schriftsteller Hans Fallada, mit bürgerlichem Namen Rudolf Ditzen (1893–1947), hatte zwei Gesichter. Einerseits war er ein disziplinierter, ja pedantischer Arbeiter, wie Peter Walther in seiner Biografie schreibt, ein respektierter Landwirt und zuverlässiger Chef seiner Angestellten, auch ein liebender Familienvater. Andererseits erlebten ihn Zeitgenossen als zügellosen Frauenhelden, als politischen Opportunisten, ständig „bedrängt von seinen Dämonen" (Walther) die ihn zu Tobsuchtsanfällen und Gewaltausbrüchen treiben konnten. Seine schweren depressiven Episoden und seine latente Suizidalität verband sich in fataler Weise mit einer ausgeprägten Morphin- und Alkoholabhängigkeit. Er rauchte bis zu 150 Zigaretten am Tag, zeitweise konsumierte er Kokain.

Realität und Fiktion vermischt

Fallada hatte ein turbulentes Leben, dass ihm zugleich als „Steinbruch" für seine Romane und Erzählungen diente. Dies gilt besonders für seine mehr als dreißig Aufenthalte in psychiatrischen Einrichtungen und Heilanstalten. Er selbst, Familienmitglieder, Arbeitskollegen und andere Personen aus seinem Umfeld dienten ihm, leicht identifizierbar, als Protagonisten seiner Literatur.

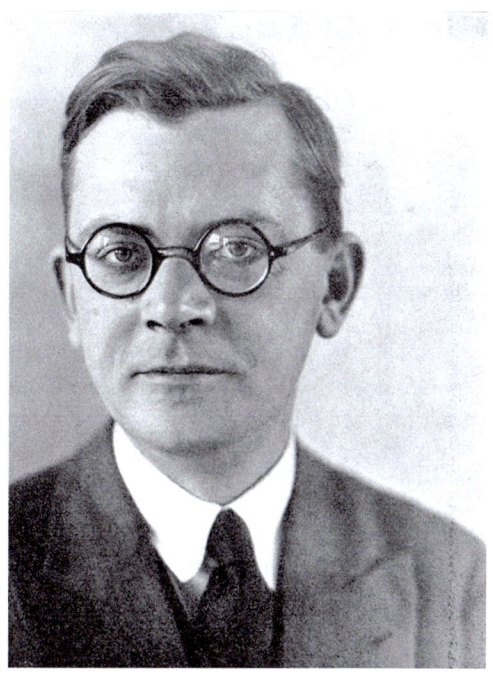

Hans Fallada. (© Bifab / dpa / picture alliance)

Realität und Fiktion vermischten sich darin in schonungsloser Weise.

Ein familiärer Hintergrund der Depression Falladas ist bekannt. Seine Mutter soll häufig unmotiviert geweint haben und war öfter wegen „Gliederzucken" und Schwindelanfällen in ärztlicher Behandlung. Ihr Bruder und eine Tante hatten sich suizidiert. Verstärkend kamen gewisse Lebensumstände hinzu. Sein Vater war Landrichter in Greifswald, später Kammergerichtsrat in Berlin und Reichsgerichtsrat in Leipzig. Dies war mit vielen Umzügen der Familie verbunden. Der Leistungsdruck und die Erwartungshaltung in einer angesehenen Juristenfamilie waren hoch. Der junge Fallada galt in der Schule als Sonderling. Er litt unter Zwangsgedanken und Gewaltfantasien. Ein schwerer Fahrradunfall mit 16 Jahren sowie eine Abdominaltyphuserkrankung ein Jahr später lösten schließlich eine Wesensveränderung aus.

Mehrere Suizidversuche

Mit seinen Freunden Hanns Dietrich von Necker und Willi Burlage erörterte er intensiv das Thema Selbsttötung. Im Herbst 1910 versuchten Necker und er vergeblich, sich zu vergiften und durch Aufschneiden der Halsschlagadern zu Tode zu kommen. Ein Selbsttötungsversuch mit Gas, mit dem moderne Wohnungen damals beleuchtet wurden, ist ebenfalls beschrieben. Dazu hatte er Tische aufeinandergestellt, sich auf den obersten gelegt und den Gashahn aufgedreht.

Ein erster Aufenthalt in einer psychiatrischen Einrichtung erfolgt im thüringischen Bad Berka im April 1911. Um das Gymnasium abzuschließen, wird Fallada nach Rudolstadt gegeben, wo er bei in einer Predigerfamilie lebt. Der Ordinarius der Schule schätzt ihn nach wenigen Wochen als „dekadenten, fast lebensmüden Menschen" ein, „der sich über Sitte und Gesetz erhaben fühlt". Falladas schulische Leistungen sind überdurchschnittlich, seine Dandy-Pose irritiert.

Er leidet unter der Zwangsvorstellung, die 15-jährige Tochter seines Quartierwirts töten zu müssen und sieht im Suizid den einzigen Ausweg. Mit seinem Freund Necker fingiert er einen Ehrenhandel um zwei junge Mädchen. Das folgende Duell haben sie mit Schießübungen, Abschieds- und Visitenkarten akribisch vorbereitet. Am 17. Oktober 1911 tötet Fallada seinen Freund mit zwei Schüssen. Jener hat ihn nicht getroffen, so versucht Fallada, sich selbst mit Neckers Revolver zu erschießen. Das misslingt.

Binswanger: „Circuläre Psychose"

Im Rudolstädter Krankenhaus wird er – wie schon nach seinem Radunfall – mit Morphin behandelt. Es folgen vier Wochen in der Jenaer Psychiatrie beim renommierten Otto Binswanger (1852–1929), der u. a. auch Friedrich Nietzsche behandelt hat. Binswanger attestiert Strafunmündigkeit, da er zum Zeitpunkt der Tat „unter dem Einfluss einer krankhaften Gemütsdepression" gestanden habe. Die Anfänge seiner psychischen Erkrankung ließen sich bis in die Kindheit zurückverfolgen. Er sei egozentrisch mit Überbewertung der eigenen Persönlichkeit. Die „krankhaften Zwangsgedanken und Triebhandlungen sowie periodische Schwankungen der Stimmungslage" fasst Binswanger unter der Diagnose „circuläre Psychose" zusammen.

Bereits während seines ersten Aufenthaltes in einer psychiatrischen Einrichtung beschäftigt sich Fallada (diesen Künstlernamen wird er erst 1919 annehmen) mit moderner Lyrik. Seine Tante Ada ist die einzige Bezugsperson und gibt ihm Lektionen in Englisch, Französisch und Italienisch. 1912 hat er Briefkontakt mit dem späteren Literaturnobelpreisträger Romain Rolland (1866–1944) und hofft, dessen Michelangelo-Biografie ins Deutsche übersetzen zu können. Der Plan scheitert, doch Rolland ermutigt den 19-Jährigen: „Ich schätze es, Sie so lebendig und leidenschaftlich zu sehen. Sie sind ein Künstler: Ich erkenne das Licht, das in Ihren Augen leuchtet." Damit hat der junge Mann nun ein Lebensziel vor Augen.

Als „Psychopath" kriegsuntauglich

Zunächst macht Fallada eine Ausbildung zum Landwirt und arbeitet auf verschiedenen Gütern. Am ersten Weltkrieg muss er als „Psychopath" nicht teilnehmen. 1917 lernt er über einen Freund Morphin als Mittel zu Entspannung schätzen. Walther: „Es ist die Handelsware der verletzten Soldaten, die aus den Krankensälen herausgeschuggelt wird."

1920 veröffentlicht Fallada seinen ersten Roman: „Der junge Goedeschal". Die Sucht hat ihn bereits im Griff, mit Alkohol versucht ein Freund ihn von härteren Drogen zu entwöhnen – ein Teufelskreis. Um seinen Bedarf an Drogen decken zu können, verkauft er Getreide seines Arbeitgebers auf dem Schwarzmarkt. Er wird wegen Unterschlagung zu sechs Monaten Haft verurteilt, die er 1924/25 in Greifswald absitzt. Später unterschlägt er auf einem anderen Landgut 10.000 Mark und muss dafür zweieinhalb Jahre ins Gefängnis. Er sieht die Haft als optimale Möglichkeit des Entzugs an und belastet sich deshalb selbst vor Gericht schwer.

Wohlstand und Abstürze

Als Fallada 1928 Anne Issel („Suse") kennenlernt und bald heiratet, ist das eine Zäsur. Aus der verkrachten bürgerlichen Existenz, so sein Biograf, wird der erfolgreiche Schriftsteller. „Bauern, Bonzen und Bomben" (1931) trifft den Nerv der Zeit in Deutschland, „Kleiner Mann – was nun?" (1932) wird sein erster Welterfolg. Doch bis zu seinem Tode im Jahre 1947 wechseln sich Zeiten intensivster Produktivität und finanziellen Wohlstands mit dramatischen Abstürzen, Episoden schwerer Depression und Suizidalität ab, verbunden mit Klinikaufenthalten, auch finanziellen Notlagen. Fallada war ein hochintelligenter Mensch, scharfer Beobachter und begnadeter Erzähler, dessen Nöte das Potenzial hatten, Menschen aus seinem Umfeld mit in den Abgrund zu reißen.

Literatur

Preuß-Wössner J (2021) Die Wiederentdeckung der Akte über den Betrugsfall Hans Fallada aus dem Bestand des Gerichtsmediziners Ernst Ziemke. In: Hans Fallada: Lilly und ihr Sklave, S 205–223

Preuß-Wössner J, Armbruster J (2020) Die forensisch-psychiatrische Begutachtung des Schriftstellers Hans Fallada durch den Gerichtsmediziner Ernst Ziemke im Jahr 1926. Arch Kriminol 245:118–133

Walther P (2018) Hans Fallada. Die Biographie. Aufbau, Berlin

Karl Valentin: „Gar ned krank is a ned g'sund"

© Der/die Herausgeber bzw. der/die Autor(en), exklusiv lizenziert an Springer-Verlag GmbH, DE, ein Teil von Springer Nature 2025
T. Meißner, *Der prominente Patient*, https://doi.org/10.1007/978-3-662-70111-9_14

Zeitlebens belauerte Karl Valentin seinen Körper auf der Suche nach Hinweisen auf eine schwere Erkrankung. Seine Hypochondrie war zugleich Inspirationsquelle für die bis heute legendären komödiantischen Szenen, vor allem mit seiner Bühnenpartnerin Liesl Karlstadt.

Stand-up-Comedy ist keine Erfindung der Neuzeit: Karl Valentin, geboren als Valentin Ludwig Fey 1882 in München, nannte sich selbst einen Humoristen. Andere bezeichneten ihn als „Blödsinnkönig", „Schrägdenker" oder „langes dürres Humorgespenst". „Dieser Mensch ist ein durchaus komplizierter, blutiger Witz", meinte Bert Brecht. Das unaufhörliche „innere Gelächter" habe „nichts besonders Gutartiges". Kritiker waren fasziniert von seinem „Sprach-Anarchismus" (Alfred Kerr). Samuel Beckett bekannte, nachdem er Valentin 1937 in einem Münchner Café-Theater gesehen hatte, „viel und voller Trauer gelacht" zu haben.

Valentins Komik lebte von der Mischung aus Humor und Tragik. Die eigenen Dämonen und Lebensbefindlichkeiten waren der Stoff für seine Sketche, namentlich seine ausgeprägte Hypochondrie. „Von frühester Jugend an war er […] ständig auf der Suche nach Symptomen, die ihm als Hinweis auf eine bedrohliche Krankheit gelten konnten", schreiben die Valentin-Kenner Wilfried Müller und Klaus Mann aus München in der „Deutschen Medizinischen Wochenschrift". Viele seiner Pointen müsse man als Ausdruck seiner seelischen Verfassung verstehen.

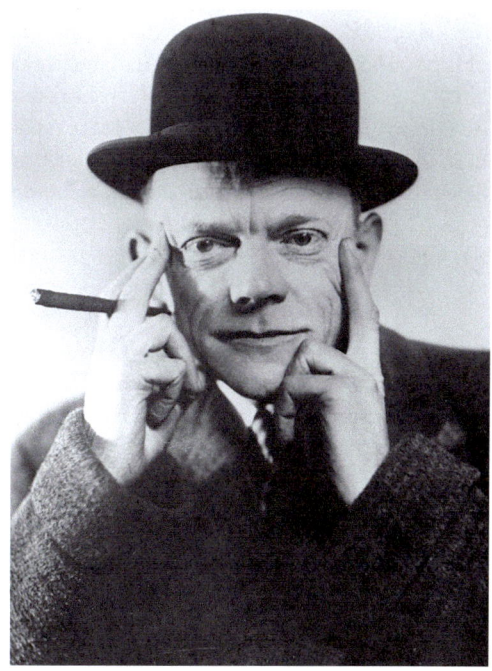

Karl Valentin. (© KPA / United Archives / picture-alliance)

Mentholspritze in der Tasche

Der Wiener Feuilletonist Anton Kuh berichtete nach Angaben der Valentin-Biografin Monika Dimpfl über persönliche Begegnungen mit Valentin: „Worte, die der medizinischen Wissenschaft entlehnt sind, lassen ihn sofort aufhorchen; er zieht dann seine kleine Asthma-Mentholspritze aus der Tasche, stäubt den geöffneten Mund mit frischer Atemdosis und fragt voll nervöser Neugier: ‚Meinen S', dass man das leicht kriegt?'" Er trage Zeitungsausschnitte mit Titeln wie „Ein neues Heilmittel gegen Krebs" oder „Neurasthenie und Jahreszeit" mit sich herum. Der deutsche Publizist und Historiker Wilhelm Hausenstein berichtete von einem kleinen zerknitterten Büchlein, dass Valentin spät nachts nach einer Aufführung hervorholte – Immanuel Kants „Von der Macht des Gemüts", in der Kant die „Hypochondria vaga" oder „Grillenkrankheit" beschreibt. „Sehng S', Herr Dokter, do moant er mi'!", meinte Valentin zu seinem Freund. Kant gilt selbst als einer der bekanntesten Hypochonder der Geschichte (s. a. Meißner, T: „Der prominente Patient", Springer-Verlag 2019).

Ausgeprägte Hypochondrie

Ein bekannter Dialog von Valentin und seiner Partnerin Liesl Karlstadt ist „Der Arzt", ein Gespräch, das womöglich gar nicht so weit von der Realität entfernt war: Zuerst klagt der Patient (Valentin) über die Magenfülle nach dem Essen und über dessen Leere ohne Essen, um nach den beruhigenden Worten des Arztes (Karlstadt) sogleich übers Schnaufen beim „Stiegensteigen" zu lamentieren. „Auf der Lunge bin ich gsund, da fehlt mir nix, trotzdem ich mir vor zwei Jahren an Fuß brochen hab." Schuld war die „ausländische Bananenschale", die er nicht gesehen habe, weshalb „das mit meinen Augen nimmer's richtige is." Weiteres Indiz dafür: Beim Zeitungslesen „krieg i so Kreuzweh, dass i's Lesen aufhören muss."

Hypochondrie gilt heute als eher seltene somatoforme Störung. Als zentral ursächlich angesehen werden kognitive Schemata und Überzeugungen, die vom familiären Umfeld oder von persönlichem Erleben geprägt sind. Begünstigend wirken prekäre soziale Verhältnisse und kulturell erworbene Stereotype. All das trifft auf Valentin zu. Im Jahr seiner Geburt erkrankten er sowie seine zwei älteren Brüder an Diphtherie, beide Brüder (8 und 6 Jahre alt) starben. Bereits 1870 hatten die Eltern ein Mädchen bekommen, das ebenfalls wenige Monate später gestorben war. So wuchs Karl (diesen Künstlernamen hatte er vermutlich in Andenken an seinen ältesten Bruder angenommen) „wohlbehütet und von Vater und Mutter weitgehend verwöhnt als Einzelkind auf", berichten Mann und Müller. Die Mutter soll in dauernder Sorge um die Gesundheit ihres einzigen Kindes gewesen sein, so Dimpfl. Valentin bewahrte zeitlebens Kinderzeichnungen seines älteren Bruders auf.

„Ewige G'schicht vom ‚Lache Bajazzo!'"

Als Zehnjähriger war Valentin beim „Schwankeisfahren" auf leicht angetauten Eisplatten der Isar eingebrochen, ebenso wie sein Freund Ade, der die Mutprobe mit dem Leben bezahlte. „Er hat sich den Tod geholt und ich mir ein schweres Asthma, welches mir geblieben ist", berichtete Valentin selbst. Wegen seiner chronischen Lungenerkrankung wurde er später vom Militärdienst befreit. Fortan litt Valentin unter Atemnot und Bronchitiden sowie Beklemmungsgefühlen, hatte in engen Räumen Angst zu ersticken. Er mied deshalb auch Eisenbahnabteile und wollte nicht außerhalb Münchens spielen. Gegenüber einem Journalisten bekannte Valentin im Jahre 1930: „Vielleicht würden die Leute weniger über mich lachen, wenn sie wüssten, wie mies ich meist beieinander bin, teils durch mein Asthma, das mich quält, teils durch meine Zwangsvorstellungen; es ist eben die ewige G'schicht vom ‚Lache Bajazzo!', die sich in meinem Leben abspielt." Er habe den Galgenhumor eines zum schlimmen Leben Verurteilten, die Bosheit seiner Ohnmacht, meinte der österreichische Kritiker Alfred Polgar in einem Beitrag für das Wiener Blatt „Der Tag".

Felsol-Pulver und Zigarette

Die Atemnot versuchte Valentin mit Felsol-Pulver zu behandeln, einem damals üblichen Pyrazolon-, Coffein-, Digitalis- und Strophanthin-haltigen Mittel – gerne in Kombination mit einer Zigarette oder einem Zigarillo. Valentin sei kein Freund gesunder Lebensführung gewesen, merken Mann und Müller an. „Er trank gerne Bier und rauchte intensiv." Über die bereits damals diskutierte gesunde Lebensführung in Kontrast zum Kalbshaxen essenden, Alkohol trinkenden, rauchendem Genießer, machte sich Valentin im Dialog „Hohes Alter" lustig: Man stelle sich vor, ein Mann trinke von Jugend an nur reines Quellwasser und Minzentee, lebe vegetarisch, treibe Gymnastik in Licht, Luft und Sonne, „dann wäre er statt 89 vielleicht 90 Jahre geworden".

Valentin hatte zeitlebens kaum Chancen Körperfett anzusetzen, einerseits konstitutionsbedingt – sein hageres Erscheinungsbild diente als komisches Stilmittel – andererseits, weil Hunger ihm nicht fremd war. In seinen letzten Lebensjahren lebte er verarmt und wegen Nahrungsmangels geschwächt in Planegg bei München, hatte nur noch wenige Auftritte. Der gelernte Schreiner schnitzte Haushaltsgegenstände, um sie gegen Essen einzutauschen. Anfang Januar 1948 hatten er und Karlstadt ein Engagement im neu eröffneten Kabarett „Neuer Simpl" gegenüber dem Münchner Hofbräuhaus, es folgte am 31. Januar der letzte Auftritt auf der Kleinkunstbühne „Der bunte Würfel". Offenbar entwickelte sich zu diesem Zeitpunkt bereits eine Lungenentzündung, die er mit ein paar Tagen Bettruhe versuchte auszukurieren. Umsonst: Er starb am 9. Februar 1948, einem Rosenmontag. Da half auch kein Isopropilprophenilbitursauresphenildimethildimethylaminophirazolon[1].

Literatur

Dimpfl M (2017) Karl Valentin. Biografie (dtv digital)
Müller W, Mann K (2018) Gar ned krank is a ned g'sund. Dtsch Med Wochenschr 143:1826–1831
Tölle R, Windgassen K (Hrsg) (2003) Psychiatrie, 13. Aufl. Springer, S 78

---

1 aus dem Stück: „In der Apotheke".

Enrico Caruso: Frühes Ende eines Superstars

Der Tod des italienischen Tenors Enrico Caruso ist ein Beispiel für die Auswirkungen, die in der Vor-Antibiotikaära eine harmlos erscheinende Verletzung haben konnte.

Aus Begeisterung über die Schönheit seines Gesangs fiel die italienische Sopranistin Lina Cavalieri (1874–1944) ihrem Kollegen Enrico Caruso (1873–1921) auf offener Bühne um den Hals und küsste ihn leidenschaftlich. Andere Kolleginnen brachen in Tränen aus. Die deutsche Opernsängerin Frieda Hempel (1884–1955) verglich das baritonale Timbre Carusos mit dem Einsinken in einen „tiefen, weichen, sanften Sessel aus Samt". Er galt und gilt bis heute als der Tenor schlechthin, als Maßstab, an dem sich andere messen lassen müssen. Noch im Jahre 1987, 66 Jahre nach seinem Tod, vergab die Recording Academy in Los Angeles Caruso posthum einen Grammy für sein Lebenswerk. Bis in die jüngste Vergangenheit wird mit moderner Technik versucht, aus den kratzigen Schallplattenaufnahmen der Jahre 1904 bis 1920 den Schmelz dieser Stimme zu extrahieren.

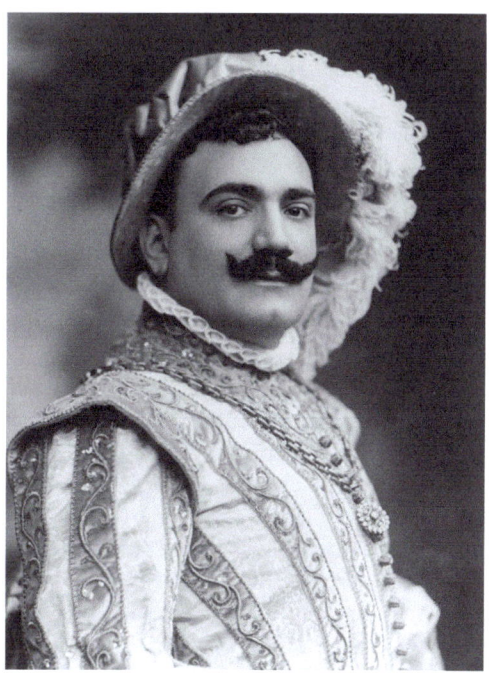

Enrico Caruso. (© CSU Archives / Everett Collection / picture alliance)

Armer Auswanderer betritt Neue Welt

Früher als viele Kollegen hatte Caruso das Potenzial der damals neuen Technik der Tonaufnahme erkannt. Talent, Können, Fleiß, Ehrgeiz und die technische Revolution der Jahrhundertwende machten aus einem armen, aus Neapel in den Neue Welt ausgewanderten jungen Mann einen weltweit bekannten und wohlhabenden Superstar. Seinen künstlerischen Durchbruch hatte Caruso 1903 an der Metropolitan Opera in New York. Er tourte durch ganz Europa, Nord- und Südamerika, in Mexico City sang er in einer Stierkampfarena. Nur Australien war ihm zu weit weg. Wieso die über mehr als zwei Jahrzehnte andauernde Karriere scheinbar jäh endete, hat Marco Cascella aus Neapel anhand zeitgenössischer Quellen versucht zu rekonstruieren.

Unfall und unstillbarer Husten

Ein Schlüsselmoment scheint demnach der 3. Dezember 1920 zu sein, als während einer Vorstellung eine Säule der Bühnendekoration umstürzte und Caruso im Bereich des linken Brustkorbs traf. Äußere Verletzungen sind nicht beschrieben, jedoch litt der Sänger danach an linksseitigen, atemabhängigen Schmerzen und unstillbarem Husten. Carusos Arzt, Philip Horowitz, verordnete eine Bandagierung des Thorax. Den Schmerz linderte dies nicht wesentlich, behinderte aber die Atmung. Dennoch versuchte Caruso, weiter seine Auftritte zu absolvieren. Ein paar Tage später musste die Aufführung von „Pagliacci" (deutsch: „Der Bajazzo" von Ruggero Leoncavallo) für 20 min unterbrochen werden, weil Carusos Versuch, die Arie „Vesti la giubba" zu singen, in einen heftigen Hustenanfall mündete. Weitere drei Tage später kam es während einer Aufführung zu Blutungen aus dem Mund.

Horowitz interpretierte die Symptome als Interkostalneuralgie infolge einer seit Monaten bestehenden Migräne, die Blutung sei stressbedingt. Als sich die Probleme nicht besserten, wandte sich Carusos Frau Dorothy an den New Yorker Arzt Evan Evans, der gleich drei weitere Kollegen mitbrachte. Sie waren sich einig: Caruso leide an einer Pleuritis und Pneumonie. Die mikrobiologische Untersuchung seines Sputums an der Columbia University ergab nach Angaben Cascellas eine Pneumokokken-Infektion.

Geschwächt bei letztem Bühnenauftritt

Dennoch will Caruso, übrigens ein starker Raucher, entgegen ärztlichem Rat, die Weihnachtsaufführung von La Juive (deutsch: „Die Jüdin" von Jacques Fromental Halévy) in der Met nicht ausfallen lassen. Es soll sein letzter Bühnenauftritt werden. Er absolviert ihn geschwächt und gestützt von seiner Bühnenpartnerin.

In den folgenden Tagen fiebert er und leidet zunehmend an Atembeschwerden. In einem offiziellen Bulletin wird Carusos Erkrankung als nicht sonderlich bedrohlich bezeichnet. Derweil wird in einem Zimmer des Vanderbilt Hotel ein purulenter Herd chirurgisch drainiert. Das Fieber sinkt danach rasch, der Zustand bessert sich. Doch im Februar 1921 sind Schmerzen und Fieber zurück. Nach einer Rippenteilresektion geht es zunächst wieder besser. Eine Röntgenaufnahme ergibt eine Atelektase in der linken Lunge. Außerdem klagt Caruso nun über Parästhesien der rechten Hand, gefolgt von Atrophien der Handmuskulatur. Pathograf Cascella vermutet eine iatrogen verursachte Läsion des Plexus brachialis, weil die behandelnden Ärzte womöglich auch im Bereich des rechten Hemithorax einen eitrigen Herd vermuteten und diesen versucht hatten zu drainieren – das bleibt unklar. Der linksseitige thorakale Abszess jedenfalls breitet sich bis ins subkutane Gewebe des Rumpfes aus und wird noch insgesamt fünf Mal drainiert.

„Ich sorge für mich selbst"

Um sich zu erholen, reist Caruso mit seiner Familie an Bord eines Passagierschiffes zurück in seine Heimat. Am 10. Juni 1921 läuft der Dampfer im Hafen von Neapel ein. Er fühlt sich offenbar gut, geht schwimmen, versucht seine rechte Hand zu kurieren und wärmt die linksseitigen Drainagewunden in der italienischen Sonne. Einem Reporter der „Chicago Tribune" erzählt Caruso: „Ich habe keinen Arzt, ich sorge für mich selbst." Um zu demonstrieren, wie gut es ihm gehe, lässt er im Restaurant zum Entzücken der Gäste schonmal laut seine Stimme erklingen.

Bald treten erneut die Schmerzen auf. Im Juli 1921 bestätigt sich nach einer Punktion der Verdacht auf einen linksseitigen subphrenischen Abszess. Die Brüder Raffaele und Giuseppe Bastianelli, damals in Italien berühmte Ärzte aus Rom, schlagen eine Röntgenuntersuchung und eine Nephrektomie links vor. Caruso zögert mit der Abreise nach Rom noch drei Tage. Dann verschlechtert sich plötzlich sein Allgemeinzustand innerhalb weniger Stunden rapide: Es treten hohes Fieber, Dyspnoe, Tachykardie, abdominelle Palpationsschmerzen und Harnverhalt auf. Der Patient ist stark agitiert, später wird er zyanotisch, sein Puls immer schwächer. Gegen die nun eingetretene Peritonitis sind die herbeigerufenen ärztlichen Koryphäen machtlos. Caruso stirbt 48-jährig in den Morgenstunden des 2. August 1921, offensichtlich im septischen Schock.

Alles Menschenmögliche getan

Es ist emotional nachvollziehbar, dass Carusos Frau Dorothy später die Ärzte dies- und jenseits des Atlantiks der verzögerten und Fehlbehandlung bezichtigte. Zweifellos versuchten alle behandelnden Ärzte, Caruso und seiner Familie immer wieder Hoffnung zu machen, eine Hoffnung, die sie selbst womöglich längst nicht mehr teilten. Es sei unter den gegebenen Umständen alles Menschenmögliche getan worden, erklärte Raffaele Bastianelli zwei Tage nach Carusos Tod gegenüber Associated Press.

Heute, mit moderner Bildgebung, mit Antibiotika, den Möglichkeiten der Behandlung durch Infektiologen und spezialisierte Chirurgen in Op-Sälen unter aseptischen Bedingungen sowie auf Intensivstationen (nicht in Hotelzimmern) hätte wahrscheinlich die Chance bestanden, die Peritonitis und Sepsis zu verhindern. Aber auch 100 Jahre nach Carusos Tod erkranken pro Jahr weltweit etwa 1,5 Mio. Menschen an Sepsis, in Deutschland sind es ca. 154.000. Jeder dritte Patient stirbt daran.

Literatur

Cascella M (2016) The illness and death of Enrico Caruso (1873–1921): a medical chorus out of tune? J Relig Health 55:217–225

Deutsche Sepsis-Hilfe e. V. sepsis-hilfe.org

Schreiber W (2021) Vor 100 Jahren gestorben / Enrico Caruso – Schöpfer einer vollendeten Gesangskunst (Deutschlandfunk, 02.08.2021; www.deutschlandfunk.de)

Wikipedia (2021) Enrico Caruso (deutsche u. englische Version, Stand: 08./09.12.2021)

Gustave Flaubert: Sekundärer Krankheitsgewinn

© Der/die Herausgeber bzw. der/die Autor(en), exklusiv lizenziert an Springer-Verlag GmbH, DE, ein Teil von Springer Nature 2025
T. Meißner, *Der prominente Patient*, https://doi.org/10.1007/978-3-662-70111-9_16

Es ist fraglich, ob Gustave Flauberts Werke so gesellschaftskritisch ausgefallen wären, hätte er nicht „an seinen Nerven" gelitten.

Der Roman war eine literarische Provokation: „Madame Bovary" von Gustave Flaubert (1821–1880) schlug im Jahre 1856 ein „wie eine Bombe", so hat es ZEIT-Autor Jens Jessen ausgedrückt, ebenso wie ein Jahr später der Gedichtband „Les Fleurs du Mal" (Die Blumen des Bösen) des gleichaltrigen Charles Baudelaire (1821–1867). Beide Werke hatten Gerichtsprozesse wegen angeblicher Verstöße gegen die guten Sitten und „Beleidigung der öffentlichen Moral" zur Folge.

Erstling wird Weltliteratur

Während Baudelaire wegen „obszöner Passagen" in sechs seiner Gedichte verurteilt wurde, gab Flauberts Richter den Roman über eine mit ihrem Leben unzufriedene junge Frau nach ausführlicher Besprechung des Inhalts im Gerichtssaal frei zur Veröffentlichung. Flauberts Erstlingsroman ist Weltliteratur, eine Geschichte, die für Leserinnen und Leser auch heute noch Bezüge zum Verhältnis von Mann und Frau sowie deren Stellung in der Gesellschaft zulässt. Ähnliches gilt für weitere Werke Flauberts, mit denen der Schriftsteller, so Jessen, wie kaum andere Klassiker „so schmerzhaft […] wunde Punkte" berührt habe, was (Un-)Bildung, Vorurteile und die „Herrschaft modischer Floskeln" angehe.

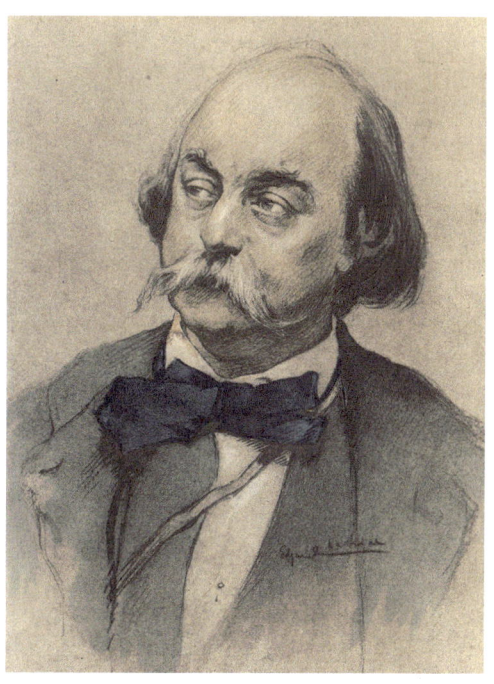

Gustave Flaubert. (© Archivist / stock.adobe.com)

Als Flaubert „Madame Bovary" schrieb, hatte er sich bereits weitgehend aus der Gesellschaft zurückgezogen. Das hatte etwas mit seiner schweren Epilepsie zu tun, die nicht nur sein Leben geprägt hat, sondern unmittelbar zu seinem Tod im Alter von 58 Jahren beigetragen haben könnte.

Ohnmächtige Hilflosigkeit

Die detaillierten Schilderungen der Attacken durch Flaubert selbst sowie durch seinen

Freund Maxime Du Camp (1822–1894) lassen die Angst und die Gefühle ohnmächtiger Hilflosigkeit erahnen. „Sehr oft, verstört und ohne die Chance, etwas tun zu können, war ich Zeuge seiner Anfälle, was furchteinflößend anzusehen war", berichtete du Camp. Er beschrieb ein abruptes Anheben des Kopfes und eine deutliche Gesichtsblässe. Die „Augen voller Angst" ziehe Flaubert die Schultern hoch und berichtete über optische Halluzinationen wie Flammen vor den Augen oder dem Eindruck, alle Gegenstände seien mit Gold überzogen. Dieser Zustand dauere einige Minuten an, er laufe zu seinem Bett, um sich hinzulegen. Offensichtlich eine Vorsichtsmaßnahme, weil es danach oft zu Konvulsionen kam.

Der erste Anfall soll sich im Oktober 1843 zugetragen haben – Flaubert war fast 22 Jahre alt. Er fuhr selbst eine Kutsche, begleitet von seinem Bruder Achille. Gustave fiel „wie tot" vom Bock, als ihnen eine andere Kutsche mit funkelnden Lichtern begegnete. Sein Bruder ließ ihn sofort zur Ader in der Hoffnung, damit weiteren Anfällen vorbeugen zu können. In den folgenden drei Wochen folgten vier weitere Anfälle. Andere Quellen berichten vom ersten Anfall erst im Januar 1844. Allerdings wird angenommen, dass Flaubert bereits während seiner Kindheit Anfälle hatte, die als solche nicht wahrgenommen worden sind. So sind Absence-ähnliche Begebenheiten bekannt. Er selbst berichtete darüber, als Kind öfter „falsche Dinge" und allmählich größer werdende Gegenstände (Makropsien) wahrgenommen zu haben.

Versuch der Geheimhaltung

Jedenfalls war die Familie nach dem womöglich ersten generalisierten Anfall äußerst beunruhigt, besonders der Vater, ein Chirurg im Hotel-Dieu Hôpital in Rouen. Sie versuchte, das Leiden geheim zu halten. Eines Tages, als der Vater seinen Sohn wieder einmal ohne Erfolg zur Ader gelassen hatte, goss er kochendes Wasser über dessen Hand und erzeugte damit eine schmerzhafte Verbrennung. Doch diese drastischen „Behandlungen" nutzten erkennbar nichts: es blieb bei einer hohen Attackenfrequenz.

Offenbar handelte es sich um fokale Anfälle, die in komplexe partielle Anfälle mit Automatismen und ausgeprägten Halluzinationen übergingen. Flaubert berichtete über „tanzende Kerzenlichter", ein Gewirr von Filamenten, die ihn am Sehen hinderten oder auch über die Wahrnehmung eines Feuerwerks. Du Camp beschrieb Krämpfe mit Initialschrei, Schaum vor dem Mund und Stöhnen während der Attacke. „Nach etwa zehn Minuten war er wieder bei sich." Länger anhaltende Anfälle gingen manchmal mit Sprachdefiziten, Angst und Todesahnungen, auch Depersonalisationserleben einher.

Verzicht auf Sexualleben

All dies lasse auf eine Temporallappen-Epilepsie schließen, meinen Pierre Jallon vom Unversitätsspital Genf und der Schriftsteller Hugues Jallon aus Paris in ihrer Pathographie. Die für Temporallappen-Epilepsien bekannten interiktalen Persönlichkeitsveränderungen wie Aggressivität, Reizbarkeit, Hyposexualität oder Hypergraphie ließen sich ebenfalls bei Flaubert ausmachen, meinen Luzia Arnold und Kollegen vom Universitätshospital Zürich in einem Fachbeitrag. Hatte Flaubert als junger Mann Affären und suchte häufig Prostituierte auf, beschloss er nach dem offensichtlichen Ausbruch seiner Krankheit, auf jegliches Sexualleben zu verzichten.

Das ungeliebte Jurastudium gab Flaubert auf. Nun konnte er sich ganz dem Schreiben widmen – ein sekundärer Krankheitsgewinn, den er offen zugibt.

1850/51 machten er und sein Freund du Camp eine lange Reise in den Nahen Osten und Griechenland. Doch plagten ihn weiterhin die häufigen Anfälle. Nach der Rückkehr zog er sich nach Croisset bei Rouen zurück, wo er bei seiner Mutter und seiner Nichte lebte, und pflegte nur wenige gesellschaftliche

Kontakte. Dies ging einher mit Gefühlen der Einsamkeit, des Ausgeschlossenseins vom Leben sowie mit Depressionen, einer häufigen Komorbidität bei Epilepsie. Flaubert hat in Briefen beschrieben, dass er um seine geistige Gesundheit fürchte, sich aber mit Willenskraft dagegen stemme. Dazu widmete er sich seinen Werken in geradezu obsessiver Weise.

Verdacht auf SUDEP

Der frühe Tod Flauberts könnte ein Sudden Unexplained Death in Epileptic People (SUDEP) gewesen sein, vermuten brasilianische Kollegen um Marly de Albuquerqe aus Sao Paulo. Sie verweisen darauf, dass Epilepsie mit einem zwei- bis dreifach erhöhten Mortalitätsrisiko im Vergleich zur Allgemeinbevölkerung behaftet ist. Als Hauptrisikofaktoren für SUDEP gelten die unkontrollierte Epilepsie mit häufigen Anfällen bei langer Krankheitsdauer. Autopsien haben dilatierte und vergrößerte Herzen, Lungenödeme sowie histologische Veränderungen des Herzens, einschließlich des Reizleitungssystems, ergeben.

Nach Angaben von du Camp erlitt Flaubert an seinem Todestag, dem 8. Mai 1880, einen Anfall, den er versuchte mit Ether-Inhalationen abzuwehren. Er habe visuelle Halluzinationen gehabt, sich in sein Bett begeben, wo er noch versucht habe zu sprechen, bevor der Atem aussetzte. In Wahrheit befand sich du Camp zu diesem Zeitpunkt gar nicht in Croisset, er selbst kann also nicht Zeuge gewesen sein. Nach einer anderen Beschreibung sei Flaubert auf seiner Ottomane liegend bei Atemstillstand, aber noch schwach schlagendem Herzen aufgefunden worden. Es habe keine Anzeichen eines Krampfanfalls oder Schaum vor dem Mund gegeben. Somit bleibt ungeklärt, ob Flaubert nach oder während eines epileptischen Anfalls gestorben ist.

Literatur

de Albuquerque M, Scorza CA, Arida RM et al (2009) The mystery of Gustave Flaubert's death: could sudden unexpected death in epilepsy be part of the context? Arq Neuropsiquiatr 67(2B):548–552

Arnold LM, Baumann CR, Siegel AM (2007) Gustav Flaubert's „nervous disease": an autobiographic and epileptological approach. Epilepsy Behav 11(2):212–217

Jallon P, Jallon H (2005) Gustave Flaubert's Hidden Sickness. In: Bogousslavsky J, Boller F (eds): Neurological Disorders in Famous Artists. Front Neurol Neurosci 19:46–56

Jessen J (2021) Sprengmeister der Moderne. „Die Zeit" 2021; 51:73

Vladimir Nabokov: „Glaube, den Verstand zu verlieren"

© Der/die Herausgeber bzw. der/die Autor(en), exklusiv lizenziert an Springer-Verlag GmbH, DE, ein Teil von Springer Nature 2025
T. Meißner, *Der prominente Patient*, https://doi.org/10.1007/978-3-662-70111-9_17

Vladimir Nabokov hat in Briefen über schwere Beeinträchtigungen durch seine Schuppenflechte berichtet. Der Juckreiz machte ihn rasend und manchmal lebensmüde.

Die mit Psoriasis verbundenen Stigmatisierungen und psychischen Belastungen dringen erst in jüngster Zeit verstärkt ins Bewusstsein behandelnder Ärzte, verbunden mit der Aufforderung, psychische Aspekte der Erkrankung besser als bisher zu berücksichtigen. Es geht nicht allein um psychische Komorbiditäten wie Depressionen bis hin zu Suizidalität oder um assoziierte Angststörungen: Sichtbaren Läsionen werden als großer Makel empfunden. Und das schränkt die Lebensqualität vieler Psoriasis-Patienten teils stark ein. Weiterhin ist die Bedeutung des anhaltenden Juckreizes nach Einschätzung von Dermatologen lange Zeit unterschätzt worden. Er wird von Patienten als oft stärker beeinträchtigend erlebt als die Hautrötung, Schuppenbildung, Nagelveränderungen oder die Gelenksteifigkeit bei Psoriasis-Arthritis.

Berichte in Briefen

Ein prominentes Beispiel für diese Zusammenhänge ist der russisch-amerikanische Schriftsteller Vladimir Nabokov (1899–1977). Er gilt als einer der einflussreichsten Schriftsteller des 20. Jahrhunderts, berühmt vor allem für seinen Roman „Lolita". Er war aber auch Schmetterlingsexperte, als solcher arbeitete er in den 1940-er Jahren im Zoologischen Museum der Harvard University

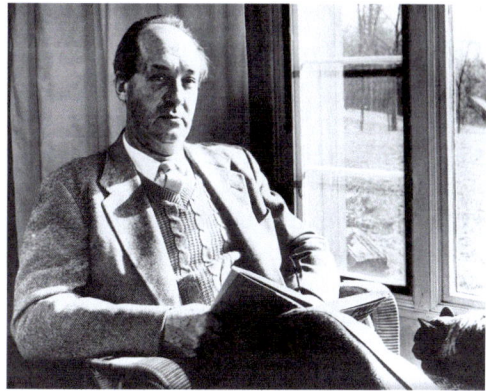

Vladimir Nabokov. (© CSU Archives / Everett Collection / picture alliance)

in Cambridge, Massachusetts. Später war er Literaturprofessor an der Cornell University in Ithaca, New York.

Nabokov litt schwer an seiner Psoriasis. Wie sehr ihn das belastet hat, geht aus den Briefen an seine Frau Véra Jewsejewna Slonim (1902–1991) hervor, mit der er 52 Jahre verheiratet war. Véra Slonim hat als Partnerin, Inspirationsquelle, Lektorin, Übersetzerin und Sekretärin maßgeblich zu Nabokovs Erfolg beigetragen. Unter anderem rettete sie das „Lolita"-Manuskript vor der Vernichtung durch Nabokov selbst. Der russischsprachige Briefwechsel zwischen Nabokov und seiner Frau aus den Jahren 1923 bis 1977 ist vor einigen Jahren in englischer Übersetzung erschienen. Laurie Rousset und Bruno Halioua aus Paris haben diese Briefe nach Berichten über sein Hautleiden durchforstet und ihre Ergebnisse im Jahre 2019 im „British Journal of Dermatology" veröffentlicht.

Demnach erwähnte Nabokov erstmals im Juli 1936 die Schuppenflechte, die nach Sonnenexposition abgeheilt sei. Von Januar bis Mai 1937 hielt sich Nabokov in Paris auf, getrennt von seiner Frau und seinem Sohn, die noch in Berlin geblieben waren, dem Lebensort ihres ersten Exils, bis der zunehmende Antisemitismus der Nazis das Paar erst nach Frankreich und später in die USA auswandern ließ.

Folterqualen und blutige Kleidung

Er leide Folterqualen, die ihn an den Rand des Suizids trieben, schrieb Nabokov an seine Frau. Der Juckreiz mache ihn rasend, er könne nicht schlafen und dies drücke erheblich seine Stimmung. „Manchmal glaube ich den Verstand zu verlieren", zitieren Rousset und Halioua aus einem Brief. Zwei Monate lang sei er das „monströse Jucken" keine einzige Minute losgeworden.

Nabokov beklagte die blutbeschmutzte Kleidung, was mit Schamgefühlen, insbesondere gegenüber der Haushälterin, verbunden war. Eine Behandlung mit „Injektionen" – worum auch immer es sich gehandelt haben mag – lehnte er aus Kostengründen ab, ebenso wie eine „neue Salbe", weil er befürchtete, damit die Bettbezüge zu verschmutzen.

Stress stimuliert, wie wir heute wissen, die Sympathikus-Nebennierenrinden-Achse, was die Produktion proinflammatorischer Zytokine induziert. Dies kann zu Exazerbation sowohl von Psoriasis als auch von psychischen Störungen führen. Während der zeitweisen Trennung von Véra im Jahre 1937 hatte Nabokov eine kurze Affäre mit der russischen Emigrantin Irina Guadanini. Das führte zu einer schweren Ehekrise. Guadanini soll Nabokov zu „Lolita" (Erstausgabe 1955) inspiriert haben. Rousset und Halioua vermuten, dass der heftige Psoriasisschub in dieser Zeit etwas mit Schamgefühlen wegen seiner Untreue zu tun gehabt haben könnte. Die Angst vor sozialer Stigmatisierung und die erheblich eingeschränkte Lebensqualität belasteten Nabokov so stark, dass er suizidale Gedanken hatte, die er seiner Frau auch mitgeteilt hat. Es sei aber nicht ausgeschlossen, so die Pariser Dermatologen, dass Nabokov die Psoriasis-Beschwerden gegenüber seiner Frau übertrieben dargestellt habe, um sie zu besänftigen.

Erfolg mit Lichttherapie

Jedenfalls hielt die Ehe. Später bekam Nabokov Fototherapien, auf die er offenbar gut angesprochen hat. Es dürfte sich um eine Behandlung mit „Finsenlicht" gehandelt haben, also mit konzentriertem Licht aus einer Kohlenbogenlampe (im Jahre 1903 hatte der Däne Niels Fyberg Finsen für die Fototherapie von Hautkrankheiten den Nobelpreis für Physiologie und Medizin erhalten). Außerdem erhielt Nabokov eine topische Therapie mit Kohlenteer mit dem Ziel, die Sonnensensitivität der Haut zu erhöhen. Kohlenteer war nach Angaben von Rousset und Halioua in Frankreich seit der ersten Hälfte des 19. Jahrhunderts die Standardtherapie bei Psoriasis. Nabokov hatte ein exzellentes Verhältnis zu seinem Arzt, der empathisch auf seinen Patienten einging. „Den Patienten Verständnis entgegenzubringen sowie das Gefühl, die Dinge unter Kontrolle zu haben, sind wichtige Komponenten der Behandlung", so die französischen Dermatologen in ihrem Bericht.

Subjektives Wohlbefinden und Depression bei Psoriasis haben sich zuletzt in einer großen deutschen Online-Befragung als unabhängig voneinander mit der Erkrankungsschwere assoziiert erwiesen (siehe Infobox). Demnach reicht es nicht, auf Depressionen oder Ängste als häufige psychische Komorbiditäten bei Psoriasis zu fokussieren. Vielmehr müsse in der klinischen Praxis verstärkt nach Wohlbefinden und Lebensqualität gefragt werden, so die Dermatologen. Soll heißen: Sich mit und in seinem Körper wohlzufühlen, bedeutet mehr, als lediglich nicht (psychisch) krank zu sein.

Psychische Belastungen durch Psoriasis

Die Forschung in Bezug auf psychische Belastungen chronischer Hautkrankheiten konzentrierte sich lange vor allem auf Krankheiten wie Depression. Nach Auffassung einer deutschen Arbeitsgruppe aus München müsse das Spektrum psychischen Leidens bei diesen Patienten weiter gefasst werden. Sie hatten im Frühjahr 2019 Internet-basiert über 700 Psoriasis-Patienten mit Hilfe validierter Skalen zu ihrem Wohlbefinden, ihrem Glücksgefühl und zu Hinweisen auf Depression befragt. Im Mittel lebten die Patienten seit über 20 Jahren mit ihrer Psoriasis. Die Befragung ergab ein niedrigeres Niveau positiver Affekte als bei Gesunden und eine geringere Lebenszufriedenheit als in der Allgemeinbevölkerung. 90 % gaben an, die Psoriasis wirke sich negativ auf ihre Lebensfreude aus. Bei 40 % der Teilnehmer ergaben sich Hinweise auf Depression. Subjektes Wohlbefinden und Depression bei Psoriasis, so die Forscher, sind unabhängig voneinander mit der Erkrankungsschwere assoziiert. Daher sollte im klinischen Alltag die Bestimmung des Wohlbefindens in die Versorgung dieser Patienten integriert werden.

Literatur

Gläser R, von Spreckelsen R (2018) Neue Erkenntnisse zur Psychodermatologie bei Psoriasis. Hautarzt 69:785–787

Rousset L, Halioua B (2019) The psychological impact of psoriasis on Vladimir Nabokov. Br J Dermatol 180:925–926

Schuster B et al (2021) Happiness and depression in psoriasis: a cross-sectional study in Germany. Qual Life Res 31(6):1761–1773

Giacomo Puccini: Premiere ohne den Maestro

© Der/die Herausgeber bzw. der/die Autor(en), exklusiv lizenziert an Springer-Verlag GmbH, DE, ein Teil von Springer Nature 2025
T. Meißner, *Der prominente Patient*, https://doi.org/10.1007/978-3-662-70111-9_18

Als ob Bajonette im Hals steckten – die Strahlentherapie mit Radiumnadeln empfand Giacomo Puccini als Tortur. Er überlebte den Heilversuch gegen den Kehlkopftumor nicht. Seine letzte Oper "Turandot" blieb (zunächst) unvollendet und wurde erst anderthalb Jahre nach seinem Tod uraufgeführt.

Als Giacomo Puccini (1858–1924) am 4. November 1924 nach Brüssel aufbricht, hat er 36 Seiten Noten und musikalische Skizzen für das Finale seiner Oper „Turandot" dabei. Er wird keine Zeit mehr haben, sie zu beenden: Puccini stirbt 66-jährig in den Mittagsstunden des 29. November.

Er war ein langsam arbeitender Komponist. „Turandot" war erst seine zwölfte und letzte Oper, die Arbeit daran hatte er bereits im Jahr 1921 begonnen. Puccini konnte sich diese sehr gründliche Arbeitsweise leisten. Denn spätestens nach der Uraufführung von „La Bohème" 1896 in Turin unter Leitung von Arturo Toscanini war er zum glamourösen und wohlhabenden Weltstar geworden.

Als solcher genoss er das Leben in vollen Zügen. „Ich bin ein großer Jäger: Ich jage wilde Vögel, Opernlibretti und schöne Frauen", lautet ein Zitat von ihm. Er liebte schnelle Autos – 1903 hatte er einen schweren Unfall – und er liebte den Tabak. Kaum ein Foto, auf dem er nicht mit Zigarette oder Zigarre zu sehen ist. Selbst das Puccini-Denkmal in Lucca, seinem Geburtsort in der Toskana, zeigt ihn, lässig auf einem Stuhl sitzend, mit einer Zigarette zwischen Zeige- und Mittelfinger der rechten Hand.

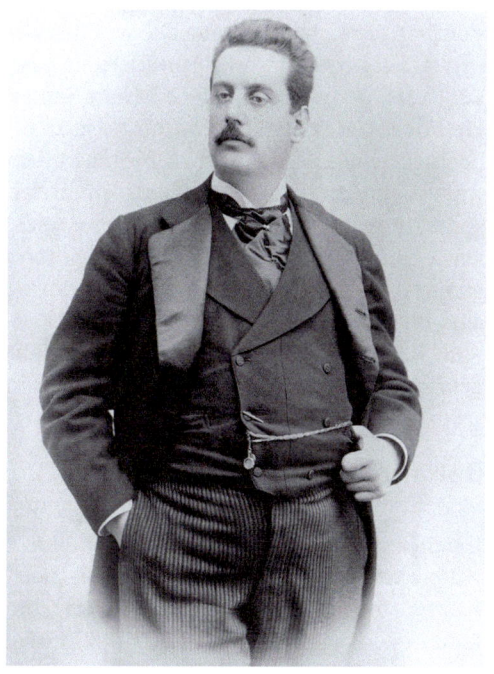

Giacomo Puccini. (© ullstein bild – ullstein bild / picture alliance)

Sieben Monate Halsentzündung

Im Februar 1924, er hatte gerade den 2. Akt von „Turandot" fertiggestellt, begann Puccini an anhaltenden Halsschmerzen zu leiden. Auf Rat diverser Ärzte versuchte er es mit Mundspülungen, Milch und Honig oder rohen Eiern. Ein HNO-Arzt diagnostizierte eine „rheumatische Halsentzündung" und gab den Rat, sich in einen Kurort zu begeben. Im norditalienischen Salsomaggiore traf Puccini den italienischen König Viktor

Emanuel III., der ihm zum Gurgeln mit Salzwasser riet. Im August 1924 schrieb Puccini an einen Freund: „Seit sieben Monaten leide ich an einer Tonsillitis und Pharyngitis." Er habe vier Spezialisten aufgesucht, die mal dies und mal jenes empfohlen hätten – ohne durchschlagenden Erfolg.

Als im Herbst 1924 Puccini mit Toscanini zu arbeiten begann, um die für April 1925 geplante Uraufführung der Oper vorzubereiten, hatte der Komponist bereits sichtbar Gewicht verloren. Die geschwollenen Halslymphknoten verhinderten, dass der stets perfekt gekleidete Mann seinen Hemdkragen schließen konnte. Jetzt diagnostizierte ein HNO-Arzt in Florenz einen walnussgroßen Tumor im Kehlkopfvorhof, später bestätigt durch zwei weitere Ärzte sowie durch eine Biopsie. Die Rede war von einem „extrinsischen Larynxkarzinom", eine unscharfe und bereits damals umstrittene Klassifikation, die heute nicht mehr gebräuchlich ist.

Behandlung mit Radium

Extrinsische Karzinome des Kehlkopfs galten im Unterschied zu „intrinsischen" Karzinomen als besonders aggressiv und kaum operabel. Wenn die Halslymphknoten befallen sind, sei die Prognose weitgehend hoffnungslos, selbst wenn die totale Laryngektomie vorgenommen werde, schrieb der New Yorker Spezialist John Edmund MacKenty im Jahre 1926. Als Behandlung der Wahl für Patienten mit diesen Karzinomen galt damals die Strahlentherapie.

Daher macht sich Puccini, der angeblich über die Diagnose Krebs im Ungewissen gelassen worden war, am 4. November 1924 zusammen mit seinem Sohn Tonio auf den Weg zu Louis Ledoux in Brüssel, der mit Radium arbeitet. Geplant ist eine sechswöchige Therapie. „Sie versichern mir, dass ich geheilt werde", schreibt Puccini, „aber seit meiner Ankunft geht es mir jeden Tag schlechter. Jeden Morgen spucke ich eine Menge Blut." Zunächst erhält der Patient für zwölf Tage eine Radium-haltige Halskrause. Daraufhin kommen die Blutungen zum Stillstand, die Schwellungen gehen zurück und Puccini darf wieder rauchen. Er schöpft Hoffnung, versucht zu komponieren, denn zwei Szenen zu „Turandot" fehlen ja noch.

Letzte Takte: Todesszene einer Sklavin

Am 24. November erhält er eine Morphiuminjektion, wird tracheotomiert und in einem dreieinhalbstündigen Eingriff unter Lokalanaästhesie platziert Ledoux sieben Radium-haltige Glasnadeln in den chirurgisch gefensterten Larynx. „Es fühlt sich an, als ob Bajonette in meinem Hals stecken", berichtet Puccini. Die Ernährung erfolgt über eine nasogastrale Sonde.

Doch bereits vier Tage später wird Puccini ohnmächtig, er hat Fieber und eine Tachykardie, so dass Ledoux die Radiumnadeln entfernen muss. Einen Tag später ist der Komponist tot. Über die unmittelbare Todesursache haben Pathografen offenbar keine Informationen – Rosario Marchese-Ragona und seine Kollegen von der Universität Padua berichten über einen Herzanfall, ohne dass dazu, abgesehen von der erhöhten Pulsfrequenz, näheres bekannt ist. Eine Obduktion hat offenbar nicht stattgefunden.

„Turandot" blieb zunächst unvollendet. Toscanini dirigierte die Uraufführung am 25. April 1926 in der Mailänder Scala bis zur Todesszene der Sklavin Liù. Dann legte Toscanini den Taktstock nieder, wandte sich ans Publikum und erklärte: „Hier endet das Werk des Meisters. Danach starb er." Erst am folgenden Tag wurde die Oper, ergänzt um das vom Komponisten Franco Alfano geschriebene, jedoch von Toscanini stark gekürzte Finale, aufgeführt.

Larynxkarzinom

Nach dem Mundhöhlen- und Rachenkarzinom ist das Larynxkarzinom der dritthäufigste bösartige Kopf-Halstumor. Im Jahre 2020 erkrankten in Deutschland 2690 Männer und 510 Frauen daran. Damit sind Männer etwa 5-mal häufiger betroffen als Frauen, wobei die Erkrankungsraten bei jüngeren Männern seit 2000 rückläufig sind. Die Inzidenzraten bei Frauen sind konstant. Als wesentlicher Risikofaktor für die Entwicklung eines Larynxkarzinoms gilt das Tabakrauchen, hinzu kommt der Alkoholkonsum. Weiterhin sind die Asbestexposition sowie die mehrjährige intensive Exposition gegenüber Schwefelsäure-haltigen Aerosolen und ionisierenden Strahlen als Berufskrankheit anerkannt. Hinsichtlich der Lokalisation werden glottische, supra- und subglottische Karzinome unterschieden. Dabei haben glottische Karzinome die beste und subglottische Karzinome die schlechteste Prognose.

Die Therapie erfolgt in verschiedenen Kombinationen operativ, mit adjuvanter/neoadjuvanter Radiotherapie/Radiochemotherapie sowie mit EGF-Rezeptor-Inhibitoren. Die absolute 5-Jahresüberlebensrate liegt bei etwa 60 %, die 10-Jahresüberlebensrate bei 40 %.

Literatur

MacKenty JE (1926) Cancer of the Larynx. Arch Otolaryngol 3(3):205–232

Marchese-Ragona R, Martini A (2015) Giacomo Puccini's laryngeal cancer. ENT and audiology news 2015; 24(4). www.entandaudiologynews.com

Marchese-Ragona R, Marioni G, Staffieri A (2004) The unfinished Turandot and Puccini's laryngeal cancer. Laryngoscope 114:911–914

Otte A, Wink K (2008) Kerners Krankheiten großer Musiker Bd. 6. Schattauer, S 359

Robert-Koch-Institut (2023) Zentrum für Registerdaten: Krebs in Deutschland für 2019/2020, S 56

S3-Leitlinie Diagnostik, Therapie und Nachsorge des Larynxkarzinoms, Version 1.1. AWMF-Registernr. 017–076OL (Stand: 31. Jan. 2019)

Wikipedia, Stichwort: Turandot (Puccini), Zugriff: 15. Mai 2024

Henri Matisse: Neues Leben mit 71

© Der/die Herausgeber bzw. der/die Autor(en), exklusiv lizenziert an Springer-Verlag GmbH, DE, ein Teil von Springer Nature 2025
T. Meißner, *Der prominente Patient*, https://doi.org/10.1007/978-3-662-70111-9_19

Das „zweite Leben" des Henri Matisse begann nach einer schweren und komplikationsreichen Bauchoperation. Sie war Ausgangspunkt eines ungeheuren kreativen Schubs und einer neuen künstlerischen Phase.

Der französische Zeichner, Maler, Illustrator und Bildhauer Henri Matisse (1869–1954) gehört zu jenen bedeutenden Künstlern, die erst durch Krankheit überhaupt zur Kunst gefunden haben. Aufgewachsen in einer kleinen nordfranzösischen Industriestadt, sollte er als ältester Sohn eines Samenhändlers und seiner Frau das elterliche Geschäft übernehmen. Als der Heranwachsende zunehmend Aufgaben im Familienunternehmen aufgetragen bekam, weigerte er sich und litt unter schweren, teils krampfartigen Bauchschmerzen, die ihn wochenlang ans Bett fesselten – die Ursachen dafür sind unbekannt. Schließlich studierte er zwei Jahre lang Rechtswissenschaften in Paris und begann eine Tätigkeit als Anwaltsgehilfe.

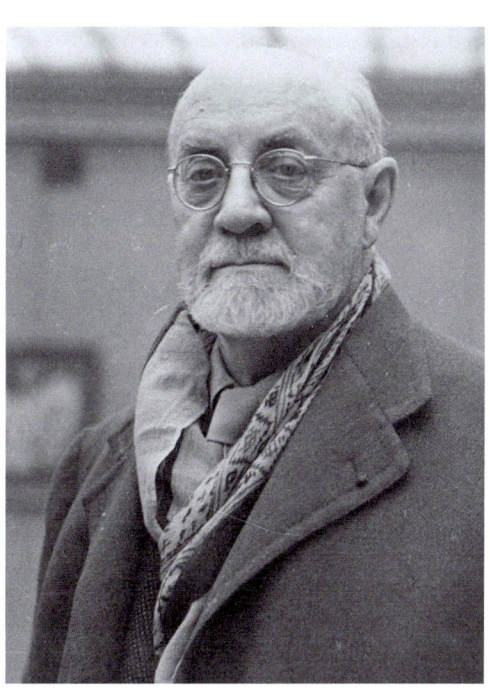

Henri Matisse. (© Votava / brandstaetter images / picture alliance)

Parallelen zur Frida Kahlo

Als der 20-Jährige 1889 wegen erneuter heftiger Bauchschmerzanfälle im Krankenhaus liegt, sieht er den Mann im Nachbarbett farbige Reproduktionen Schweizer Landschaften in Öl kopieren. Der Mitpatient rät Matisse, es doch ebenfalls mal damit zu versuchen – zur Ablenkung. Die Mutter besorgt ihm einen Malkasten. „Von dem Moment an, als ich den Farbkasten in der Hand hielt, wusste ich, dass dies mein Leben war", zitiert Hilary Spurling in ihrer Biografie eine spätere Äußerung des Malers. Die Parallelen zu Frida Kahlo (1907–1954), die nach einem schweren Verkehrsunfall als 18-Jährige zur Malerei fand, sind frappierend (s. „Der prominente Patient", Springer-Verlag 2019). Nach seiner Genesung besucht Matisse ohne Wissen seines Vaters morgens und abends Zeichenkurse.

Doch die rezidivierenden Bauchschmerzen werden Matisse' ganzes Leben begleiten. Die Abdominalkrisen in seiner Jugend könnten Ausdruck eines spastischen Kolonsyndroms, eines rezidivierenden Darmvolvulus oder einer enteroenteralen Invagination oder psychosomatischen Natur sein, meint Ernst Gemsenjäger-Mercier, Viszeralchirurg aus Basel, der sich auf Grundlage von Krankenakten und weiteren Quellen ein umfassendes Bild zur Gesundheit des Künstlers machen konnte. Bekannt ist eine angeborene Leistenhernie rechts, wegen der Matisse 1889 als untauglich zum Militärdienst eingestuft worden war sowie erneut bei Kriegsausbruch 1914. Nach eigenem Bekunden habe die mit einem Bruchband versorgte Hernie nie Beschwerden verursacht. Erst als sie sehr groß und irreponibel geworden war, entschloss sich Matisse zur Operation, das war 1937.

Fragliche Appendizitis

Wenige Jahre später (1941) erzählte Matisse dem Schweizer Kunstkritiker Pierre Courthion über rezidivierende Appendizitiden in seiner Jugend als Ursache der Abdominalkrisen, man hätte das damals eben nicht operiert. Später habe er eine sehr schmerzhafte Appendektomie in Lokalanästhesie gehabt. Diese Angabe findet man bis heute in biografischen Texten über Matisse. Sie beruht aber wahrscheinlich auf einem Missverständnis. So ist nach Angaben von Gemsenjäger-Mercier auf Röntgenaufnahmen des Darms aus dem Jahr 1942, veranlasst wegen Schmerzen aufgrund von Gallensteinen, der intakte Appendix zu erkennen.

Matisse ist zu diesem Zeitpunkt bereits ein Mann fortgeschrittenen Alters und ein gereifter Künstler, der seine experimentelle Periode, geprägt von geometrischen Formen, sowie die „Nizza-Periode" mit vermehrt naturalistischen Zügen und der Liebe zu kräftigen Farben hinter sich gelassen hat und nun zunehmend nach Einfachheit, Abstraktion und Harmonie in seinen Werken strebt. Die seit Mai 1940 auftretenden heftigen abdominellen Krisen des über 70-Jährigen stellen die Ärzte vor ein Rätsel. Sind die im Epigastrium lokalisierten Schmerzen funktionelle Beschwerden? Auch kardiale Ursachen werden in Betracht gezogen. Schließlich stellt der Hausarzt Blut- und Schleimbeimengungen im Stuhl fest. Eine Röntgenaufnahme mit Barium-Kontrasteinlauf vom Dezember 1940 offenbart einen großen, stenosierenden Tumor im Colon sigmoideum, der wiederholt zu einer Darmverschlusssymptomatik geführt hatte.

Gutartiger Tumor, schwerer Verlauf

Der zweizeitige chirurgische Eingriff erfolgt im Januar 1941 in Lyon. Die Chirurgen nehmen eine Paul-Mikulicz-Operation vor – diese Operationstechnik ist heute obsolet. Dabei wird bei der ersten Operation das erkrankte Darmsegment mobilisiert und vor die Bauchdecke verlagert. Vier Tage später wird das Darmsegment abgetragen und ein künstlicher Darmausgang (Kolostoma) angelegt. Matisse selbst hat das Vorgehen für seinen Sohn Pierre in einem Brief erklärt und skizziert. – Übrigens hat er auf der Zeichnung den Wurmfortsatz am Colon descendens nicht vergessen!

Abgesehen von einer reizlosen Divertikulose stellt der Pathologe ein großes exulzerierend wachsendes atypisches Epitheliom fest, später ist im Bericht von einem „Fibromyom" die Rede. Es handelte sich also wohl um ein seltenes und gutartiges, von der glatten Muskulatur der Darmwand ausgehendes Leiomyom. Die histologische Abgrenzung zu anderen Neubildungen galt damals als schwierig.

Der postoperative Verlauf ist von einer schweren nekrotisierenden Weichteilinfektion, Sepsis und womöglich zwei Lungenembolien gekennzeichnet. Doch Matisse überlebt und kann nach einem Vierteljahr das Krankenhaus verlassen. Die Krankenschwestern nennen ihn mit Augenzwinkern „den Auferstandenen". Er selbst spricht von seinem „zweiten Leben". Zurück bleiben ein weit seitlich liegender Anus praeter und eine große Narbenhernie. Beides erfordert eine intensive Pflege und eine schwierige Leibbandage.

Im August 1941 schreibt Matisse seinem Freund Albert Marquet, dass es ihm ausgezeichnet gehe, er segne die Operation, fühle sich verjüngt und arbeite hart. Doch es folgen erneut heftige Schmerzkrisen, begleitet von Ikterus und Fieber, die sich nun eindeutig auf die Gallensteine zurückführen lassen. Einige Ärzte raten zur Operation, andere raten aufgrund der Lebensgefahr eines solchen Eingriffs ab. Matisse entscheidet sich dagegen. Die Ärzte geben ihm höchstens drei Jahre.

Vollendung eines Künstlerlebens

Es sollen dreizehn werden: Jahre eines auf die körperlichen Gegebenheiten abgestimmten, neuen Schaffens. Auf vielen Fotos ist Matisse im Rollstuhl sitzend oder im Bett halb liegend zu sehen, wie er mit einer großen Schere Formen schneidet oder mit einem verlängerten Pinsel zeichnet. Er stellt Gegenstände und Figuren radikal vereinfacht dar, arbeitet mit harten Farbkontrasten, schafft Scherenschnitt-Collagen in leuchtenden Farben – Matisse nennt es „Zeichnen mit der Schere". Sein letztes großes Projekt wird die Gestaltung der Rosenkranzkapelle von Vence an der Französischen Riviera für die Nonnen eines Dominikanerordens. Eigentlich angefragt für die Glasmalereien, entwarf der 77-jährige schließlich das Gebäude und die gesamte Ausstattung bis hin zu Messgewändern und Altardecken. Vier Jahre war er damit beschäftigt. Das Resultat bezeichnete er als „die Vollendung eines ganzen Lebens".

Literatur

Gemsenjäger-Mercier E (2017) Die Krankheiten und Operationen von Henri Matisse. EMH Schweizerischer Ärzteverlag, Basel

Zeidler H (2021) Henri Matisse's medical history: multiple health problems and impact on creativity. J Med Biograph 29(2):63–70

Max Slevogt: Altes Gespenst zu Gast

© Der/die Herausgeber bzw. der/die Autor(en), exklusiv lizenziert an Springer-Verlag GmbH, DE, ein Teil von Springer Nature 2025
T. Meißner, *Der prominente Patient*, https://doi.org/10.1007/978-3-662-70111-9_20

Wochenlange Bettruhe und langweilige Kuraufenthalte unterbrachen ab dem jungen Erwachsenenalter regelmäßig das Schaffen des deutschen Impressionisten Max Slevogt (1868–1932). Seinem Humor tat das keinen Abbruch.

Er kam, sah und siegte … erstmal nicht: „Amici, veni, vidi, sed non vici!" so der launige Bericht Max Slevogts in einem Brief aus Bad Kissingen, wo er 1924 versuchte, sein Körpergewicht zu reduzieren. Von einer „Abnahme der barocken Formen" seit noch nichts zu merken. Den „Stumpfsinn einer Badekur" versuche er mit Gelassenheit zu ertragen. Der Mittfünziger ist zu diesem Zeitpunkt längst ein gefragter Maler und Illustrator. Im selben Jahr entwirft er die Bühnenbilder für Mozarts „Don Giovanni" in der Dresdner Staatsoper.

Bedeutender Impressionist

„Don Giovanni" war zwei Jahrzehnte zuvor (1902) gewissermaßen Slevogts künstlerischer Durchbruch gewesen. Er hatte sein Debüt auf der fünften Ausstellung der Berliner Secession mit einem Rollenporträt des Opernsängers Francisco d'Andrade als Don Giovanni gegeben: „Champagnerlied". Die „Ägyptenbilder" sind eine 21-teilige Gemäldeserie von Landschaftsbildern, entstanden neben Aquarellen und Zeichnungen auf seiner Ägyptenreise im Frühjahr 1914. Sie zählen heute zu den bedeutenden Beispielen des deutschen Impressionismus. Zu deren maßgeblichen Vertretern wird Slevogt

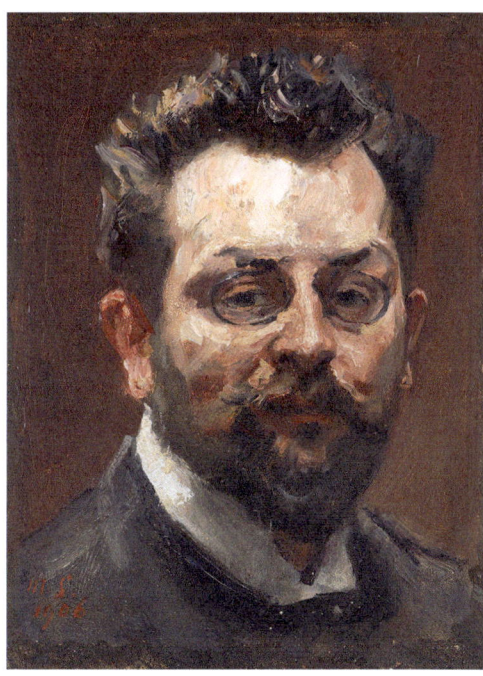

Max Slevogt. (© Fine Art Images / Heritage Images / picture alliance)

heute neben Max Liebermann und Lovis Corinth gezählt. „Ali Baba und die vierzig Räuber" hat er ebenso illustriert wie Goethes „Faust II" oder die „Lederstrumpf-Erzählungen" von James Fenimore Cooper.

Genuss und Schmerz

„Slevogt war ein Genussmensch, der feine Speisen und gute Weine schätzte", berichtet Henning Zeidler, ehemaliger Rheumatologie-

Professor an der Medizinischen Hochschule Hannover, in seiner Pathografie. Das wirkte sich entsprechend aufs Körpergewicht aus. Zeidler hat Briefe Slevogts und seines Arztes János Plesch sowie weitere Quellen mit Blick auf die Krankengeschichte analysiert. Demnach litt Slevogt zeitlebens an einer rezidivierenden Gichtarthritis sowie später an einer koronaren Herzerkrankung.

Der erste Gichtanfall datiert nach Angaben von Slevogts engem Freund Johannes Guthmann (1876–1956), einem Berliner Kunsthistoriker und -sammler, aus dem Jahr 1895. Da war Slevogt keine 27 Jahre alt. Er musste neun Wochen das Bett hüten. Aus dem Jahr 1907 existiert eine Zeichnung, die Max Slevogt auf dem Krankenlager zeigt: kleine Schmerz-Teufelchen sind an seinen Füßen und Knien zugange, darunter der Spruch: „3 Wochen war der Frosch sehr krank. Nun raucht er wieder, Gott sei Dank!" Slevogt verzierte gern seine Briefe mit kleinen Illustrationen. Das Zigarre- und Zigarettenrauchen war eine weitere Passion des Malers. Von der „nie verlöschenden Zigarre" berichtete auch sein Freund Guthmann. Für ein Bild durchschnittlicher Größe, soll Slevogt gesagt haben, benötige er drei davon.

Ab 1915 häuften sich die Gichtattacken in ein- bis zweijährigen Abständen. „Liege die ganze Zeit", „zu unfreiwilliger Ruhe verurteilt", „Schwester Gicht verweilt zu Besuch", lauteten Slevogts Anmerkungen. Er sprach von seiner „Gelenkseuche" oder vom „alten Gespenst", das in seinen „Knochenruinen" herumgeistere. Bettruhe war das Hauptmittel dagegen. Außerdem nahm er Colchicum, reiste zu Kuraufenthalten nach Bad Wildbad, Bad Kissingen, Marienbad und Aachen.

Versuch einer Prophylaxe

Die schillernde Arztpersönlichkeit János Plesch (1878–1957), der in Berlin viele prominente Künstler, Politiker und Wissenschaftler behandelte, empfahl ihm 1924 Jodkalisalbe zur Anfallsprophylaxe am Knie sowie das Tragen einer Binde, später auch Pyramidon (Aminophenazon) mit seinen schmerzlindernden und entzündungshemmenden Wirkungen. Hinzu kamen diätetische Empfehlungen wie Alkoholabstinenz, Eierspeisen sowie ein Rezept aus Zinnkraut und Weißdorn als Tee zum „Durchspülen des Körpers". Dort hinein sollte Slevogt außerdem Urotropin (Methenamin) geben, dass in den Harnwegen schwach desinfizierend und Harnwegsinfekten vorbeugend wirken soll.

Im April 1929 kamen bei dem nun 60-Jährigen heftige Herzbeschwerden hinzu, die Pathograf Zeidler als Angina pectoris interpretiert. „Die Ärzte […] verordneten ihm mehr Ruhe und die Einhaltung einer vegetarischen und salzlosen Diät", berichtet Zeidler. Es handelte sich um einen „Deal": „Von Plesch's Badekur habe ich mich durch das Versprechen losgekauft, hier 4 Wochen salzlos zu leben u. der absolutesten Ruhe zu pflegen", schreibt Slevogt und hofft, „daß der Motor dann wieder besser läuft." Zeidler vermutet, dass zusätzlich eine Herzrhythmusstörung bestand, denn der Hausarzt verordnete außerdem Chinin.

Herzbeschwerden: „Nicht tragisch nehmen"

Zugleich versuchte Plesch, seinen Patienten zu beruhigen: Slevogt solle die Herzbeschwerden „nicht zu tragisch nehmen", schrieb er ihm nach Aachen, wo der Maler zur Kur weilte. Er empfahl außerdem Paprikasalbe (Kapsolin) oder Senfspiritus zur äußerlichen Anwendung an der Herzgegend oder auch Eisbeutel.

Als Slevogt 1931/32 an dem religiösen Wandbild „Golgatha" in der Ludwigshafener Friedenskirche arbeitet, verschlechtert sich die kardiale Situation. Slevogt soll nun dreimal täglich Theominal einnehmen, das Theobromin zur Verbesserung der Koronardurchblutung enthält sowie das beruhigende und schlaffördernde Luminal. Hinzu kommt das Auflegen eines Senfpflasters in die linke Achselhöhle für zwanzig Minuten täglich. Träten trotzdem Beklemmungen auf, so Plesch, solle Slevogt mit Cognac nachhelfen. „Wenn es nicht anders geht, so nehmen Sie 1–2 Tropfen Nitroglycerin." Dem Maler geht es zunehmend schlechter. Doch das Fresko soll unbedingt fertig werden: Wenn man erst einmal den Beschwerden nachgebe, so Slevogt, würden aus Stunden der Ruhe Tage oder Wochen werden.

Nur vier Monate nach Vollendung des Freskos stirbt Slevogt am 20. September 1932, vermutlich an einem Herzinfarkt. Er hinterlässt ein umfangreiches Werk von Gemälden, Tafel- und Bühnenbildern, Wandmalereien, Aquarellen, Zeichnungen und Druckgrafiken sowie Karikaturen und Illustrationen. Die Einweihungsfeier seines später im Zweiten Weltkrieg zerstörten Freskos erlebte er nicht mehr.

Gicht

Der Gicht liegt meist eine angeborene Ausscheidungsschwäche der Nieren für Harnsäure zugrunde. Nur selten sind genetische Stoffwechseldefekte verantwortlich. Infolge der Ausscheidungsschwäche fällt vermehrt Harnsäure an, zum einen als Stoffwechselabbauprodukt der Nahrung, zum anderen aus der endogenen Harnsäuresynthese, zum Beispiel im Rahmen des Zellabbaus. Wird das Löslichkeitsprodukt für Harnsäure im Serum überschritten (ca. 6,5–6,8 mg/dl), lagern sich Kristalle aus Mononatriumurat im Gewebe ab, besonders in den Gelenken und in gelenknahen Weichteilen. Grundsätzlich können sich die Kristalle aber in allen Organen ablagern und Schäden verursachen. Außerdem ist die Hyperurikämie stark mit dem metabolischen Syndrom (Insulinresistenz, Hyperlipidämie, Adipositas, Hypertonie) assoziiert und damit mitverantwortlich für kardiovaskuläre Folgen.

Literatur

Deutsche Biographie www.deutsche-biographie.de/sfz122458.html. Zugriff: 4. Jan. 2023

Zeidler H (2020) Rheuma und Kunst. Z Rheumatol 79:491–496

Karl May: „Schlüssel zu meinen Büchern"

© Der/die Herausgeber bzw. der/die Autor(en), exklusiv lizenziert an Springer-Verlag GmbH, DE, ein Teil von Springer Nature 2025
T. Meißner, *Der prominente Patient*, https://doi.org/10.1007/978-3-662-70111-9_21

Was hat es mit der (angeblichen) Blindheit von Karl May in dessen früher Kindheit auf sich? Die Meinungen dazu gehen weit auseinander. Einzige Quelle dieser Information ist: May selbst.

Mit Old Shatterhand, Winnetou und Sam Hawkens verbinden Generationen von Leserinnen und Lesern Kindheitserinnerungen. Der Erfinder dieser Figuren, Karl May (1842–1912), nahm es bekanntlich mit der Wahrheit nicht so genau. Dies betrifft außer diversen Gaunereien des jungen May vor seiner Zeit als Erfolgsautor zum Beispiel auch das spätere Führen eines Doktor-Titels oder die Behauptung, selbst Old Shatterhand und Kara Ben Nemsi gewesen zu sein, das Geschriebene also tatsächlich erlebt zu haben. Bezweifelt wird auch, dass er als Kleinkind jahrelang blind gewesen sei.

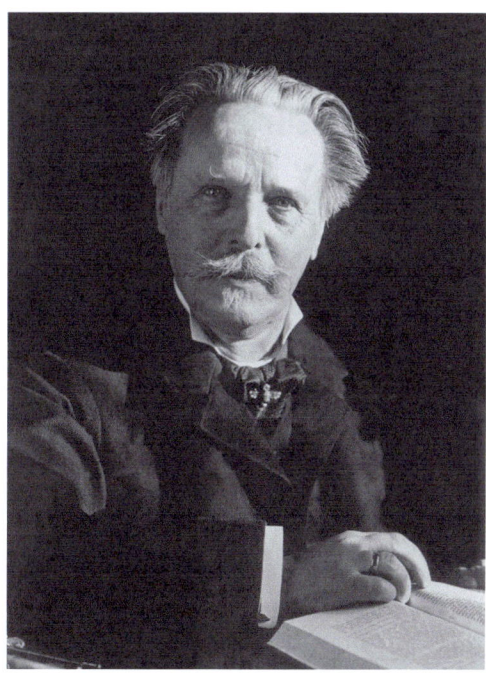

Karl May. (© ZB / dpa / picture-alliance)

Allegorie auf unglückliche Kindheit

Diese Blindheit sei ein entscheidender Schlüssel zum Verständnis der Persönlichkeit Mays und seines literarischen Werkes, so der Arzt und ehemalige Vorsitzende der Karl-May-Gesellschaft Johannes Zeilinger in einem Aufsatz für das Jahrbuch der Gesellschaft. Denn May behauptete in seiner Autobiographie, dass die Blindheit sein Seelenleben „derart entwickelt und in seinen späteren Grundzügen festgelegt" habe, dass die später wiedererlangte Fähigkeit zu sehen „nicht die Macht besaß, den Schwerpunkt, der in meinem Innern lag, zu sich hinauszuziehen." Das sei der Unterschied zwischen ihm, May, und anderen Menschen und dies sei der „Schlüssel zu meinen Büchern".

Zeilinger hat bezweifelt, dass May je blind gewesen ist und hält dessen Behauptung (andere Quellen gibt es nicht) für eine Allegorie auf seine unglückliche Kindheit sowie eine stilisierte Beschreibung eines ungewöhnlichen Lebensweges.

Dem ist von anderen widersprochen worden, etwa wegen der eindringlichen Intensität, mit der May die Blindheit beschrieben habe und weil dieses Motiv und die Blindenheilung in Mays Werk breiten Raum einnehme, so der Karl-May-Forscher Ralf Harder unter Berufung auf den May-Biografen Hermann Wohlgschaft. Harder hält eine funktionelle Blindheit infolge eines beidseitigen Blepharospasmus für wahrscheinlich. Der Wiener Opthalmologie-Professor Peter Heilig dagegen glaubt an eine visuelle Agnosie, auch „Seelenblindheit" genannt, zumal May diese gekannt habe, wie aus einem Abschnitt des Romans „Adistan und Dschinnistan" (Teil II) hervorgehe.

Vollständig blind, dann sehend

May hat behauptet, kurz nach seiner Geburt schwer erkrankt und das Augenlicht verloren zu haben. Die Blindheit sei vollständig gewesen: „Ich sah nichts. Es gab für mich weder Gestalten noch Formen, noch Farben, weder Orte noch Ortsveränderungen."

Sein Siechtum habe „volle vier Jahre" gedauert. Erst im fünften Lebensjahr, wohl im März 1846, habe die Mutter, die in Dresden eine Hebammen-Ausbildung absolvierte, ihn den Professoren Carl Friedrich Haase und Woldemar Ludwig Grenser vorgestellt. Diese hätten ihn geheilt. „Ich lernte sehen und kehrte, auch im übrigen gesundend, heim." Sollte es je entsprechende Krankenunterlagen gegeben haben, so existieren diese nicht mehr – das Kurländer Palais nahe der Dresdner Frauenkirche, dem Ort der angegebenen schicksalhaften Heilung, ist im furchtbaren Bombenhagel auf Dresden im Februar 1945 vollständig ausgebrannt – später wurde es wieder aufgebaut.

Zeilinger verweist darauf, dass May die Geschichte von der Blindheit mehrfach variiert hat. So war die Blindheit in einer Erzählung Teil eines angeborenen (?) Syndroms, begleitet von motorischen Lähmungen – erst mit sechs Jahren konnte May nach eigenen Angaben stehen und gehen. Die Blindheit sei durch einen oder mehrere operative Eingriffe geheilt worden, die Lähmung heilte spontan aus. Mal war die Blindheit ausdrücklich nicht angeboren, sondern Folge der großen Armut der Familie und „verderblicher Medikasterei". Nur: Verletzungen, virale oder bakterielle Infektionen oder ein schwerer Vitamin-A-Mangel mit folgender Xerophthalmie hätten nach Zeilingers Überzeugung derartige Dauerschäden verursacht, dass Karl May später nicht plötzlich normal hätte sehen, geschweige denn derartige Volumina Literatur produzieren können.

Drei erhaltene Brillen

Auf Fotos sieht man May meist ohne Brille. Gegenüber dem Journalisten und Schriftsteller Egon Erwin Kisch (1885–1948) soll May geäußert haben, er sehe „außerordentlich gut". „Nur trage ich beim Lesen einen Kneifer, weil ich weitsichtig bin." Im Karl-May-Museum Radebeul bei Dresden existieren drei Brillen aus Mays Nachlass: zwei Sonnenbrillen mit normalen, getönten Gläsern sowie eine Brille, deren optische Analyse ergeben hat, dass May im Alter außer an einer leichten Kurzsichtigkeit an einem Astigmatismus verbunden mit einer Weitsichtigkeit gelitten haben muss. Zeilinger: „Die Nahbrille Mays ist nicht mehr erhalten, sie muss entsprechend der erhaltenen Fernbrille mit ca. +3,0 Dioptrien korrigiert gewesen sein." Dagegen könnten Hornhautverkrümmungen durch Vernarbungen infolge von Verletzungen oder Infektionen nur selten mit einer Brille optisch befriedigend korrigiert werden. Damit sei die geschilderte frühkindliche Blindheit aus medizinisch-ophthalmologischer Sicht eine Legende.

Nach Harders Überzeugung dagegen habe May „offenkundig" an einem Blepharospasmus gelitten. Er verweist auf historische Veröffentlichungen, wonach im 19. Jahrhundert bei Kindern entzündlich bedingte und lang andauernde Lidkrämpfe vorgekommen seien, wodurch die Kinder das Sehen „verlernt" hätten. Harder zitiert eine Augenärztin, wonach es denkbar sei, dass Phasen funktioneller Blindheit wegen der damals mangelhaften Behandlungsmöglichkeiten wesentlich länger angehalten hätten als heute. „Mehr als eine Sehminderung bis zur passageren funktionellen Blindheit durch die vorübergehende Unmöglichkeit, die Augen öffnen zu können, kann es aber nicht gewesen sein." Auch das spricht freilich gegen eine jahrelange vollständige Erblindung, zumal ein Erinnerungsvermögen Karl Mays an sehr frühe Kindertage (erstes bis viertes Lebensjahr) unwahrscheinlich ist. Einen geistigen Folgeschaden aufgrund langjähriger Blindheit als Kleinkind hatte er definitiv nicht: May war ein guter Schüler und ist sogar mit privatem Musik- und Kompositionsunterricht gefördert worden.

Theorie der „Seelenblindheit"

Nach Überzeugung des Wiener Ophthalmologen Peter Heilig war Karl May nie blind. Er vermutet eine psychische Traumatisierung, die womöglich zeitweise zu einer visuellen Agnosie, gegebenenfalls begleitet von psychisch bedingten Lähmungserscheinungen geführt habe. Heilig schildert einen ähnlich gelegenen Fall aus eigener Praxis. May habe vermutlich Zuwendung erzwingen wollen oder die „Seelenblindheit" als eine Art Versteck benutzt, um sich „vor Angriffen und Unbillen" zu schützen. Bei visueller Agnosie können Patienten visuell dargebotene Gegenstände nicht benennen, obwohl sie sie optisch sehen können.

Eine psychiatrisch-tiefenpsychologische Analyse des Schriftstellers aufgrund überlieferter Angaben war im Jahr 1978 durch Kurt Langer im Jahrbuch der Karl-May-Gesellschaft versucht worden. Langer vermutete ein starkes Minderwertigkeitsgefühl bei May, das zu intensiven Sicherungen mit „übersteigertem Macht- und Geltungsstreben" führe. Der junge Karl May habe wohl an einem Borderline-Syndrom gelitten. Die spätere literarische Produktivität sei als kompensatorisch anzusehen. Die Vermischung von Dichtung und Wahrheit in den Figuren Old Shatterhand und Kara Ben Nemsi seien „gelungene Sublimierungen seines sicher nicht unbedenklichen Strebens nach Überlegenheit."

Wie viel Wahrheit auch immer in der Geschichte um die Erblindung in früher Kindheit stecken mag: Dass aus dem fünften Kind einer armen Weberfamilie aus Ernstthal bei Chemnitz einmal einer der erfolgreichsten deutschen Schriftsteller werden würde, das war, meint Zeilinger, „genauso unwahrscheinlich wie damals die Heilung eines blinden Kindes."

Literatur

Harder R Karl Mays Blindheit. www.reisen-zu-karl-may.de/forschung/blindheit/index.html. Zugriff: 13. Mai 2024

Heilig P (2008) Karl May's ‚Seelen-Blindheit'. Spektrum Augenheilkd 22(3):199–202

Langer K (1978) Der psychische Gesundheitszustand Karl Mays. Eine psychiatrisch-tiefenpsychologische Untersuchung. Jahrbuch der Karl-May-Gesellschaft, S 168–173

Zeilinger J (2000) Karl Mays frühkindliche Blindheit – eine Legende? Jahrbuch Karl-May-Gesellschaft:30 179–194

Ludwig van Beethoven: Blick in die Erbanlagen

© Der/die Herausgeber bzw. der/die Autor(en), exklusiv lizenziert an Springer-Verlag GmbH, DE, ein Teil von Springer Nature 2025
T. Meißner, *Der prominente Patient*, https://doi.org/10.1007/978-3-662-70111-9_22

Die Sequenzierung des Genoms Ludwig van Beethovens im Jahre 2023 hat für Aufsehen gesorgt. Sie ergab neue Erkenntnisse und Überraschungen. Dennoch bleiben Fragen zu seinen Krankheiten weiter unbeantwortet.

Über kaum einen Künstler von Rang oder eine historische Persönlichkeit der vergangenen 300 Jahre gibt es so viel Literatur in Bezug auf Gesundheitsprobleme wie bei Ludwig van Beethoven (1770–1827). Nun liegen sogar Ergebnisse molekulargenetischer Untersuchungen aus Haarproben vor. Als „einmalige Chance, neues Wissen hinzuzufügen" hat dies Markus Nöthen vom Institut für Humangenetik an der Universität Bonn aus Anlass der Veröffentlichung der Daten eines internationalen Forscherteams bezeichnet.

Bei der Lektüre wird jedoch klar: Nur weil wir jetzt Beethovens Genom kennen, heißt das nicht, dass wir in seiner Krankenakte blättern könnten wie in einem offenen Buch. So bleibt der Hintergrund seines allgemein bekanntesten Gesundheitsproblems, der Taubheit, weiterhin unklar. Andererseits gab es bei den aufwändigen Analysen gleich mehrere Überraschungen, so dass eine Reihe von diagnostischen Spekulationen, speziell in Bezug auf Beethovens heftige Magen-Darm-Beschwerden, ausgeschlossen werden und wichtige Erkenntnisse zur Ätiologie seines finalen Leberleidens gewonnen werden konnten.

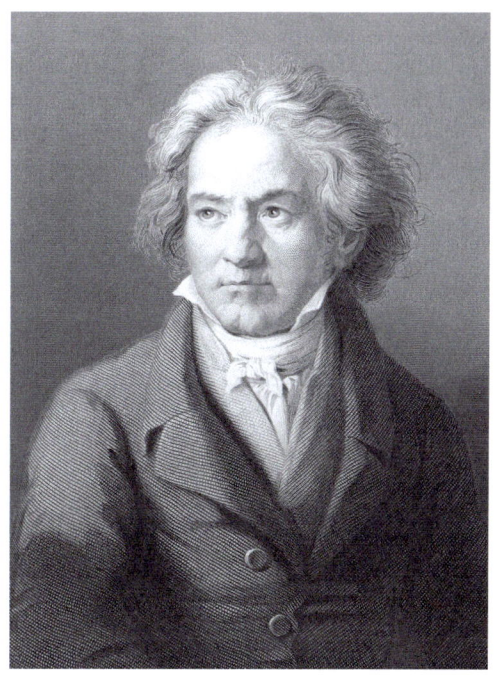

Ludwig van Beethoven. (© GeorgiosArt / Getty Images / iStock)

„Auf das die Welt mit mir versöhnt werde"

Zunächst aber: Hätte Beethoven einer weltweiten Veröffentlichung und Diskussion so intimer Details wie seiner Erbanlagen überhaupt zugestimmt? Die Antwort lautet: Ja, wahrscheinlich. In seinem „Heiligenstädter Testament", einem Brief an seine Brüder, hatte er bereits mit 32 Jahren darum gebeten, dass nach seinem Tod der von Beethoven geschätzte Arzt Johann Adam Schmidt (1759–1808) seine Krankheit beschreibe, „damit wenigstens so viel als möglich die Welt nach meinem Tode mit mir versöhnt werde." Er erhoffte sich von folgenden Generationen offenbar eine nachsichtige Beurteilung seines oft reizbaren, exzentrischen Wesens, das zumindest auch in seiner zunehmenden Schwerhörigkeit und später vollständigen Taubheit begründet lag. Schmidt starb allerdings vor Beethoven. Und so erfolgte am Tag nach Beethovens Tod die Obduktion in dessen Sterbezimmer durch den Wiener Anatom und Pathologen Johann Wagner (1800–1832). Das Protokoll ist überliefert.

Nun also die Genomanalyse aus mehreren Haarproben. „Es war sein Wunsch, den wir mit diesem Projekt bis zu einem gewissen Grade erfüllt haben", sagte Johannes Krause vom Max-Planck-Institut für evolutionäre Anthropologie in Leipzig, einer der Autoren der Publikation zur Genomsequenzierung, bei einer Online-Pressekonferenz im März 2023.

Von den insgesamt acht Haarsträhnen, die mit achäogenetischen Methoden analysiert worden sind, konnten fünf mit an Sicherheit grenzender Wahrscheinlichkeit als authentische Haare von Beethoven identifiziert werden. Eine Strähne war nicht sicher zuzuordnen, zwei dagegen stammten eindeutig nicht von Beethoven. Das betrifft insbesondere die sogenannte „Hiller-Locke" (die einzelnen Haarsträhnen sind nach früheren Besitzern benannt), die erst vor wenigen Jahren mittels Rasterelektronenmikroskop und Laserablation-ICP-MS (Inductively Coupled Plasma-Mass Spectroscopy) auf Schwermetalle untersucht worden war mit dem Ergebnis einer erheblichen Bleibelastung. Nun stellte sich heraus: Die „Hiller-Locke" stammt von einer Frau.

Ein weiteres unerwartetes Ergebnis war, dass es in Beethovens direkter väterlicher Linie mindestens ein Kind aus einer außerehelichen Beziehung gegeben hat. Das schlussfolgern die Autoren Tristan Begg von der University of Cambridge, Vereinigtes Königreich, aus der fehlenden Übereinstimmung Y-chromosomalen Erbguts mit noch lebenden Verwandten in Belgien.

Drei Meter Haar analysiert

Aus der „Stumpff-Locke" als beste erhaltene Haarprobe des Komponisten konnten die Wissenschaftler Beethovens gesamtes Genom sequenzieren. Ein anspruchsvolle Aufgabe, weil, wie Krause erläuterte, DNA aus historischem Haar weitgehend degradiert ist. Die untersuchten DNA-Fragmente waren im Durchschnitt nur 25 Basenpaare lang und es mussten insgesamt fast drei Meter Haar untersucht werden. Das Genom wird interessierten Wissenschaftlern aus der ganzen Welt zur Verfügung gestellt, um künftig weitere Analysen vornehmen zu können.

Somit ist nicht ausgeschlossen, dass man künftig doch noch auf eine womöglich genetische Ursache von Beethovens Schwerhörigkeit stoßen könnte. Diskutiert werden eine Otosklerose oder eine autoimmune Genese, die sowohl die Taubheit, die häufigen Durchfälle als auch die spätere Leberzirrhose erklären könnten. Bislang fanden sich keinerlei genetische Hinweise auf eine chronisch-entzündliche Darmerkrankung oder auf ein Reizdarmsyndrom im Sinne einer erhöhten genetischen Suszeptibilität für diese Syndrome. Ebenso wenig gibt es genetische Hinweise auf eine Zöliakie oder eine Laktoseintoleranz.

Bei der erwähnten Obduktion Beethovens, der kurz vor seinem Tod unter massivem Aszites gelitten hatte, fand Wagner eine „zusammengeschrumpfte" und „lederartig feste" Leber, mit „höckerichter Oberfläche" sowie „mit bohnengroßen Knoten durchwebt" vor. Dies war vor allem mit dem erheblichen Alkoholkonsum Beethovens erklärt worden, wie er sich unter anderem aus seinen Konversationsheften rekonstruieren lässt.

Erhöhtes Risiko für Leberleiden

Die genetische Analyse hat nun zweierlei ergeben: Erstens bestanden genetische Risikofaktoren für eine Lebererkrankung. Dies passt zum Befund einer positiven Familienanamnese. Zweitens fanden die Forscher Virus-DNA: Beethoven muss mindestens einige Monate vor seinem Tod eine Hepatitis B durchgemacht haben. Beethoven war im Sommer 1821, also fünfeinhalb Jahre vor seinem Tod, erstmals an Gelbsucht erkrankt, danach mindestens ein weiteres Mal. Bregg wies bei der Pressekonferenz darauf hin, dass ein Freund Beethovens unmittelbar nach dessen Tod ebenfalls an einer entzündlichen Lebererkrankung gestorben sei.

Addiert man den seit jungen Jahren bestehenden und aus heutiger Sicht sicherlich ausgeprägten Alkoholkonsum zum genetisch erhöhten Risiko für Leberzirrhose und zur möglichen Hepatitis-B-Infektion, so erscheint es sehr wahrscheinlich, dass Beethoven an den Folgen eines fortschreitenden Leberversagens gestorben ist. Frühere Pathografen hatten auf Grundlage von Angaben im Obduktionsprotokoll eine alkoholbedingte chronische Pankreatitis vermutet.

Beethoven ist meist unzufrieden gewesen mit seinen Ärzten und hat von ihren Empfehlungen nicht viel gehalten. Ob sie ihm tatsächlich hätten helfen können? Ob er sich selbst mit einem aus heutiger Sicht gesundheitlich diszipliniererten Lebenswandel hätte helfen können? Wir wissen es nicht. Es ist anzunehmen, dass weitere Analysen zur Gesundheit des genialen Musikers folgen werden. Der Versuch einer Arbeitsgruppe, aus polygenetischen Indices Hinweise auf eine besondere musikalische Genialität herauslesen zu können und die sich verallgemeinern ließen, sind bislang gescheitert. Eines jedoch könnten wir Beethoven heute versichern: Die Welt ist längst versöhnt mit ihm!

Literatur

Allen PW (2022) Beethoven's triad: Diarrhoea, deafness and cirrhosis. A plausible solution to the 195-year-old controversy. Ann Diagn Pathol 58:151904

Begg TJA et al (2023) Genomic analysis of hair from Ludwig van Beethoven. Curr Biol 33(8):1431–1447

Franken FH (1999) Ludwig van Beethoven. In: Die Krankheiten großer Komponisten, 3. Aufl. Bd. 1. Florian Noetzel, S 61–110

Online-Pressekonferenz des Elsevier-Verlags zur Genomanalyse Beethovens vom 21. März 2023

Reiter C, Prohaska T (2021) Beethoven's death – the result of medical malpractice? Wien Med Wochenschr 171:356–362

Wesseldijk LW et al (2024) Notes from Beethoven's genome. Curr Biol 34(6):R233–R234

Paul Wittgenstein: Merkwürdige Phantomgefühle

© Der/die Herausgeber bzw. der/die Autor(en), exklusiv lizenziert an Springer-Verlag GmbH, DE, ein Teil von Springer Nature 2025
T. Meißner, *Der prominente Patient*, https://doi.org/10.1007/978-3-662-70111-9_23

Der einarmige Pianist Paul Wittgenstein ist vor allem mit Ravels Klavierkonzert für die linke Hand berühmt geworden. Er nutzte die Phantommotorik seines amputierten Arms, um Fingersätze für seine Schüler zu entwickeln.

Es war der französische Militärchirurg Ambroise Paré (1510–1590), der erstmals über Postamputationsphänomene berichtet hat. Seitdem faszinieren diese Symptome Ärzte wie Wissenschaftler. Verstanden sind sie bis heute nur in Ansätzen. Zumal es nach Amputationen von Gliedmaßen außer Phantomschmerzen weitere Empfindungen und Gefühle gibt, die nicht unbedingt schmerzhaft sein müssen. Dafür ist der österreichisch-amerikanische Pianist Paul Wittgenstein (1887–1961) ein prominentes Beispiel. Er hatte im Ersten Weltkrieg seinen rechten Arm verloren und wurde später als einarmiger Pianist berühmt.

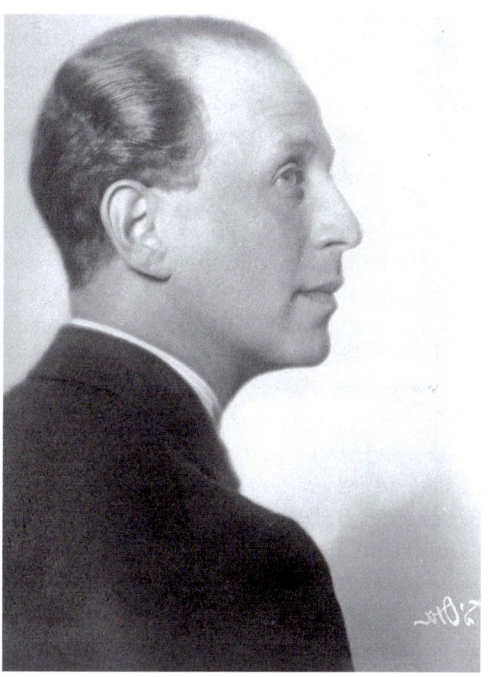

Paul Wittgenstein. (© 91050 / United_Archives / TopFoto / picture alliance)

Duett mit Richard Strauss

Wittgenstein stammte aus einer angesehenen und reichen Wiener Industriellenfamilie. Sein Vater Karl Wittgenstein spielte Horn und Violine, seine Mutter Leopoldine soll eine ausgezeichnete Pianistin gewesen sein. Prominente Musiker wie Johannes Brahms, Clara Schumann oder Gustav Mahler verkehrten im Hause Wittgenstein, mit Richard Strauss spielte der junge Paul im Duett. Gleichwohl war das Haus Wittgenstein mit seinen acht Kindern nicht unbedingt das, was man als „glückliche Familie" bezeichnen würde, wie die Neurologie-Professoren François Boller von der George Washington University Medical School in Washington DC und Julien Bogousslavsky aus Montreux berichten. Weil offenbar niemand seiner Söhne Ambitionen zeigte, die Geschäfte Karl Wittgensteins zu übernehmen, ging der Vater soweit, die Zeiten, die sie am Klavier verbringen durften, zu limitieren. Zeitlebens wurden Paul und sein zwei Jahre jüngerer Bruder Ludwig Wittgenstein, der später als Philosoph bekannt geworden ist, von suizidalen Gedanken geplagt.

Amputation des rechten Arms

Paul Wittgenstein studierte bei berühmten Lehrern Klavier und gab mit 26 Jahren sein durchaus beachtetes Debüt im Wiener Musikverein. Ein Jahr später begann der Erste Weltkrieg und Wittgenstein wurde in die österreichische Armee eingezogen. Bei einem Angriff nahe Zamość im Südosten Polens wurde er verwundet und geriet in russische Kriegsgefangenschaft. Der rechte Arm musste amputiert werden. Nach zwei Jahren Kriegsgefangenschaft im sibirischen Omsk kam er im Rahmen eines Kriegsgefangenenaustauschs Weihnachten 1915 wieder nach Wien. Bis zum Kriegsende diente er im Stab an der italienischen Front.

„Bereits während seiner Genesung hatte er beschlossen, seine Pianistenlaufbahn nur mit seiner linken Hand fortzusetzen", berichten Boller und Bogousslavsky. Nach Ende des Krieges arrangierte Wittgenstein selbst Stücke für die linke Hand und bat seinen früheren Lehrer, Josef Labor, für ihn zu komponieren. Wittgenstein begann, auch Konzerte zu geben, die allerdings mit gemischten Reaktionen aufgenommen wurden. Nun fragte er bei berühmten Komponisten wie Benjamin Britten, Paul Hindemith, Alexander Scriabin, Richard Strauss und anderen an, die für ihn Stücke schrieben.

Streit mit Ravel

Schließlich komponierte Maurice Ravel für ihn das berühmte Klavierkonzert D-Dur für die linke Hand, das am 5. Januar 1932 mit dem Wiener Sinfonieorchester uraufgeführt wurde. Damals wie heute verursacht dieses Werk enormes Interesse, es existieren spätere Audioaufnahmen des Konzerts. Ravel konnte bei der Uraufführung nicht dabei sein, weshalb Wittgenstein für ihn eine Soirée organisiert hatte, bei der das Stück an zwei Klavieren zu Gehör gebracht wurde. Dabei stellte Ravel fest, dass Wittgenstein die Komposition teilweise verändert hatte. Wittgenstein konnte offensichtlich mit den vom Jazz inspirierten Rhythmen Ravels nicht viel anfangen. Das führte zum Streit, der in einem Briefwechsel eskalierte: Wittgenstein meinte, Interpreten seien keine Sklaven, worauf Ravel antwortete, dass sie das sehr wohl seien. Das war der endgültige Bruch zwischen beiden.

Ähnlich war es mit einem Klavierkonzert, das Sergej Prokofjew für Wittgenstein komponiert hatte. Der Pianist fand das Werk unverständlich und hat es nie gespielt. Eine Komposition von Paul Hindemith lehnte er nicht nur rundheraus ab, sondern versteckte die Partitur für das Klavierkonzert in seinem Arbeitszimmer – erst 2002, vier Jahrzehnte nach Hindemiths Tod, ist die Komposition entdeckt worden. Diese Episoden illustrieren Wittgensteins teils problematisches Verhältnis zu Musikerkollegen.

Jeden Finger gespürt

Interessant ist, dass Wittgenstein seine nicht mehr vorhandene rechte Hand zur Entwicklung der Fingerfertigkeit seiner linken Hand genutzt hat. Außerdem konnte er seinen Schülern Tipps für den optimalen Fingersatz geben. So hat die Pianistin Erna Otten-Attermann, die eine Privatschülerin Wittgensteins gewesen ist, später beschrieben, dass sie oft Gelegenheit hatte zu beobachten, wie er mit seiner rechten Phantomhand Fingersätze bei der Erarbeitung eines neuen Stücks entwickelte. „Immer wieder sagte er mir, ich könne seinen Entscheidungen bezüglich der Fingersätze vertrauen, weil er jeden Finger seiner rechten Hand spüre. Manchmal musste ich ganz still dasitzen, während er seine Augen schloss und sein Stumpf fortwährend hin- und herfuhr."

Schmerzfreie Phantomgefühle werden von Neurologen heute immer wieder beschrieben. Verstanden wird darunter jede Empfindung des fehlenden Körperteils wie zum Beispiel das Gefühl für die Lage der früher vorhandenen Extremität im Raum oder das Gefühl, dass sich diese nicht existente Gliedmaße bewegt. Da dies keine negativen Auswirkungen auf das Alltagsleben zu haben scheint, wird dem kein Krankheitswert zugemessen. Allerdings sind schmerzlose Postamputationsphänomene deutlich seltener als Phantomschmerzen: In einer Befragung von über 500 Patientinnen und Patienten mit amputierten Gliedmaßen in Deutschland – darunter lediglich 4,5 % Armamputationen – beklagten 85 % Postamputationsschmerzen, nur knapp 15 % waren schmerzfrei. Von jenen, die das Phantom unabhängig vom Schmerz spüren konnten, gaben zwei Drittel an, das Phantom aktiv bewegen zu können.

Auswanderung in die USA

Wittgenstein jedenfalls hat sich dieses Phänomen systematisch für seine Künstlerkarriere zunutze gemacht. Nachdem die deutschen Nazis 1938 Österreich annektiert hatten und die römisch-katholische Familie Wittgenstein nach den Nürnberger Rassegesetzen als jüdisch eingestuft worden war, durfte Paul Wittgenstein keine Konzerte mehr geben. Er wanderte in die USA aus, wo er sich im Bundesstaat New York niederließ und Klavier unterrichtete. 1946 wurde er US-Staatsbürger. Wittgenstein starb 73-jährig an einem Prostatakarzinom.

Literatur

Boller F, Bogousslavsky J (2015) Paul Wittgenstein's right arm and his phantom: the saga of a famous concert pianist and his amputation. Prog Brain Res 216:293–303

Erlenwein J et al (2023) Klinisches Update zu Phantomschmerz. Schmerz 37:195–214

Kern K-U (2020) Mit einem Bein bereits im Himmel, 1. Aufl. Hogrefe

Kern U et al (2009) Prävalenz und Risikofaktoren von Phantomschmerzen und Phantomwahrnehmungen in Deutschland. Schmerz 23:479–488

Albrecht Dürer: Berühmter schiefer Blick

© Der/die Herausgeber bzw. der/die Autor(en), exklusiv lizenziert an Springer-Verlag GmbH, DE, ein Teil von Springer Nature 2025
T. Meißner, *Der prominente Patient*, https://doi.org/10.1007/978-3-662-70111-9_24

Auf Selbstbildnissen hat sich Albrecht Dürer teils nach außen schielend dargestellt. Womöglich bestand ein intermittierender Strabismus divergens. Das könnte für den Maler sogar vorteilhaft gewesen sein.

Etwa 2 % der Menschen weltweit schielen. Daher ist es nicht verwunderlich, dass auch Kunstmaler von Strabismus betroffen waren und sind. „Die meisten wollen dies in Selbstportraits jedoch nicht zeigen", schreibt Frank Goes, Augenarzt aus Brasschaat, Belgien, in seinem Buch „Through the Eye of the Artist". Einer der berühmtesten, bei weitem aber nicht der einzige Künstler mit (vermutlichem) Strabismus ist Albrecht Dürer (1471–1528).

Nördlich der Alpen war Dürer einer der ersten Künstler, die sich häufig selbst porträtiert haben. Mindestens zwölf Selbstbildnisse sind erhalten, auf lediglich vieren davon, so Goes, sei ein Auswärtsschielen des linken Auges erkennbar. Es ist zumindest stark anzunehmen, dass es sich um Dürers linkes Auge gehandelt hat, da der Spiegel ein seitenverkehrtes Bild darstellt. Die Frage ist: Hat Dürer tatsächlich (intermittierend) geschielt und hat das Bedeutung für sein künstlerisches Schaffen gehabt?

Unterschiedliche Darstellungen

Auf dem „Selbstbildnis mit Eryngium" (1493), das ihn im Alter von 22 Jahren zeigt, ist die Exotropie links deutlich erkennbar. Schwieriger ist es beim „Selbstbildnis mit Landschaft" von 1498 (Madrider Selbstbild-

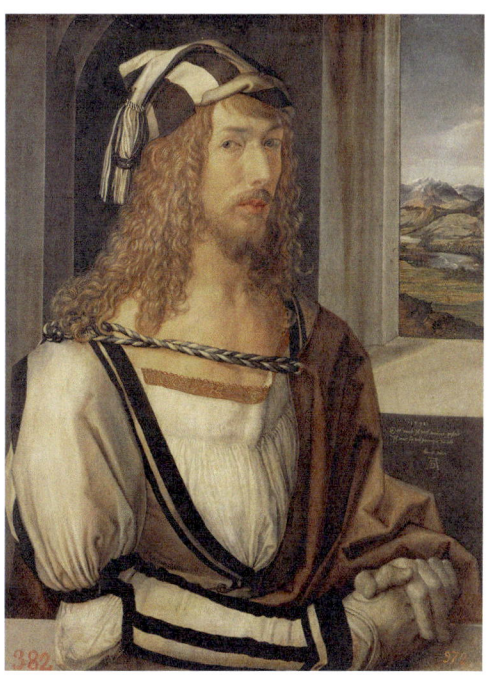

Albrecht Dürer. (© Erich Lessing / akg-images / picture-alliance)

nis), auf dem er sich in der Kleidung eines eleganten Patriziers und mit schulterlangem, gelocktem Haar darstellt: Er schaut den Betrachter aus halb seitlicher Position an, beide Augen blicken nach rechts, ohne dass ein Unterschied der Blickachsen erkennbar ist. Auf dem „Selbstbildnis im Pelzrock" von 1500 zeigt er sich frontal, ein symmetrisches Porträt, das an frühe Christusdarstellungen erinnert, der Blick geradeaus mit absolut symmetrischen Kornealreflexen.

Anders im „Selbstporträt als Akt", das nicht genau datiert werden kann (etwa 1500–

1512): Die Person schaut den Betrachter direkt an, wobei das Auswärtsschielen des linken Auges deutlich erkennbar ist. Ebenso im „Selbstbildnis mit Binde", einer Zeichnung von 1491/92, auf dem die linke Hand das schielende Auge, so scheint es, zu verdecken oder zu schützen sucht. Auf der Außenseite des Jabacher Altars hat sich Dürer als Trommler neben einem Flötenspieler dargestellt: Während das rechte Auge den Betrachter direkt anschaut, weicht das linke deutlich nach außen ab. Auch auf anderen Altären hat sich Dürer verewigt, allerdings halb seitlich von rechts, womit sich zwangsläufig die Blickrichtung zum Betrachter ändert, so dass die Augenachsen parallel erscheinen.

Strabismus der Mutter

Es gibt die Ansicht, dass der „schiefe Blick" auf Dürers Selbstbildnissen allein damit zu erklären sei, dass sich Dürer von der Seite im Spiegel betrachtet hat. Ähnliches ist über Selbstbildnisse anderer berühmter Maler geäußert worden, zumal es aus Zeitzeugen-Berichten keinerlei Hinweise auf ein Schielen gibt. Goes ist dagegen überzeugt: „Dürers Strabismus war eine hereditäre Form intermittierenden Auswärtsschielens." Er verweist auf das berühmte Porträt von Dürers Mutter Barbara im Alter von 63 Jahren, zwei Monate vor ihrem Tod. Es ist eine schonungslos realistische Kohlezeichnung mit starr blickenden, divergierenden Augen. Andererseits: Auf einem früheren Porträtbild von 1490 ist kein Strabismus der Mutter erkennbar – ein idealisiertes Bild?

Funktionelle Auswirkungen

Es stellt sich die Frage, inwiefern ein intermittierender Strabismus funktionelle Auswirkungen für einen Kunstmaler hat. Schielen kann eine deutliche Sehbehinderung verursachen. Sind Kinder noch in der Lage, den Seheindruck des abweichenden Auges zu unterdrücken, ist das nicht mehr möglich, wenn Strabismus im Erwachsenenalter neu auftritt: Die Patienten leiden unter Doppelbildern oder einem „verschwommenem" Seheindruck. Wenn bei Kindern die dauerhafte Fehlstellung nicht korrigiert wird, resultiert eine Schwachsichtigkeit des betroffenen Auges (Amblyopie). Räumliches Sehen ist dann nicht möglich.

Es ist jedoch nicht ausgeschlossen, dass bildende Künstler wie Maler oder Bildhauer von einer im Vergleich zu Gesunden schlechteren räumlichen Wahrnehmung profitieren. So werden Maler während ihrer Ausbildung angewiesen, ein Auge zu verdecken oder zu schließen, um die indirekten Merkmale räumlicher Tiefe (Schatten, Perspektive) bewusster wahrnehmen zu können. Es ist daher denkbar, dass Maler, die von vornherein nicht räumlich sehen können, im Vorteil sind.

Das suggeriert auch eine Studie von Neurobiologen um Margaret Livingstone von der Harvard Medical University in Boston. Sie hatten etwa 400 Kunststudierende sowie 190 Studierende anderer Fächer auf ihre stereoskopische Sehfähigkeit getestet: Das räumliche Sehen der Kunststudierenden war im Durchschnitt schlechter als in der Kontrollgruppe. In einem zweiten Experiment analysierten Livingstone und Kollegen die Augenstellung von 123 bekannten Malern und Bildhauern und verglichen diese mit fotografischen Porträtaufnahmen von 129 Mitgliedern des US-Kongresses. Sie nahmen dazu eine abgewandelte Form des Hirschberg-Tests vor (orientierende klinische Prüfung auf Strabismus). Dabei bestätigte sich, dass leichtes Schielen bei bildenden Künstlern im Vergleich zum Bevölkerungsdurchschnitt weiter verbreitet zu sein scheint.

Strabismus bei weiteren Malern

Auch bei Rembrandt Harmenszoon van Rijn, Giovanni Francesco Barbieri, Edgar Degas oder Pablo Picasso wird auf der Grundlage von Porträts und Selbstbildnissen davon ausgegangen, dass sie schielten.

Christopher Tyler von der City University of London, England, hat zwei Skulpturen, zwei Ölgemälde und zwei Zeichnungen analysiert, die mit hoher Wahrscheinlichkeit Leonardo da Vincis Gesicht darstellen. Tyler fand überall Hinweise auf eine Exotropie, der gemittelte Schielwinkel betrug nach seinen Berechnungen 10,3 Grad. Tyler: „Die intermittierende Exotropie ist im Allgemeinen mit einer guten stereoskopischen Wahrnehmung verbunden, wenn die Augen gerade stehen, ermöglicht aber deren Elimination, wenn die Augenachsen exotrop sind, wobei die Wahrnehmung des abweichenden Auges unterdrückt wird." Hingegen meinen andere Ophthalmologen, dass die Dominanz des führenden Auges beim Blick in den Spiegel eine nur scheinbare Exotropie erklärt. Denn beim Blick in den Spiegel kann man nur ein Auge genau betrachten, das andere sehe das erste Auge dann als exotrop an, so Ahmed F. Sharkachi und David Guyton vom Johns Hopkins University Hospital in Baltimore, Maryland. Der Schielwinkel hänge dabei davon ab, in welchem Abstand zum Spiegel sich der Maler befinde. Soll heißen: Rembrandt und da Vinci hätten demnach wohl doch parallele Augenachsen gehabt.

Was Albrecht Dürer betrifft, so geht Frank Goes davon aus, dass seine Augen ebenfalls meistens parallel positioniert waren. Wahrscheinlich habe er eine normale Tiefenwahrnehmung gehabt.

Literatur

Bogdanici CM et al (2021) The influence of ophthalmological diseases on the vision quality of famous painters. Rom J Ophthalmol 65(4):330–334

Goes FJ (2017) Through the eye of the artist. Selbstverlag

Goes FJ (2019) The enigmatic strabismus of Albrecht Dürer. Strabismus 27(1):35–38

Livingstone MS et al (2011) Stereopsis and artistic talent: poor stereopsis among art students and established artists. Psychol Sci 22(3):336–338

Resch RE, Entacher S (2021) Schielen oder nicht Schielen? – Strabismus divergens intermittens, eine besondere Schielform. Spektrum Augenheilkd 35:25–29

Shakarachi A, Guyton DL (2020) A geometric analysis of eye dominance suggesting that Rembrandt and Leonardo da Vinci had straight eyes after all. JAMA Ophthalmol 138(1):101–102

Tyler CW (2019) Evidence that Leonardo da Vinci had Strabismus. JAMA Ophthalmol 137(1):82–86

Edvard Munch: „Möchte diese Leiden behalten!"

© Der/die Herausgeber bzw. der/die Autor(en), exklusiv lizenziert an Springer-Verlag GmbH, DE, ein Teil von Springer Nature 2025
T. Meißner, *Der prominente Patient*, https://doi.org/10.1007/978-3-662-70111-9_25

Ist Edvard Munch ein Beispiel dafür, dass psychische Leiden die künstlerische Kreativität fördern? Manche Neuropsychologen sind überzeugt: Angst und Leiden waren für Munch Inspirationsquelle und produktiver Treibstoff.

„Der Schrei" – Niemand, der dieses Bild des norwegischen Malers Edvard Munch (1863–1944) einmal betrachtet hat, vergisst seinen Eindruck: Der stark reduziert dargestellte, schemenhaft blasse, haarlose Kopf eines Geschöpfes, unklar, ob Mann oder Frau, die weißen Hände, in Panik an die Ohren gepresst, die geweiteten runden Augen, vor allem aber der aufgerissene ovale Mund mit schwarzen Lippen, mit den dunklen Nasenlöchern ein Dreieck bildend. Die Figur steht auf einer Brücke. Unter ihr fließt ein bedrohlich schwarz-blaues Wasser. Von oben drückt der glutrote Himmel. Alles, bis auf das Brückengeländer, erscheint in unkontrollierter Bewegung; der ganze Körper ist in einer zuckenden Bewegung erstarrt.

Das Gemälde, welches Munch zwischen 1893 und 1910 in vier Versionen sowie als Lithografie geschaffen hat, ist zur ikonischen Darstellung von Schrecken, Angst, Horror und Hilflosigkeit geworden. Die zwei schemenhaft erkennbaren Figuren im Hintergrund können nichts ausrichten gegen die überwältigende Bedrohung, die direkt hinter dem Betrachter aufgetaucht zu sein scheint. Oder ist der Betrachter selbst Gegenstand der unerträglichen Angst dieses seltsam amorphen Wesens?

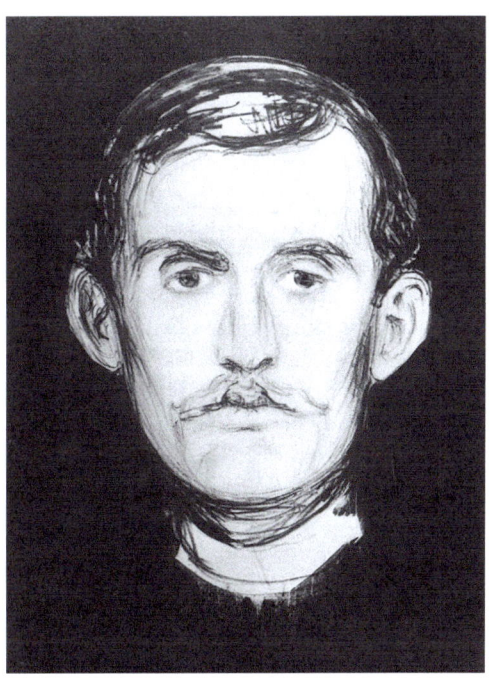

Edvard Munch. (© dpa / picture alliance)

„Meine Probleme sind ein Teil von mir"

Edvard Munch, Wegbereiter des Expressionismus, hat in seinen Werken oft emotionale Reaktionen auf persönliche Lebenserfahrungen wiedergegeben. Er male nicht das, was er sehe, sondern was er gesehen habe, äußerte er einmal: Liebe, Elend, Trauer, Schmerz und Verzweiflung, Eifersucht, Krankheit, Sterben und Tod waren zeitlebens wiederholte Themen seiner Kunst. Seine psychischen Probleme waren ihm dabei bewusst. Er begriff sie als hilfreiches Instrument, sprach davon, sich „am Rande des Wahnsinns" bewegt zu haben. „So wie Leonardo da Vinci die menschliche Anatomie studierte und Leichen sezierte, versuche ich, Seelen zu sezieren." Und weiter: „Meine Probleme sind ein Teil von mir und damit auch Teil meiner Kunst."

Wahrscheinlich handelte es sich bei den „Problemen" um eine bipolare affektive Störung, schreiben die Neuropsychologen Marcelo und Eva Miranda Cabezas sowie Matías Molina Donoso aus Santiago, Chile, in einem Zeitschriftenbeitrag. Biografische Angaben deuten auf eine ausgeprägte affektive Instabilität mit depressiven und manischen Phasen hin, begleitet von psychotischen Symptomen. So ist der Maler zwischen 1905 und 1909 mehrmals wegen Halluzinationen, depressiven Verstimmungen und Suizidalität in Verbindung mit Alkoholismus stationär behandelt worden. Perioden erheblicher funktioneller Beeinträchtigungen wechselten mit Phasen stetiger Aktivität. Zudem sehen die Neuropsychologen Hinweise auf eine Borderline-Persönlichkeitsstörung: mangelnde Impulskontrolle, Verhaltensstörungen, ein anhaltend instabiles Selbstbild.

Immer wieder Selbstporträts

Letzteres kommt zum Beispiel darin zum Ausdruck, dass Munch sich etwa 50-mal selbst porträtierte, später sich auch oft selbst fotografierte. Dies womöglich aus einem Bedürfnis heraus, sich seiner eigenen Existenz zu versichern, sich selbst zu spüren, sich zu bestätigen. Dauerhafte Beziehungen zu anderen Menschen zu pflegen, fiel ihm schwer. Häufige Wutausbrüche und Explosionen waren typisch. Während eines mehrmonatigen Aufenthalts in einer dänischen Klinik war er in Streitereien, Schlägereien und Gewalttaten verwickelt.

Die Entstehung eines Borderline-Syndroms wird durch Erziehung und soziales Milieu beeinflusst, abgesehen von einer genetischen Disposition und familiär gehäuft auftretenden Persönlichkeitseigenschaften. Als prägend für Munch wird immer wieder der Tuberkulose (Tb)-Tod seiner Mutter beschrieben, da war er 5 Jahre alt. Neun Jahre später starb seine Schwester ebenfalls an Tb, sein Bruder starb mit 30. Munch fühlte sich als Kind oft ungerecht behandelt, mutterlos, krank, mit „drohenden Strafen aus der Hölle".

Der Vater, ein Militärarzt, entwickelte nach dem Tod seiner Frau eine fanatische Religiosität. Noch im hohen Alter erinnerte sich Munch an die ausgeprägte Ängstlichkeit seines Vaters, sein nervöses Hin- und Herlaufen im Zimmer, während er betete. „Wenn die Angst ihn nicht beherrschte, konnte er wie ein Kind sein […]. Wenn er uns bestrafte […], konnte er in seiner Gewalttätigkeit fast wahnsinnig werden." Und: „Krankheit und Wahnsinn hielten wie schwarze Schutzengel Wache an meiner Wiege. Sie haben mich mein ganzes Leben begleitet."

Die Rolle des Frontalhirns

Marcelo und Eva Miranda sowie Matías Molina diskutieren am Beispiel Edvard Munchs die umstrittene These von „Genie und Wahnsinn", also die Annahme, dass psychische Störungen die kreativen Fähigkeiten beeinflussen. Sie führen an, dass ungewöhnliche Aktivität im Frontallappen des Gehirns sowohl mit kreativem Denken als auch mit manischer Depression und Schizophrenie assoziiert sei. Nach Auffassung des Neuropsychologen Kenneth Heilman könne eine ungewöhnliche Aktivität im frontalen Kortex für innovative Kombinationen von Informationen verantwortlich sein, die aus den Parietal- und Temporallappen kommen. Umgekehrt könne ein Aktivitätsdefizit im Frontalhirn die Ideenbildung mindern, so Miranda und Molina.

„Phasen der Manie sind oft mit einer erhöhten Inspiration und Produktivität verbunden", argumentieren sie. So war bei Munch das Jahr 1910, nach einer Phase der

Depression, durch erhebliche künstlerische Produktivität geprägt. „Andererseits sind manche manisch-depressiven Künstler in ihren depressiven Phasen produktiver, weil ihre Fähigkeit zur Selbstbeobachtung zunimmt und sie über mehr Einsicht und Sensibilität verfügen." Viele Künstler glaubten, so die Neuropsychologen, dass Chaos, Leiden und extreme emotionale Erfahrungen für ihre künstlerischen Fähigkeiten bedeutsam seien.

„Schiff ohne Ruder"

Munch selbst sagte von sich: „Sie *[seine psychischen Probleme, Anm. d. Verf.]* sind nicht von mir zu unterscheiden, und ihre Behandlung würde meine Kunst zerstören. Ich möchte diese Leiden behalten." Sein Leben ohne Angst und Krankheit wäre wie ein „Schiff ohne Ruder" gewesen. Für Marcelo und Eva Miranda sowie Matías Molina ist Munch damit „das wohl beste Beispiel in der Kunstgeschichte für den Einfluss einer psychischen Störung auf das künstlerische Schaffen."

Die letzten 27 Jahre seines Lebens lebte Munch in selbstgewählter Isolation auf dem riesigen Grundstück einer ehemaligen Gärtnerei im heutigen Osloer Stadtteil Ekely. Nach seinem Tod im Januar 1944 fand man dort mehr als 20.000 Kunstwerke, darunter Zeichnungen, Druckgrafiken, Holzschnitte, Lithografien und Fotografien. Er vermachte sie der Stadt Oslo, die die Werke seit Oktober 2021 auf 13 Etagen im neuen, architektonisch extravaganten Munch-Museum präsentiert.

Literatur

Fusar-Poli L et al (2017) Edvard Munch, 1863–1944. Am J Psychiatry 174(4):317–318

Heilman KM et al (2003) Creative innovation: possible brain mechanisms. Neurocase 9(5):369–379

Miranda M et al (2013) Edvard Munch: enfermedad y geniolidad en el gran artista noruego. Rev méd Chile 141:774–779

Alexej von Jawlensky: Kaum Aussicht auf Besserung

© Der/die Herausgeber bzw. der/die Autor(en), exklusiv lizenziert an Springer-Verlag GmbH, DE, ein Teil von Springer Nature 2025
T. Meißner, *Der prominente Patient*, https://doi.org/10.1007/978-3-662-70111-9_26

Alexej von Jawlensky kämpfte in seinen letzten zehn Lebensjahren gegen eine rasch fortschreitende Polyarthritis. Sie hatte maßgeblichen Einfluss auf seine Kunst.

Er gehört zu den berühmtesten Expressionisten seiner Zeit: Der russisch-deutsche Maler Alexej von Jawlensky (1864 oder 1865–1941). 20 Jahre lang lebte er in Wiesbaden, wo das Kunstmuseum heute mit gut 100 Werken eine der weltweit größten Sammlungen des Künstlers präsentiert.

Gicht, Rheuma oder mysteriöse Bazillen?

Wie andere Maler auch, etwa Auguste Renoir oder Paul Klee (s. "Der prominente Patient", Springer-Verlag 2019), erlitt Jawlensky ein Schicksal, das ihn zunehmend an der Ausübung seiner Kunst hinderte und sie beeinflusste: Im Alter von etwa 64 Jahren begann er an einer rheumatischen Erkrankung zu leiden, einer rasch progredient verlaufenden rheumatoiden Arthritis, die ihn zunehmend bewegungsunfähig und schließlich immobil machte. Trotz starker Schmerzen und zeitlebens prekären finanziellen Lebensverhältnissen versuchte Jawlensky buchstäblich alles, um eine Besserung zu erreichen. Dies vor allem, um weiter malen und noch das ausdrücken zu können, was in ihm war. Die damaligen Behandlungsmöglichkeiten beschränkten sich auf physikalische Maßnahmen, Diäten, Kuren, Schmerzmittel und umfasste aus heutiger Sicht fragwürdige Therapieversuche.

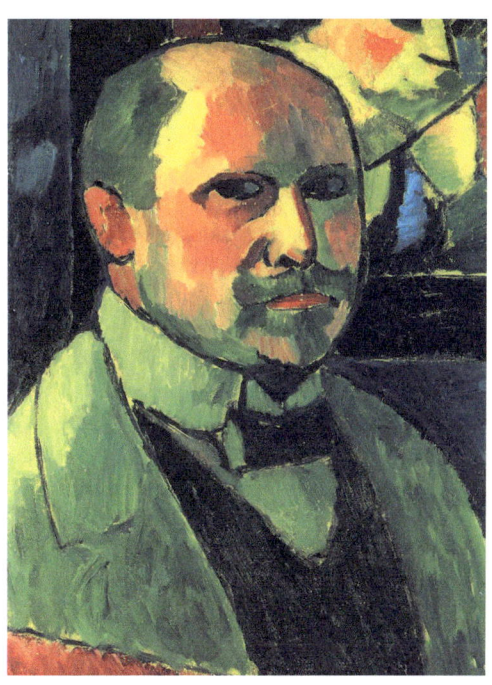

Alexej von Jawlensky. (© gemeinfrei)

Zunächst war unklar, ob Jawlensky an Gicht litt oder unter mysteriösen „Bazillen", die angeblich seine Gelenke vergiftet hatten oder ob es eben doch Rheuma war. Damals stützte sich die Diagnose fast ausschließlich auf klinische Befunde, abgesehen von einfachen Blutparametern, darunter dem Harnsäure-Wert. Ob tägliche Einspritzungen mit Präparaten „geheimen" Inhalts in wechselnde Gelenke, das Ziehen fast sämtlicher Zähne, Röntgenstrahlen, Goldspritzen, Radiumkuren bis hin zu Hömöopathie, Kräutermedizin und Rutengängern – es war die pure Verzweiflung, aber auch eine erstaunliche Zähigkeit, die Jawlensky immer neue Behandlungsmethoden probieren ließ.

Atypische Erstmanifestation

Der emeritierte Rheumatologie-Professor Henning Zeidler aus Hannover hat vor einigen Jahren anhand von Briefen Jawlenskys, dem Tagebuch der Künstlerin Lisa Kümmel (1897–1944) sowie weiteren Dokumenten die Anamnese und den Krankheitsverlauf nachvollzogen, analysiert und bewertet. Demnach berichtete Jawlensky erstmals Ende 1929 darüber, dass er wegen Fußbeschwerden nicht gehen könne. Keiner der acht Ärzte, die er konsultiert habe, wisse, woher diese kämen. Bei der Eröffnung einer gemeinsamen Ausstellung mit Wassily Kandinsky und Lyonel Feininger im September 1929 in Berlin hatte Jawlensky kaum stehen können.

Nach Zeidlers Überzeugung handelte es sich um eine atypische Erstmanifestation der rheumatoiden Arthritis, die innerhalb weniger Jahre alle großen Gelenke beider Beine und Arme sowie weitere erfasste.

Bald kann Jawlensky sich wegen des Befalls der Hände teils nicht mehr rasieren oder anziehen, Briefe lassen sich nur unter Schmerzen schreiben, er kann kaum einen Pinsel halten. Vor allem auch nachts treten die Schmerzen auf.

Bereits 1930 sind die Ärzte einer anthroposophischen Klinik in Stuttgart der Meinung, dass es sich nicht um Gicht handeln könne. Auch während eines Kuraufenthalts in Pistyan (heute Piešťany, Slowakei) findet man keine erhöhten Harnsäure-Werte. Behandelt wird Jawlensky mit vegetarischer Diät, intensiven Schwefel- und Schlammbädern sowie anschließendem 20-minütigem Schwitzen – aus heutiger Sicht ist das bei aktiver rheumatoider Arthritis nicht angezeigt.

Theorien und Behandlungsversuche

Im Sommer 1931 meint ein Frankfurter Arzt, die Beschwerden kämen von einer nicht näher benannten Drüse. Jawlensky erhält von ihm täglich Injektionen mit Spermin, einem natürlich vorkommenden Polyamin, das belebend und bewegungsfördernd wirken soll, so hofft man. Später wird die Erkrankung wieder als außergewöhnliche Form einer Gicht interpretiert. Inzwischen klagt der Künstler zusätzlich über Ohrenschmerzen, was laut Zeidler auf einen Befall der Kiefergelenke hindeutet.

An der Charité in Berlin gelangte man nach Jawlenskys eigenen Angaben 1932 zur Auffassung, die Beschwerden rührten von einem 1919/20 durchgemachten Nesselfieber her, das nun „in die Gelenke gegangen" sei. (Damals war Jawlensky auch wegen eines Lungenleidens und Koliken in Zürich in Behandlung.) Die Ursache liege in der Ernährung. Alle Milchprodukte seien schädlich für ihn. Der Patient erhält tags wie nachts alle vier Stunden Radiophan-Injektionen (Radium und Atophan) sowie Pyramidon (Aminophenazon) oral. „Radiophan sollte unmittelbar nach den Injektionen stark schmerzstillend wirken und durch den Atophananteil die vorübergehend negativen ‚Reaktionen' des Radiums (z. B. Schmerz, Rötung und Schwellung der Gelenke, Temperaturerhöhungen, Abgeschlagenheit, Müdigkeit) mildern", erläutert Zeidler in seiner Analyse. Wieder zuhause ging es Jawlensky danach schlecht, die Schmerzen waren stärker denn je. Später erhielt er Röntgentiefenbestrahlungen sowie Phenacetin/Codein gegen die Schmerzen.

Immer wieder beschreibt Jawlenski in Briefen seine gedrückte Stimmung, Verzweiflung ob der Unbeweglichkeit und Schmerzen sowie Depressionen. Die Jahre sind geprägt von polypragmatischen Behandlungsversuchen, die erfolglos bleiben und viel Geld kosten – Geld das er oft nicht hat und das ihm Freunde und Unterstützer leihen oder schenken. 1937 muss er einen Kuraufenthalt in Bad Wörishofen aus finanziellen Gründen vorzeitig abbrechen.

„Perverser Kunstbolschewist" wird eingebürgert

Hinzu kommen die äußeren Umstände. Erwirbt die Stadt Wiesbaden noch in den Jahren 1929 und 1931 fünf Gemälde Jawlenskys, gehört nach er nach Machtergreifung der Nationalsozialisten zu den „perversen außerdeutschen Kunstbolschewisten" und wird mit Ausstellungsverbot belegt. Gleichwohl erhält er 1934 die deutsche Staatsbürgerschaft (Jawlensky war nach Ende des Ersten Weltkrieges staatenlos). Er besucht mit seiner Frau Helene 1937 die in München eröffnete NS-Propagandaausstellung „Entartete Kunst", wo sich auch einige seiner Werke finden. Danach liegt er mehrere Wochen krank im Bett.

Mitte der 30er-Jahre kann er nur noch malen, indem er den Pinsel mit zwei Händen hält. Bald lässt sich der Kopf kaum noch drehen, womöglich ist nun auch die Halswirbelsäule betroffen. Die Formate werden kleiner. Zeidler bezeichnet die malerische Verarbeitung des Krankseins durch Jawlensky in der seit 1934 entstandenen Serie von mehr als 1000 kleinformativen Meditationen als „besonders eindrucksvolles und anrührendes Beispiel für die kreative Krankheitsbewältigung im Sinne eines gelingenden bedingten Gesundseins".

Die letzten Gemälde entstehen 1937. Danach ist er vollständig auf Hilfe angewiesen und permanent bettlägerig. Im Februar 1939 kommen eine Anämie und schwere Rippenfellentzündung hinzu. 1940 erfolgt noch ein Behandlungsversuch mit Kurzwellenbestrahlung – „meine letzte Hoffnung für irgendeine Besserung". Das Gerät hat er sich selbst gekauft. Ein Erfolg, so Jawlensky, sei kaum zu bemerken. Er hört nun auch schlecht, klagt über schmerzende Augen, sei „abgeschnitten von der ganzen Welt". Am 15. März 1941 stirbt Jawlensky, vermutlich an den Folgen eines Herzinfarkts.

Literatur

Alexej von Jawlensky-Archiv S.A. www.jawlensky.ch
Museum Wiesbaden. https://museum-wiesbaden.de/klassische-moderne
Wikipedia: Alexej von Jawlensky (Zugriff: 19. Dez. 2023)
Zeidler H (2011) Erinnerungen an meine kranken Hände. Z Rheumatol 70:336–357

Alexander Skrjabin: Schmerzhaftes Klavierspiel

© Der/die Herausgeber bzw. der/die Autor(en), exklusiv lizenziert an Springer-Verlag GmbH, DE, ein Teil von Springer Nature 2025
T. Meißner, *Der prominente Patient*, https://doi.org/10.1007/978-3-662-70111-9_27

Der russische Pianist und Komponist Alexander Skrjabin überlastete im Alter von 20 Jahren seine rechte Hand dermaßen, dass dies sein späteres Klavierspiel und seine Kompositionen beeinflusst hat.

Schmerzen des Bewegungsapparats sind ein häufiges Problem professioneller Interpreten klassischer Musik: Überbeanspruchung wegen intensiven Übens, unangemessene Spieltechnik, durch das Instrument bedingte Zwangshaltungen oder Haltungsfehler beim Spiel, Leistungsdruck und psychosoziale Belastungen können dazu beitragen. Bis heute beenden solche Probleme unter Umständen Karrieren – oder lenken sie in eine neue Richtung. Ein historisches Beispiel dafür ist Alexander Nikolajewitsch Skrjabin (1872–1915).

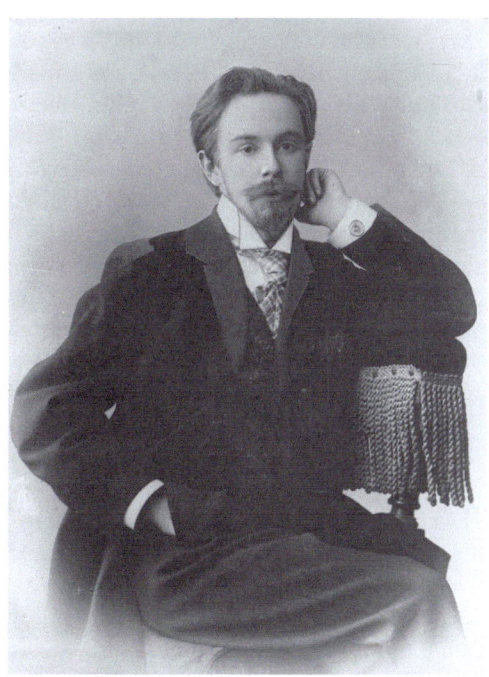

Alexander Skrjabin. (© akg-images / picture alliance)

Konservatorium: konkurrenzbetontes Klima

Bereits im Alter von fünf Jahren hatte Skrjabin, angeleitet von seiner Tante, angefangen Klavier zu spielen. Sein außergewöhnliches musikalisches Talent wurde rasch bemerkt. 1887 nahm ihn das Moskauer Konservatorium als Schüler auf, ohne dass er eine Aufnahmeprüfung absolvieren musste. Das Klima in der Einrichtung sei äußerst konkurrenzbetont gewesen, beschreibt Eckart Altenmüller vom Institut für Musikphysiologie und Musiker-Medizin (immm) in Hannover in einem Buchbeitrag den Ausgangspunkt der Krankengeschichte Skrjabins. Der damalige Leiter der Klavierabteilung in Moskau, Wassili Safonow, schenkte allerdings technischen Aspekten wie Sitzhaltung, Handstellung und Bewegung der Arme große Aufmerksamkeit.

In der letzten Unterrichtsstunde des Schuljahres im Sommer 1891 habe Safonow seinen Schüler Skrjabin aufgefordert, „seinen Ton zu vertiefen". Er solle „in die Tasten sinken und nicht über sie gleiten." Über die Sommerferien übte Skrjabin intensiv die hochvirtuose Opernfantasie von Franz

Liszt „Réminiscences de Don Juan". Dabei litt er offenbar unter Schmerzen sowie einer Schwäche und eingeschränkter motorischer Kontrolle der rechten Hand. Altenmüller weist außerdem darauf hin, dass Skrjabin relativ kleine Hände gehabt haben muss.

Prüfung bestanden, Probleme bleiben

Skrjabin sucht mehrere Ärzte auf. Einer von ihnen diagnostiziert eine Parese, die unheilbar und auf eine rechtsseitige Schlüsselbeinfraktur fünf Jahre zuvor zurückzuführen sei. Beim Begriff „Parese" unterschied man damals noch nicht zwischen Schmerzen und motorischer Schwäche. Jedenfalls prognostiziert der Arzt das Ende der Pianistenkarriere des damals Zwanzigjährigen. Dieser schreibt in seinem Notizbuch von seiner „dunkelsten Stunde" – gibt aber nicht auf.

Skrjabin übt zunächst nur mit der linken Hand weiter. „Er entwickelte einen eigenständigen und virtuosen Stil, der sich in seinen Kompositionen für die linke Hand von 1894 und in vielen der späteren Passagen seiner Klavierkompositionen für die linke Hand widerspiegelt", berichtet der Neurologe und Musiker Altenmüller. Die rechte Hand erholt sich und im Frühjahr 1892 besteht Skrjabin seine Abschlussprüfung mit „Kleiner Goldmedaille" – unter anderem hatte er die Don-Juan-Fantasie gespielt.

In der Folgezeit leidet er immer wieder unter Schmerzen. So muss er eine geplante Konzertreise im Winter 1892/93 absagen. Zudem ist er nicht in der Lage, längere Briefe zu schreiben, entschuldigt sich oft für seine schlechte Handschrift. Schließlich spielt Skrjabin in der Öffentlichkeit nur noch eigene Kompositionen. Auch sein Freund, der Violinist Kolja Avierino, leidet unter Handproblemen, weshalb dieser den berühmten Jean-Martin Charcot in Paris aufsucht. Dieser verordnet Elektrizität und Massage. „Nichts Neues", ärgert sich Skrjabin in einem Brief an seine Freundin und beklagt den Mangel an Spezialisten für die Bedürfnisse von Musikern. Es sollte noch fast ein Jahrhundert dauern, bis dieses medizinische Spezialgebiet aufkam.

Neuer Kompositionsstil

Im Mai 1895 konsultiert Skrjabin den Internisten und Neuropathologen Wilhelm Erb (1840–1921) in Heidelberg. Erb verordnet eine Hydrotherapie am Vierwaldstettersee, eine Reise durch die Schweiz sowie ein Seebad in Italien. Offenbar ging Erb eher von einem neurasthenischen Problem bei Skrjabin aus.

In den folgenden Jahren berichtet Skrjabin in Briefen immer wieder über Schmerzen in der rechten Hand bei Konzerten. Kritiker bemerken, dass die linke Hand stärker zu sein scheint. Altenmüller analysiert Skrjabins erste Sonate (op. 6) von 1892, die im Allgemeinen höhere technische Anforderungen für die linke als für die rechte Hand aufweise. Zwei Jahre später veröffentlicht der Komponist ein Prélude und eine Nocturne (op. 9) nur für die linke Hand. Mit einem völlig neuen Kompositionsstil hat er versucht, allein mit der linken Hand die Illusion eines zweihändigen Spiels zu erschaffen.

Nach Altenmüllers Meinung weisen die Symptome bei Skrjabin auf ein chronisches myofasziales Schmerzsyndrom hin, das auf Überlastung zurückzuführen sei. Zeichen einer Parese wären Wilhelm Erb nicht entgangen, für rheumatische Beschwerden fehlen typische Symptome und auch eine Musikerdystonie mit Verlust der motorischen Kontrolle aufgrund intensiven Übens hält Altenmüller in diesem Fall für unwahrscheinlich: Skrjabin selbst habe darüber nie geklagt. Zudem wäre im Laufe der Zeit eine Verschlechterung der Symptome und auch eine Verschlechterung der Handschrift zu erwarten, weil sich die Symptome einer Dystonie oft auf andere feinmotorische Aktivitäten ausdehnen.

Charakteristisch für ein myofasziales Schmerzsyndrom sind schmerzhafte Triggerpunkte, besonders an den Sehnenansätzen, mangelnde Beweglichkeit, ein erhöhter Muskeltonus sowie Schmerzen beim Spreizen der Finger. Die sich beim Üben am Klavier ständig wiederholenden Bewegungen verursachen nach Altenmüllers Angaben Unterarmschmerzen, Schmerzen in den Händen und Fingergelenken, teils auch in den Oberarmen und Schultern, und zwar zunächst nur beim Spielen des Instruments und nicht bei Alltagstätigkeiten.

Chronisches Schmerzsyndrom

Betroffenen wird heute zu einigen Tagen Ruhe, Wärme- oder Kälteanwendungen und vorsichtigen Dehnungsübungen geraten. Halten die Beschwerden länger als drei Tage an, kommen nichtsteroidale Antirheumatika in Betracht.

„Alexander Skrjabins Schmerzen hielten deutlich länger als drei Monate an, so dass wir davon ausgehen müssen, dass sie chronisch geworden waren", so Altenmüller. Es hatte sich offenbar ein Schmerzgedächtnis ausgebildet, so dass die Symptome vor allem beim Spielen auftraten. In diesen Fällen sei es wichtig, den Patienten ihre Angst und das Bedrohungsgefühl zu nehmen. Sie sollten zunächst mehrmals täglich nicht länger als 10 min üben sowie technisch weniger anspruchsvolle Stücke spielen.

Skrjabin hat damals die Kraft gefunden, sein künstlerisches Potenzial vor allem als Komponist auszuleben. Wie Einspielungen auf dem Welte-Mignon von 1910 zeigen, ist er trotzdem ein hervorragender Pianist geblieben.

Literatur

Altenmüller E (2015) Alexander Scriabin: his chronic right-hand pain and its impact on his piano compositions. Prog Brain Res 216:197–215

Denker, Forscher, Philosophen

Hildegard von Bingen: „Licht in meiner Seele" – 97

Christoph Kolumbus: Liegend nach Amerika – 101

Jeanne d'Arc: Mit Glaube und Schwert – 105

Immanuel Kant: Schrecken der Dunkelheit! – 109

Novalis: Romantisierung des Todes – 113

Hildegard von Bingen: „Licht in meiner Seele"

© Der/die Herausgeber bzw. der/die Autor(en), exklusiv lizenziert an Springer-Verlag GmbH, DE, ein Teil von Springer Nature 2025
T. Meißner, *Der prominente Patient*, https://doi.org/10.1007/978-3-662-70111-9_29

Die Eigenheiten der Nonne Hildegard von Bingen wie auch ihre Visionen können dem Autismus-Spektrum zugeordnet werden. Ihr Eintritt ins Kloster half womöglich, damit zu leben.

Wir wüssten heute wahrscheinlich nichts über die Benediktiner-Nonne Hildegard von Bingen (1098–1179), wenn diese sich nicht im Alter von 43 Jahren entschlossen hätte zu Papier zu bringen, was sie seit der Kindheit begleitete: ihre Visionen. Zu diesem Zeitpunkt lebte sie bereits seit mehr als drei Jahrzehnten in der Abgeschiedenheit der Frauenklause des Benediktinerklosters auf dem Disibodenberg bei Bad Kreuznach. Eine Stimme aus dem Himmel habe ihr zugerufen: „Du hinfälliger Mensch, du Asche, du Fäulnis von Fäulnis, sage und schreibe nieder, was du siehst und hörst."

Hildegard von Bingen. (© Rainer Oettel / dpa-Zentralbild / ZB / picture alliance)

Von Kindheit an

Die Visionen sind in ihrem „Scivias" (Wisse die Wege) dokumentiert. Sie hielten bis ins hohe Alter an. „Doch hat das Licht mich nicht verlassen. Es brennt in meiner Seele, wie ich es von Kindheit an gehabt", schrieb sie nach Vollendung des zweiten Teils ihrer Visionsschrift an Papst Eugen III. Der hatte die Sehergabe Hildegards bestätigt. Damit galt und gilt sie bis heute als Prophetin. Sie wurde zur Weissagerin für Päpste, Kaiser und Bischöfe. Die Menschen pilgerten zu ihr, suchten ihre Hilfe. Sie begründete ein Kloster auf dem Rupertsberg bei Bingen sowie ein Tochterkloster bei Eibingen.

Hildegard selbst bezeichnete sich als Posaune Gottes.

Alles was sie wisse, wisse sie nur durch dessen Eingebungen, hatte sie stets betont und in üblicher Demut auf ihre Ungelehrtheit verwiesen. Dabei muss ihr Latein recht ordentlich gewesen sein, auch wenn sie als Frau kein Theologiestudium genießen durfte. Hildegard-Forscher gehen davon aus, dass sie eine breite Kenntnis philosophischer und medizinischer Schriften gehabt hat, dass sie sowohl antike wie frühmittelalterliche Autoren kannte.

Singer und Sacks: Migräne

Die Visionen oder „Schauen", welche Hildegard in ihren Schriften detailliert geschildert hat (notiert von Sekretären, da ihre lateinische Grammatik nicht ausreichend gewesen sei), sind medizinisch lange als Zeichen einer Migräne interpretiert worden. Dies geht zurück auf den Arzt und Wissenschaftshistoriker Charles Singer (1876–1960), der die beschriebenen Lichterscheinungen und Lichtfiguren erstmals 1913 als Flimmerskotome interpretierte und auf wiederholte Phasen schwerer Krankheit Hildegards verwies. Die These war 1970 von dem bekannten britischen Neurologen und Schriftsteller Oliver Sacks (1933–2015) in seinem Buch „Migraine" aufgegriffen worden. Die die Visionsbeschreibungen illustrierenden Bilder, von denen man nicht weiß, ob Hildegard selbst deren Gestaltung überwacht und korrigierend eingegriffen hat, seien typische Fortifikationen, wie sie Migränepatienten beschreiben würden, meinte Sacks. Er war überzeugt, Hildegard habe die lästigen Migräne-Symptome positiv umgedeutet und sie als „ekstatische Inspiration" genutzt.

Asperger-Syndrom vermutet

Der Migräne-Hypothese hat Patricia Ranft, emeritierte Professorin für Geschichte an der Central Michigan University im Jahre 2013 widersprochen. Sie sieht bei Hildegard eine ganze Reihe Kriterien für Störungen aus dem Autismus-Spektrum erfüllt und argumentiert, dass gerade das klösterliche Leben mit seinen klaren Regeln und Strukturen heilsam für Hildegard gewesen sein muss. Und zwar derart, dass aus einem verschlossenen Mädchen mit gestörten kommunikativen wie sozialen Fähigkeiten, repetitiven Verhaltensmustern, ja offensichtlicher Angst vor ihrer Umwelt eine selbstbewusste Frau wurde, die Klöster gründete, Kaiser Friedrich Barbarossa ermahnte, sich mit Äbten und Erzbischöfen auseinandersetzte und Predigtreisen unternahm.

Bereits in ihrer Familie sei Hildegard isoliert worden, weil ihr Verhalten als nicht normal wahrgenommen worden sei, argumentiert Ranft. Das zarte, kränkliche Kind war bekannt für seine Insichgekehrtheit. Sie sprach wenig, weinte oft, verstummte zeitweise völlig und lag mit unbekannter „Schwäche" auf ihrem Lager. Die Lichterscheinungen oder visuellen Halluzinationen, die sie regelmäßig erlebte, ängstigten sie. Hildegard befragte nach autobiografischen Angaben einmal eine Ordensschwester, ob diese ebenfalls Dinge sah. Das war nicht der Fall. So schwieg sie lieber – jahrzehntelang. Ihre Kommunikationsbarriere habe sich erst mit der schriftlichen Dokumentation ihrer Erlebnisse gelöst, erklärt Ranft. Dazu hatte ihr ein Mönch geraten, dem sie sich anvertraut hatte. Dennoch fiel es Hildegard zunächst sehr schwer darüber zu berichten.

Hyperlexie und Musikalität

Verbale und nonverbale Kommunikationsprobleme, verminderte Emotionalität, Verschlossenheit, kognitive Wahrnehmungsstörungen – all dies passt nach Ranfts Ansicht zum Autismus-Spektrum. Die Tatsache, dass Hildegard religiöse Schriften sehr rasch verstand, dass sie in der Lage war, ohne Anleitung oder Unterweisung zu komponieren, interpretiert Ranft als Vorhandensein einer Hyperlexie, wie sie ebenfalls bei Autismus beschrieben werde. Typischerweise lernten diese Menschen sehr schnell lesen. Etwa 10 % der Autismus-Patienten hätten außergewöhnliche musikalische Fähigkeiten, in der Durchschnittsbevölkerung sei das nur bei 1 % der Fall, argumentiert Ranft.

Hildegard selbst berichtete: „Was immer ich jedoch in dieser Schau gesehen oder erfahren haben mag, behalte ich lange Zeit im Gedächtnis… Ich sehe, höre und weiß es gleichzeitig und lerne gleichsam in einem Augenblick das, was ich weiß. Was ich aber nicht sehe, das weiß ich nicht, weil ich ungebildet bin." Visuelles Lernen und ein sehr gutes

Gedächtnis sind weitere Merkmale mancher Menschen mit Autismus. Ranft zielt mit ihrer Argumentation auf das Asperger-Syndrom.

Heilsame Routine

Die Routine eines Klosters mit seinem strukturierten Tagesablauf, individualisiertem Lehrer-Schüler-Verhältnis, klaren Hierarchien und ausgeprägten auf die kleine Gemeinschaft ausgerichteten Engagement könnten unter diesem Aspekt für Hildegard geradezu ideal gewesen sein. Die Umgebung ist überschaubar, der Tagesablauf vorhersehbar. Das wirkt angstmindernd. Stille, Schweigen und Meditation, das repetitive Beten nach Psalmen – all das käme den Bedürfnissen eines Menschen mit Autismus-Spektrum-Störung durchaus entgegen. Zwischenmenschliche Beziehungen laufen bevorzugt auf intellektueller Ebene ab. Störungen bekannter Abläufe lösen dagegen Agitation und Angst aus. So ist von Hildegard bekannt, dass Ortswechsel selbst in hohem Alter zu erheblicher motorischer Unruhe und Ängstlichkeit führten.

Ranft verweist außerdem auf die ungewöhnliche Tatsache, dass Hildegard eine eigene Sprache erfunden hat, die Lingua ignota mit einem Wortschatz von etwa 900 Begriffen. Dies könnte einerseits interpretiert werden als Zeichen der Isolation, andererseits aber auch die Brücke zu einer elitären Gruppe Gleichgesinnter schlagen oder als Versuch, die Inflexibilität konventioneller Sprachen zu überwinden. Zweifellos hat Hildegard mit dem Alter gelernt, zunehmend effektiver zu kommunizieren. „Die Lingua ignota könnte Teil dieses Lernprozesses gewesen sein", meint Ranft.

Und schließlich fällt nach Meinung der Historikerin auf, dass Hildegard eine Affinität zu Menschen mit Verhaltensstörungen gehabt habe. Bekannt geworden ist unter anderem ihre Heilung einer „vom Teufel besessenen" adligen Frau namens Sigewize. „Meine These mindert in keiner Weise die Leistungen Hildegards", betont Ranft. Ihre Geschichte sei vielmehr ein Beispiel dafür, das ein Mensch, trotz vieler Probleme in Kindheit und Jugend, sein volles Potenzial erreichen könne.

Literatur

Feldmann C (2012) Hildegard von Bingen – Nonne und Genie. Herder

Flasch K (1998) Wenn Hildegard die Stimme hob, hatten die Priester nichts zu lachen. Frankfurter Allgemeine Zeitung vom 14.04.1998, S 42

Kotzur HJ (Hrsg) (1998) Hildegard von Bingen (1098–1179). Philipp von Zabern

Ranft P (2013) Ruminations on Hildegard of Bingen (1098–1179) and autism. J Med Biogr 22(2):107–115

Sacks OW (1970) Migraine. The evolution of a common disorder. University of California Press

Christoph Kolumbus: Liegend nach Amerika

© Der/die Herausgeber bzw. der/die Autor(en), exklusiv lizenziert an Springer-Verlag GmbH, DE, ein Teil von Springer Nature 2025
T. Meißner, *Der prominente Patient*, https://doi.org/10.1007/978-3-662-70111-9_30

Vier Mal segelte Christoph Kolumbus über den Atlantik in die Neue Welt, zunehmend behindert durch heftige Gelenkbeschwerden und zeitweise fast blind. Vermutlich litt er unter einer reaktiven Arthritis.

Als Christoph Kolumbus (1451–1506) Anfang 1493 von seiner ersten Entdeckungsreise in die Neue Welt zurückkehrte, notierte er am 16. Februar in sein Bordbuch, er habe wegen Beschwerden in den Beinen nachts kaum geschlafen. So berichtet es jedenfalls der Historiker und erste christliche Priester auf dem amerikanischen Kontinent, Bartolomé de Las Casas (1484/85–1566), denn die Originalaufzeichnungen sind verschollen. Kolumbus habe seine Beine kaum benutzen können, so de Las Casas. Der Admiral führte dies auf das zwei Tage andauernde stürmische und kalte Wetter zurück, dem Wasser, dem man auf der „Niña" ausgesetzt war (die „Santa Maria" war am 25. Dezember auf Grund gelaufen) sowie der unzureichenden Ernährung.

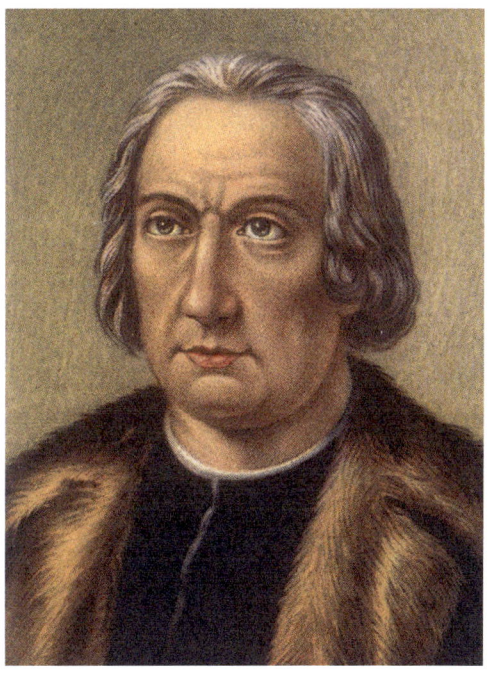

Christoph Kolumbus. (© akg-images / picture alliance)

„Gicht" und Sehstörungen

Die Gelenkbeschwerden in den Beinen, später wohl auch den Armen, traten später immer wieder auf, chronifizierten, wurden schlimmer und waren zum Teil begleitet von hohem Fieber sowie erheblichen Sehstörungen. Kolumbus selbst sprach stets von seiner „Gicht" („gotte", span.: la gota, italien.: la gotta) – ein Wort, das man heute eher als „Arthritis" übersetzen müsse, so der Pathograf und Infektiologe Philip A. Mackowiak, emeritierter Professor an der University of Maryland School of Medicine. Zum Zeitpunkt des ersten Auftretens der Arthritis war Kolumbus 41 Jahre alt – allerdings ist sein Geburtsjahr nach wie vor umstritten, er könnte nach Mackowiaks Angaben auch fast 50 gewesen sein.

Kolumbus erholte sich nie vollständig von der initialen Arthritis-Attacke. Doch die zunehmend körperlich behindernden Beschwerden ließen Kolumbus nicht zögern, noch weitere drei Mal die Reise anzutreten. Und zwar auf Segelschiffen, die heute winzig anmuten und auf denen hygienische Bedingungen und Lebensverhältnisse herrschten, wie sie heute kaum vorstellbar sind, ausgesetzt den unkalkulierbaren Launen der Natur. Las Casas berichtete über der zweiten Reise von September 1493 bis Juni 1496 über die Strapazen der Kolonisten: „Die Männer waren erschöpft von der langen Reise, von der ungewohnten Seefahrt, besonders die Arbeiter, und bauen ist harte körperliche Arbeit." Das Klima war fremd, die regionalen Nahrungsmittel exotisch, die spanische Nahrung rationiert. Selbst die „kräftigsten Bauern" würden krank, fieberten, viele starben. „Der Admiral war krank wie jedermann", schrieb Las Casas, zumal dieser wegen seiner immensen Aufgaben, gerade in puncto Navigation, viel zu wenig geschlafen habe.

Schließlich wurde Kolumbus so krank, dass er seine Bordbuch-Eintragungen nicht weiterführen konnte. Zeitzeugen berichten über hohes Fieber und Benommenheit, darüber, dass er nicht mehr sehen konnte und auch andere Sinnesfunktionen gestört gewesen seien. Die Erforschung der Karibischen Inseln wurde daher abgebrochen. Fünf Monate brauchte Kolumbus, um sich zu erholen. Ob es sich bei dieser schweren Erkrankung wieder um seine Arthritis gehandelt hat, sei nicht mehr zu ermitteln, berichtet der Pathograf Leonard J. Hoenig von der University of Miami School of Medicine.

Dritte und vierte Reise

Sechs Jahre nach der ersten Attacke und während seiner dritten Reise kam es erneut zu starken Schmerzen in den Beinen sowie einem über vier Tage andauernden hohen Fieber, begleitet von entzündlichen und blutigen Augenveränderungen, die ihn erneut fast blind machten. Während der vierten Reise (1502–1504) war Kolumbus körperlich bereits so behindert, dass er sich, um das Schiff zu befehligen und zu navigieren, eine kleine Hütte auf das Poopdeck seines Flaggschiffs bauen ließ, um seine Immobilität zu kompensieren. Der damals mitreisende 13-jährige Sohn Kolumbus', Fernando, beschrieb den ungeheuren Willen, der seinen Vater auszeichnete, mit folgender Anekdote: Das Schiff war 1503 seeuntüchtig geworden und die Mannschaft auf Jamaika gestrandet. Es sollte ein Jahr dauern, bis die Schiffbrüchigen gerettet wurden. Nach einem halben Jahr versuchten einige Seeleute zu meutern. „Obwohl der Admiral wegen seiner Gicht gelähmt im Bett lag, dass er kaum stehen konnte, stand er nichtsdestoweniger auf, humpelte auf die Meuterer zu…" Einige seiner Getreuen, die befürchteten, der Admiral würde erschlagen werden, konnten ihn nur mit Mühe zurück auf sein Lager zwingen. Mit seiner Autorität schaffte er es dennoch, den Aufruhr im Zaum zu halten.

Befehle vom Bett aus

Die Rückreise ab Juni 1504 absolvierte Kolumbus offenbar fast ausschließlich liegend. Erneut kam das Schiff in einen schweren Sturm, der Hauptmast zerbarst in Stücke. Kolumbus leitete von seinem Lager die Reparaturarbeiten: aus der Rahrute wurde nach seinen Anweisungen ein Notmast gebaut, so dass die Reise fortgesetzt werden konnte.

In seinen letzten Lebensjahren war Kolumbus offenbar stark gehbehindert, die letzten Monate seines Lebens komplett bettlägerig, konnte zunächst aber noch Briefe schreiben. Doch die Krankheit erreichte schließlich auch seine Hände mit so starken Schmerzen, dass er nicht mehr in der Lage war zu schreiben. Es gibt keinerlei überlieferte Angaben darüber, ob und gegebenenfalls wie Kolumbus behandelt worden ist. Zwar hätte er auf dem spanischen Festland Zugang zu den besten Ärzten seiner Zeit gehabt, doch hätte diese im kaum substantiell helfen können.

Infrage kommende Erreger

Denn die Pathografen sind sich heute weitgehend einig, dass es sich bei Kolumbus höchstwahrscheinlich um eine reaktive Arthritis, früher als Reiter-Syndrom bezeichnet, gehandelt hat. Welche Gelenke genau betroffen waren, ist unbekannt. Dennoch schließen Experten eine Gicht oder eine rheumatiode Arthritis aus, zumindest, wenn man einen Zusammenhang zwischen den Gelenk- und Augenbeschwerden sowie den Fieberattacken annimmt. Für die auslösende Infektion kommen Enterobakterien, Erreger von Harnwegsinfekten oder auch zum Beispiel durch Vögel übertragene Atemwegskeime infrage. Mackowiak spekuliert, dass durch von Papageien übertragene Chlamydien akut febrile, Influenza-ähnliche Erkrankungen ausgelöst worden sein könnten, die selten auch in eine reaktive Arthritis münden. Möglich sei weiterhin eine Brucellose, übertragen durch lebende Ziegen, wie sie zu Kolumbus' Zeiten als Fleischvorrat auf Schiffsreisen mitgenommen worden sind. Brucellen lösen außer der Arthritis unter Umständen auch eine chronische Sakroiliitis und Spondylitis aus. Da die meisten Patienten mit chronischer reaktiver Arthritis HLA-B27-positiv sind, könnte dies auch beim Kolumbus der Fall gewesen sein.

Reaktive Arthritis

Reaktive Arthritiden gehören zum Formenkreis der Spondyloarthritiden. Betroffen sind vor allem junge Erwachsene zwischen 30 und 40 Jahren. Tage bis Wochen nach einer womöglich symptomlosen Infektion, vor allem des Darms oder der Harnwege, treten Gelenkschmerzen auf, die bei einem Drittel der Patienten innerhalb eines halben Jahres selbstlimitierend sind, häufig aber chronifizieren. Die typische Trias Urethritis, Arthritis und Uveitis wurde früher als Reiter-Syndrom bezeichnet. Begünstigt wird das Geschehen durch genetische Veranlagung, die eine inadäquate immunologische Reaktion auf die Infektion bedingt: Die Keime (Enterobakterien, Harnwegs- oder Atemwegserreger) gelangen über Blut und Lymphwege in die Gelenke und lösen bevorzugt an den unteren Extremitäten asymmetrische Mon- oder Oligoarthritiden aus. Bei bis zu 50 % der Patienten sind aber auch die oberen Extremitäten betroffen, zum Beispiel mit „Wurstfingern", also Daktylitiden.

In den Gelenken sind keine Keime nachweisbar, möglicherweise können aber Chlamydien im Gelenk überlebensfähig sein. 60–80 % der Patienten sind HLA-B27-positiv. Dies ist mit einem vergleichsweise schweren und chronischen Verlauf sowie verstärkt axialem Befall assoziiert. Behandelt wird bevorzugt mit nichtsteroidalen Antirheumatika und parenteral mit Kortikosteroiden, Antibiotika spielen eine untergeordnete Rolle und gelten nur als sinnvoll bei Chlamydia-trachomatis-Infektion.

Literatur

Hoenig LJ (1992) The arthritis of Christoph Columbus. Arch Intern Med 152:274–277

Mackowiak PA (2007) Post mortem. American College of Physicians, Philadelphia, S 151–171

Rihl M (2016) Update zur reaktiven Arthritis. Z Rheumatol 75:869–877

Schöffel D (2017) Reaktive Arthritis: Pathogenese – Diagnose – Therapie. Orthopädie Rheuma 20:28–32

Jeanne d'Arc: Mit Glaube und Schwert

© Der/die Herausgeber bzw. der/die Autor(en), exklusiv lizenziert an Springer-Verlag GmbH, DE, ein Teil von Springer Nature 2025
T. Meißner, *Der prominente Patient*, https://doi.org/10.1007/978-3-662-70111-9_31

Visionen religiösen Inhalts veranlassten Jeanne d'Arc, den französischen König aufzusuchen, um Frankreich zu retten. Bis heute wird sie verehrt. Papst Benedikt XV. sprach sie heilig. Woher kamen ihre Eingebungen?

Der 8. Mai wird in der französischen Stadt Orléans an der Loire als Tag der Befreiung gefeiert, der Befreiung von den Engländern. Und das hat etwas zu tun mit einer jungen Frau, die mit 19 Jahren auf dem Scheiterhaufen verbrannte, die ein Vierteljahrhundert später von König Karl VII. rehabilitiert sowie im Jahre 1920 von Papst Benedikt XV. heiliggesprochen wurde: Jeanne d'Arc (ca. 1412–1431), zu deutsch bekannt als Johanna von Orléans, sie selbst nannte sich „la Pucelle" – die Jungfrau. Heute wird sie als Schutzpatronin von Frankreich sowie der Städte Orléans und Rouen, dem Ort ihrer Hinrichtung, verehrt.

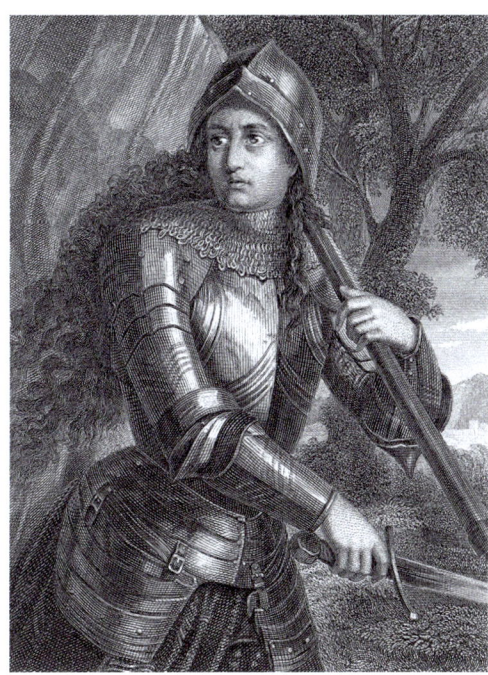

Jeanne d'Arc. (© Heinz-Dieter Falkenstein / imageBROKER / picture alliance)

Heilige oder Hexe?

Ab ihrem 13. Lebensjahr erlebte Jeanne d'Arc Halluzinationen religiösen Inhalts, die einige Pathografen im Sinne einer psychischen Störung interpretiert haben, andere als Symptome einer Epilepsie ansehen. Selbstredend gibt es keinerlei medizinische Evidenz, die die Thesen zu den Hintergründen der Erscheinungen, die Jeanne als real erlebt hat, stützen würden. Doch ebenso wie bei anderen Persönlichkeiten der Zeitgeschichte ist es interessant zu analysieren, wie Phänomene, die wir heute als Ausdruck einer Krankheit definieren, die Sichtweise Betroffener sowie ihrer Umgebung auf die Welt erheblich verändert, wie sie ihr Handeln, ja die Geschichte beeinflusst haben. Dass der Glaube Berge versetzen kann, zeigt das Schicksal der aus einer Bauernfamilie stammenden Jeanne d'Arc allemal. In ihrem Falle führte dieser Glaube eine Wende des Hundertjährigen Krieges herbei mit Wirkungen auf das Nationalbewusstsein von Franzosen und Engländern bis heute.

Männer glauben und folgen ihr

Sie muss eine sehr überzeugende Persönlichkeit gewesen sein: Mit kaum 17 Jahren (1429) brachte sie den Stadtkommandanten der Festung Vaucouleurs dazu, ihr eine Eskorte für die fast 500 km lange Reise nach Chinon zu König Karl VII. (1403–1461) mitzugeben. Diesen überzeugte sie davon, dass Gott selbst sie beauftragt habe, Frankreich zu retten. Nach dreiwöchiger Prüfung ihrer Glaubwürdigkeit wurde eine Rüstung für sie angefertigt, eine militärische Truppe zusammengestellt, darunter der Ritter Étienne des Vignolles, wegen seiner Gewalttätigkeit La Hire (der Zornige) genannt, und der Heerführer Gilles de Rais, ein grausamer Mann, der als Serienmörder in die Geschichte eingegangen ist und dessen Leben als Vorlage für das Märchen vom Ritter Blaubart diente.

Jeanne wurde während der Kämpfe um Orléans von einem Pfeil getroffen, blieb trotzdem weiter bei der Truppe, steigerte damit deren Kampfesmut und es gelang, die belagerte Stadt zu befreien und die englischen Truppen in den folgenden Wochen südlich der Loire zu vertreiben (der Krieg sollte noch bis 1453 dauern). Was den Franzosen als göttliches Zeichen galt, war für die Engländer Beweis genug dafür, dass die junge Frau mit dem Teufel im Bunde stehe – dies sollte später ihr Schicksal besiegeln.

Stereotyper Ablauf der Halluzinationen

Aus den überlieferten Akten der Inquisitionsprozesse geht hervor, dass sie Stimmen der Heiligen Katharina von Alexandrien, des Erzengels Michael und der Heiligen Margareta von Antiochia vernommen habe, die sie gedrängt hätten, Frankreich zu retten. Visuell nahm sie helle Lichter, auch Gesichter war, die sie voneinander unterscheiden konnte. Getriggert wurden die Halluzinationen unter Umständen von Geräuschen wie dem Läuten von Glocken. Die Halluzinationen hielten offenbar nur kurz, maximal für Minuten an und liefen stereotyp ab. Sie kamen mehrmals wöchentlich oder gar täglich vor, sowohl tagsüber oder sie wachte davon nachts auf. Es werden keinerlei Begleitsymptome oder anormale Bewegungen beschrieben.

Die Annahme einer Schizophrenie als Ursache der Halluzinationen passe nicht, erklären Nicolas Nicastro und Fabienne Picard, Neurologen am Universitätsspital Genf. Die Halluzinationen seien vorwiegend positiver Natur gewesen, Schizophrenie-Patienten hingegen beschreiben eher Stimmen „im Kopf", die bevorzugt als bedrohlich wahrgenommen werden. Jeanne d'Arc sei zudem als organisierte und freundliche Persönlichkeit charakterisiert worden. Dies, die kurze Dauer und die Frequenz der Episoden, sowie ihr normales Verhalten zwischen den Anfällen sprächen eher für eine seltene Form der Epilepsie, die von Betroffenen als bewusstseinserweiternd und mit intensiven positiven Emotionen wahrgenommen werde, so Nicastro und Picard. Die Neurologen weisen auf ähnliche Phänomene etwa bei Fjodor Dostojewski hin, der Auren mit Empfindungen intensiven Glücks erlebte (s. a. „Der prominente Patient", Springer-Verlag 2019).

Die vermutliche Diagnose

Glücksgefühle hat Jeanne allerdings nicht beschrieben. Die Genfer Ärzte stimmen mit anderen Kollegen darin überein, dass es sich um eine vererbte Temporallappenepilepsie mit auditorischen Symptomen gehandelt haben könnte (ADPEAF – autosomal dominant partial epilepsy with auditory features) oder um die idiopathische Form IPEAF. Für letzteres spreche der Beginn im 13. Lebensjahr, die Frequenz sowie die offenbar negative Familienanamnese. Auditorische Halluzinationen bei Epilepsie würden zudem als von extern kommend wahrgenommen, und zwar kontralateral zum epileptischen Fokus. Jeanne d'Arc nahm die Stimmen von rechts kommend war, was für eine links lokalisierte Temporallappen-Epilepsie spräche. Die Kombination mit visuellen Halluzinationen ist häufig, im Unterschied zu Patienten mit Psychosen.

Klinische Experimente mit elektrischer Stimulation haben ergeben, dass Patienten solche Halluzinationen in einen Kontext zu persönlichen Erlebnissen stellen. Ein kultureller oder religiöser Kontext, ausgelöst zum Beispiel durch entsprechende Erziehung, kann also modulierend wirken. Mentale Phänomene, so die Psychiaterin Barbara Schildkrout von der Havard University in Cambridge, Massachusetts, seien stets Ausdruck des intellektuellen Repertoires, der Persönlichkeit und des kulturellen Umfelds.

Suche nach Haaren

Der italienische Epilepsie-Spezialist Guiseppe d'Orsi aus Foggia, der 2006 als erster die Hypothese einer IPEAF bei Jeanne d'Arc formuliert hatte, wies darauf hin, dass die französische Nationalheldin manche Briefe mit Wachs, ihrem Fingerabdruck und einem Haar versiegelt habe. Diese Briefe und vor allem ein Haar zu finden, ergäbe die Möglichkeit einer genetischen Untersuchung. Man sei noch auf der Suche.

Literatur

D'Orsi G (2016) The „voices" of Joan of Arc and epilepsy with auditory features. Epilepsy Behav 61:281

D'Orsi G, Tinuper P (2006) „I heard voices…": from semiology, a historical review, and a new hypothesis on the presumed epilepsy of Joan of Arc. Epilepsy Behav 9(1):152–157

Nicastro N, Picard F (2016) Joan of Arc: sanctity, witchcraft or epilepsy? Epilepsy Behav 57(Pt B):247–250

Schildkrout B (2017) Joan of arc – hearing voices. Am J Psychiatry 174(12):1153–1154

Immanuel Kant: Schrecken der Dunkelheit!

© Der/die Herausgeber bzw. der/die Autor(en), exklusiv lizenziert an Springer-Verlag GmbH, DE, ein Teil von Springer Nature 2025
T. Meißner, *Der prominente Patient*, https://doi.org/10.1007/978-3-662-70111-9_32

Immanuel Kant litt in seinen letzten Lebensjahren unter fluktuierenden Kognitionstörungen, schweren Albträumen und visuellen Halluzinationen. Vermutlich handelte es sich um eine Lewy-Körper-Demenz.

Im Tokioter Tetsugakudō-Park gibt es eine „Halle der Vier Weisen". Sie ist nur zweimal jährlich für die Allgemeinheit geöffnet, nämlich zur Zeit der Kirschblüte und wenn die Universität Tokio ihre „Philosophische Feier" veranstaltet. Die dort verehrten „Vier Weisen" sind: Buddha, Konfuzius, Sokrates und – Immanuel Kant (1724–1804).

Kant gilt als einer der brillantesten Geister des 18. Jahrhunderts, ein Mann, der Generationen von Denkern und Wissenschaftlern weltweit beeinflusst hat.

Königsberg kaum verlassen

Aus pathografischer Sicht ist sein Leben aus mehreren Gründen interessant: wegen seiner eigentümlichen Persönlichkeit, wegen seiner chronischen Kopfschmerzen und weil er in seinen letzten Lebensjahren deutliche Anzeichen einer Demenz aufwies.

Die Beschreibungen des absolut regelmäßigen Tagesablaufs des Königsberger Professors für Logik und Metaphysik, der alles seiner Arbeit untergeordnet habe, sind legendär, aber womöglich etwas überzeichnet. Kant soll, zumindest in jungen Jahren, ein guter Karten- und Billardspieler, und auch in reifem Alter ein unterhaltsamer und humorvoller Erzähler gewesen sein. Ruhe und Gleichmäßigkeit waren ihm jedoch wichtig.

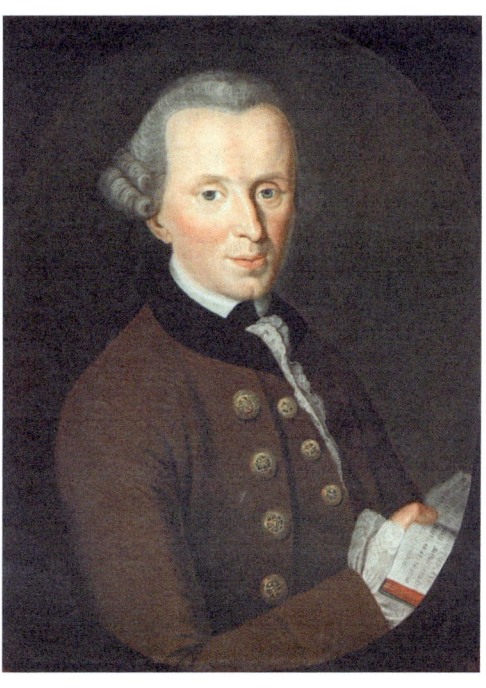

Immanuel Kant. (© akg-images / picture alliance)

Zeit seines Lebens entfernte er sich kaum aus Königsberg, Rufe an die Universitäten Erlangen oder Jena lehnte er ab, noch bevor er im Alter von 46 Jahren endlich die lang angestrebte Professur an der Königsberger Universität erhielt.

Aufstehen um 5 Uhr, Morgenspaziergang auf immer derselben Route mit sorgfältig gezählten Schritten, Vorlesungen zwischen 7 und 10 Uhr, dann Arbeit an seinen Schriften. Genau 13 Uhr aß er zu Mittag, gerne mit geladenen Gästen, aber minutiös im Ablauf. Danach Lesen und Arbeit an seinen Schriften, Bettruhe um 22 Uhr. Ordnung und Stabilität wünschte sich der Philosoph auch für die Wohnung: Die Diener waren gehalten, jegliches Umgruppieren von Möbelstücken zu unterlassen. „Jede Abweichung von diesen Mustern löste bei ihm heftige Reaktionen aus", so Olivier Guard aus Dijon und François Boller aus Paris in einer 2005 publizierten Analyse dazu, inwiefern bei Kant eine Persönlichkeitsstörung vorgelegen haben könnte. Die Neurologen sahen jedoch auf Grundlage der bekannten Fakten nicht die Kriterien einer Zwangsstörung erfüllt.

Migräne und Zeichen der Demenz

Etwa mit Beginn des fünften Lebensjahrzehnts litt der, abgesehen von Obstipationensbeschwerden und seiner Hypochondrie, meist recht gesunde Kant unter einer Migräne mit Aura, die sich dann in seinen 70ern noch verstärkte, und zwar in Koinzidenz mit einer zunehmenden Demenz. Die Migräneattacken gingen mit Flimmerskotomen einher, es sind eine Episode einer Diplopie beschrieben sowie zwei Episoden einer vollständigen Erblindung – die allerdings auch transiente ischämische Ischämien gewesen sein könnten.

Wann erste Zeichen einer Demenz offenbar wurden, ist – wie meist – schwer zu sagen. Manche Autoren meinen, diskrete kognitive Störungen bereits im Alter um 50 Jahre ausmachen zu können, andere erst ab dem 70. Lebensjahr. „Seine letzten Vorlesungen gab er 1796 im Alter von 72 Jahren", berichten Guard und Boller.

Fallneigung und Albträume

Marcelo Miranda aus Santiago de Chile und Kollegen machen außerdem auf ein sich verstärkendes Schlafbedürfnis Kants aufmerksam, das dessen Sekretär und Freund Ehregott Andreas Wasianski (1755–1831) beschrieben hat. Demnach schlief Kant regelmäßig morgens wieder ein, fiel von der Couch und war danach nicht in der Lage, selbstständig wieder aufzustehen. Einmal nickte er beim Lesen im Kerzenlicht ein, seine Schlafmütze fing Feuer und beinahe hätte er schwere Brandverletzungen davongetragen. Ab 1803 begann Kant an schweren Albträumen zu leiden, die ihn erheblich ängstigten. Die Inhalte dieser Träume wurden immer dramatischer, handelten etwa von Mördern, die sich dem Bett des Schlafenden näherten. Beim Erwachen verkannte der Philosoph einmal seinen Diener, der ihm helfen wollte. Wenn dann im Laufes des Tages die Sprache auf solche Träume kam, witzelte Kant darüber, hielt das für eine Nervenschwäche. „Jetzt keine Kapitulation vor den Schrecken der Dunkelheit", schrieb er in sein Tagebuch.

Miranda und Koautoren vermuten eine REM (rapid eye movement)-Schlaf-Verhaltensstörung (RBD – REM behavior disorder). Dabei geht die physiologische Muskelatonie während des REM-Schlafs verloren. Die Träume werden motorisch teils aggressiv ausagiert. Das Durchschnittsalter für das Auftreten einer RBD wird zwischen der fünften und sechsten Lebensdekade angegeben, überwiegend sind Männer betroffen.

Weiterhin berichtete Wasianski über den Verlust des Geruchssinns in den letzten Lebensjahren Kants sowie über dessen Fallneigung. Ständig stürze er, nicht nur beim Laufen, sondern auch beim Stillstehen. Spaziergänge waren nun nicht mehr möglich. Die Instabilität war schließlich dermaßen ausgeprägt, dass er ab Herbst 1803 nicht mehr in der Lage war, aufrecht zu sitzen.

Veränderungen der Handschrift

Ausgeprägte Verwirrung, besonders nach dem Schlaf, wechselte zunächst mit hellwachen Momenten. Hinzu kamen visuelle Halluzinationen. Miranda und Kollegen haben außerdem das Schriftbild Kants vor Ausbruch der Krankheit sowie in den letzten Manuskripten („Opus postumum") miteinander verglichen und eine ungeordnete Handschrift mit räumlichen Anomalien festgestellt.

All dies spricht nach übereinstimmender Auffassung der Neurologen dem Bild einer Lewy-Körper-Demenz, vor allem, was die fluktuierende Kognition, die visuelle Halluzinationen und die vermutliche RBD angeht. Solche Riech- und Schlafstörungen sind frühe Zeichen einer α-Synukleinopathie. α-Synuklein ist ein präsynaptisch vorkommendes neuronales Protein, das an der Neurotransmitterfreisetzung beteiligt ist, vor allem auch von Dopamin. Intrazelluläre Ablagerungen des Proteins (Lewy-Körperchen) sind mit neurodegenerativen Erkrankungen wie Morbus Parkinson, Lewy-Körper-Demenz und Multisystematrophie assoziiert.

Eine Demenz vom Alzheimer-Typ halten sowohl Guard und Boller als auch Miranda und Kollegen für unwahrscheinlich, vor allem weil Symptome wie Aphasie oder ausgeprägte Apraxie fehlten. Eine vaskuläre Demenz wäre angesichts des hohen Alters, das Kant erreicht hat (knapp 80 Jahre) zwar plausibel. Allerdings sind bei ihm keine systemischen Manifestationen einer Gefäßkrankheit bekannt.

Literatur

Fellin R, Blè A (1997) The disease of Immanuel Kant. Lancet 350:1771–1773

Guard O, Boller F (2005) Immanuel Kant: Evolution from a Personality ‚Disorder' to a Dementia. In: Bogousslavsky J, Boller F (eds): Neurological disorders in Famous Artists. Front Neurol Neurosci 19:76–84

Miranda M et al (2010) Did Immanuel Kant have dementia with Lewy bodies and REM behavior disorder? Sleep Med 11:586–588

Oertel WH et al (2014) REM-Schlaf-Verhaltensstörung als prodromales Stadium von α-Synukleinopathien. Nervenarzt 85:19–25

Novalis: Romantisierung des Todes

© Der/die Herausgeber bzw. der/die Autor(en), exklusiv lizenziert an Springer-Verlag GmbH, DE, ein Teil von Springer Nature 2025
T. Meißner, *Der prominente Patient*, https://doi.org/10.1007/978-3-662-70111-9_33

Der Dichter und Philosoph Novalis starb im Alter von knapp 29 Jahren. Was die Nachwelt bis heute vor allem beschäftigt, ist sein Umgang mit dem Tod seiner großen Liebe, Sophie. Er wünschte ihr zu folgen und tat es schließlich ungewollt.

Die „weiße Pest" tötete im 19. Jahrhundert einen von fünf Menschen in Europa. Die Tuberkulose ließ die infizierten Menschen langsam verdorren, dahinschwinden, zehrte sie im wörtlichen Sinne aus. Daher rühren die alten Begriffe „Schwindsucht", „Lungendärre" oder „Dörre". Alte, Junge, Kinder – jeden konnte es treffen. Die schicksalhafte Konfrontation mit der Schwindsucht und dem Tod spiegelte sich vielfach in der Kunst wider, sei es in Romanen wie der „Kameliendame" (Alexandre Dumas) oder „Anna Karenina" (Leo Tolstoi), sei es in Opern wie „La traviata" (Guiseppe Verdi) oder „La Boheme" (Giacomo Puccini). Als Begründer der romantischen Idealisierung dieser Krankheit gilt Georg Phillipp Friedrich von Hardenberg (1772–1801), der sich als Dichter und Philosoph Novalis nannte.

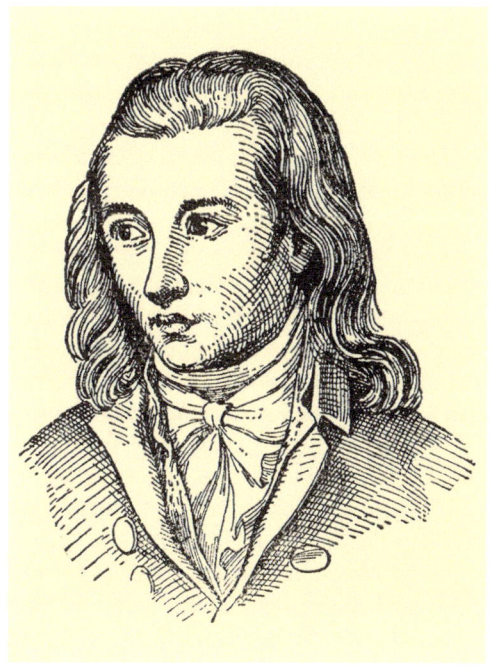

Novalis. (© Heritage-Images / The Print Collector / picture alliance)

Nebensachen und Fragmente

Das klangvolle Pseudonym „Novalis" umgebe bis heute der „Schimmer des Überweltlichen", schreibt Gerhard Schulz in seiner Biografie, ein Schimmer, der fast den Blick auf das tatsächliche Leben Friedrich von Hardenbergs verdeckt. Denn er war keinesfalls ein „lebensfern-verweichlichter Dichterjüngling", so Ulrich Taschow im Vorwort einer Neuauflage der „Nachlese aus den Quellen des Familienarchivs" von Sophie von Hardenberg, einer Nichte Novalis'. Friedrich von Hardenberg hatte in Jena Jura studiert, wo er unter anderem Friedrich Schiller begegnet war, in Leipzig befasste er sich außerdem mit Mathematik und Philosophie. Er war Bergbauingenieur, Mineraloge und Salineassessor. Hardenberg sollte im sächsischen Staatsdienst Amtshauptmann im Kreise Thüringen werden, wozu es dann nicht mehr gekommen ist. Die Schriftstellerei bezeichnete er selbst als „Nebensache", seine philosophischen Gedanken und dichterischen Versuche als „Fragmente".

Sehnsucht nach der toten Geliebten

Die Gründe für die Mystifizierung der Person Hardenbergs respektive Novalis seien nicht nur bei der schwärmerischen Nachwelt zu suchen, meint Schulz. Es sind unter anderem Novalis' „Hymnen an die Nacht", die dem Vorschub geleistet haben. Der Textzyklus idealisiert die Vereinigung eines Liebenden mit seiner toten Geliebten. Das eigene Sterben, die Todessehnsucht, ja das Todesstreben rücken die Wiedervereinigung in den Bereich des Möglichen.

Die tote Geliebte ist die noch nicht dreizehnjährige Sophie von Kühn, in die sich Hardenberg verliebt und später mit ihr verlobt hat. Als Sophie im März 1797 im Alter von 14 Jahren infolge eines vermutlich tuberkulös bedingten subphrenischen Abszesses stirbt, ist Hardenberg am Boden zerstört. Er beschließt ihr nachzusterben, wie er in seinen Tagebüchern festgehalten hat. Demnach hat er sogar mit einem der behandelnden Ärzte Sophies ein „ernsthaftes Gespräch über den Selbstmord" geführt: „Der Arzt sprach mit mir heute über die Schwierigkeit der Untersuchung, ob jemand an Pflanzengiften gestorben sei."

„Hardenberg behandelt […] Tod und Leben als Optionen in einer Weise, wie man heute vielleicht mit Urlaubszielen umgeht", schreibt Schulz in seiner Biografie und weist zugleich darauf hin, dass der Tod als Teil des Lebens damals viel selbstverständlicher war als heute. Der Schmerz der Hinterbliebenen ist deswegen nicht geringer. Nur einen Monat nach Sophie verstirbt Novalis' geliebter Bruder Erasmus, ebenfalls an Tuberkulose.

Das Privileg, als Erster zu gehen

Dies verdeutlicht die grausame Schicksalhaftigkeit von Krankheiten in der damaligen Zeit. Es ist wohl nicht zuletzt unser im 21. Jahrhundert problematisches Verhältnis zu Tod und Sterben, das Novalis' kurzes Leben und sein Werk bis heute interessant und anziehend macht. Überleben galt und gilt Hinterbliebenen nicht unbedingt als Vorzug: „Weit schlimmer, als selber zu sterben, ist es, den Sarg des geliebten Menschen im offenen Grab verschwinden […] zu sehen", schrieb 2013 der deutsche Philosoph und Literaturwissenschaftler Ludger Lütkehaus (1943–2019) in seiner Betrachtung der „versöhnlichsten aller romantischen Liebesgeschichten" in der „Neuen Zürcher Zeitung". Am meisten gelte dies für liebende Menschen, so Lütkehaus: „Der Tod ist die Trennung der Liebenden. Ihre heillose Frage, wer das Privileg hat, als Erster zu gehen, wird immer zuungunsten der Überlebenden beantwortet." Weiterleben zu müssen, das ist quälend: „Sie ist gestorben – so sterbe ich auch – die Welt ist öde – leer", schrieb Novalis.

Doch es gelingt ihm, seine Trauer zu überwinden. Ende 1798 verlobt er sich mit Julie von Charpentier und ist wieder voller Pläne.

„Völlig außer Thätigkeit gesezt"

Allerdings ist er längst selbst tuberkulosekrank. Kein Wunder: Er hatte sich mit anderen Studenten in Jena bei der Pflege des Tb-kranken Schiller abgewechselt. Dessen Arzt Johann Christian Stark war auch Sophies Behandler, er und zwei weitere Ärzte hatten Sophie zwei Mal an der Leber operiert und waren wahrscheinlich ebenfalls infiziert. Desgleichen Novalis' Bruder Erasmus.

Novalis bekannte bereits im September 1797 in einem Brief an Friedrich Schlegel, dass er sich sehr krank fühle, im Sommer 1798 suchte er im böhmischen Badeort Teplitz Erholung. Insgesamt äußerte er sich in Briefen wenig zu seinem körperlichen Befinden. Am Neujahrstag 1801 schrieb er aus Dresden, von wo aus er seine Anstellung als Amtsmann betrieb, an den Dichter und Herausgeber Ludwig Tieck, eine „langwierige Kranckheit des Unterleibes und der Brust" habe ihn „völlig außer Thätigkeit gesezt." An Arbeit sei nicht zu denken und der Winter lege seiner Genesung „große Schwierigkeiten in den Weg."

Fünf Tage in der Kutsche

Gleichwohl hofft er auf Besserung, die Anstellung als Amtshauptmann in Thüringen war bereits sicher. Die Behandlung besteht vor allem in Bewegung an der frischen Luft, regelmäßigem Reiten und dem Trinken von Eselsmilch, die als besonders wirksam gegen „Brustschwäche" galt. Hardenberg befolgt all dies gewissenhaft. Verwandte und Freunde bemerken jedoch, wie er immer schwächer wird. Das Blutspucken will nicht enden. Die Familie beschließt, Hardenberg nach Hause nach Weißenfels zu holen – von Dresden aus sind das etwa 220 km über Landstraßen. Es ist Januar, es ist kalt, es sind fünf Tagesetappen in unbeheizten Kutschen. Die Strapazen für den Kranken müssen groß gewesen sein. Zurück in Weißenfels, bittet er Freunde, ihn noch einmal zu besuchen. Trotzdem er kaum in der Lage ist zu sprechen, sei er „von einer unbeschreiblichen Heiterkeit", berichtet Friedrich Schlegel. Carl von Hardenberg erklärt später, sein Bruder habe gerade in den letzten Lebenstagen an baldige Genesung geglaubt: „…dann sollt ihr erst erfahren, was Poesie ist, ich habe herrliche Gedichte und Lieder im Kopfe."

Nach einer ruhigen Nacht schläft er in den Mittagsstunden des 25. März 1801 ein und wacht nicht mehr auf. Mehr als drei Wochen später stirbt seine Schwester Caroline von Rechenberg, im November des gleichen Jahres die Schwester Sidonie von Hardenberg. Zehn ihrer elf Kinder mussten Novalis' Eltern in ihrem Leben zu Grabe tragen.

Literatur

Sameiro Barroso DM (2019) Insights on the history of tuberculosis: Novalis and the romantic idealization. Antrop Port 36:7–25

Lütkehaus L (2013) Novalis folgt der Geliebten in den Tod. Neue Zürcher Zeitung 22. Nov. 2013 (online)

Schulz G (2011) Novalis. Leben und Werk Friedrich von Hardenbergs. C.H. Beck

Von Hardenberg S (2018) Friedrich von Hardenberg, genannt Novalis. Eine Nachlese aus Quellen des Familienarchivs, 6. Aufl. Avox

Politiker, Soldaten, Potentaten

George Washington: Die falschen Zähne des Präsidenten – 119

Friedrich Ebert: Unerwarteter Tod mit 54 Jahren – 123

Winston Churchill: Blut, Schweiß und Tränen – 127

George VI.: König? Bloß nicht! – 131

Ludwig II.: Zwischen Exzentrizität und Wahnsinn – 135

Albert von Sachsen-Coburg und Gotha: Die üblen Dünste von Windsor – 139

Horatio Nelson: Von Sieg zu Sieg trotz Augenleiden – 143

Maximilien de Robespierre: Müder Revolutionär mit blutiger Nase – 147

Mary Tudor: Terror, Tod und keine Nachkommen – 151

Ludwig XIV.: Ein hoher Preis für Süßes – 155

William Henry Harrison: Präsident für einen Monat – 159

Dschingis Khan: Opfer des Schwarzen Todes – 163

François Mitterrand: Das Geheimnis des Präsidenten – 167

Georg III.: Nicht plausibler Porphyrie-Mythos – 171

Maria Theresia: Zwanzig Jahre meistens schwanger – 175

George Washington: Die falschen Zähne des Präsidenten

© Der/die Herausgeber bzw. der/die Autor(en), exklusiv lizenziert an Springer-Verlag GmbH, DE, ein Teil von Springer Nature 2025
T. Meißner, *Der prominente Patient*, https://doi.org/10.1007/978-3-662-70111-9_35

George Washingtons Zähne waren nicht aus Holz, wie der nordamerikanische Volksmund kundtut. Sie stammten von Eseln, Kühen, Nilpferden – und womöglich von afroamerikanischen Sklaven.

Als George Washington (1732–1799) am 30. April 1789 in der New Yorker Federal Hall zum ersten Präsidenten der Vereinigten Staaten von Amerika vereidigt wurde, enthielt sein Mund nur noch einen einzigen eigenen Zahn. Die Inaugurationsrede – seit jener Zeit Teil des Rituals der Amtseinführung – musste der 57-Jährige mit einer am brennenden und geschwollenen Zahnfleisch reibenden, schlechtsitzenden Zahnprothese halten.

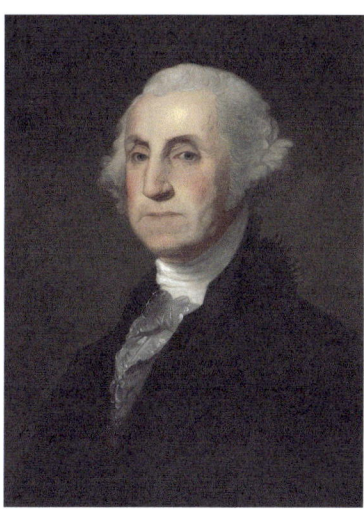

George Washington. (© Gilbert Stuart/AP Photo/picture alliance)

Lücken, Löcher, Kraterlandschaften

Washington litt während seines gesamten Erwachsenenlebens an seiner katastrophalen Zahngesundheit. Ein Porträt aus dem Jahre 1776, gemalt von Charles Willson Peale, offenbart eine Narbe an der linken Wange. Es wird angenommen, dass sie die Folge eines Zahnabszesses war. Die Haushaltsbücher verzeichnen häufige Ausgaben für Zahnärzte, Zahnbürsten, Schaber oder Feilen für die Prothesen, Medikamente gegen Zahnschmerzen und Reinigungslösungen.

Nun waren schlechte Zähne keineswegs ungewöhnlich zu dieser Zeit. Mit geöffnetem Mund zu lächeln galt in gehobenen Kreisen als unschicklich und einfältig – in Wirklichkeit gab es hinter den auf Porträts stets geschlossenen Lippen oft nichts Schönes zu entdecken. Die unausgewogene, bei Wohlhabenden auch zuckerreiche Ernährung (das „weiße Gold" war teuer), die schlechte Zahnhygiene und unzureichende Behandlungsmöglichkeiten bei Infektionen hinterließen früher oder später Lücken, Löcher oder faulig riechende Kraterlandschaften. Schließlich war der Zusammenhang zwischen einem lückenhaften Gebiss und den Spätfolgen der Syphilis und der damit verbundenen Quecksilberkuren bekannt – ein Grund mehr für Angehörige gehobener Stände, alles zu tun, um ein schadhaftes Gebiss zu verbergen.

Pro Jahr ein Zahn weniger

Als junger Mann hatte Washington regelmäßig Zahnschmerzen und Zahnfleischinfektionen. Von seinem 24. Lebensjahr an verlor er im Durchschnitt einen Zahn pro Jahr, obwohl er sich um eine gute Zahnhygiene mühte. Der erste Zahnarzt, der für Washington Teilprothesen aus Elfenbein fertigte und mit Drähten an den verbliebenen Zähnen befestigte, war John Baker. Viele weitere sollten folgen. In den 1780er-Jahren freundete sich Washington mit dem französischen Zahnarzt Jean-Pierre Le Mayeur an. Le Mayeur war oft Gast auf Washingtons Landsitz Mount Vernon in Virginia. Welche zahnärztlichen Dienste Le Mayeur seinem Freund leistete, ist nicht überliefert. In Zeitungen warb er damit, „natürliche", also menschliche Zähne, anstatt von falschen zu transplantieren. Die Methode ging auf den britischen Chirurgen John Hunter (1728–1793) zurück. Dazu war es üblich, arme Zahnspender anzuwerben und ihnen gegen ein Honorar die gesunden Frontzähne zu ziehen. Diese sollten dann möglichst rasch dem Empfänger eingepflanzt werden, um erfolgreich anzuwachsen. Natürlich passierte es dabei auch, dass Infektionen vom Spender auf den Empfänger übertragen wurden.

Versandhandel mit Prothesen

Ob Le Mayeur bei Washington solche Zahntransplantationen versucht hat, ist unbekannt. In New York bot der Zahnarzt Spendern jedenfalls zwei Guineas pro gesundem Frontzahn – Sklaven bekamen weniger. Die Haushaltsbücher Washingtons verzeichnen im Mai 1784 den Kauf von 9 Zähnen von „Negern" für 122 Schillinge, das sind etwas mehr als 6 Pfund Sterling. Ob es sich dabei um Washingtons eigene Sklaven handelte, denen Le Mayeur die Zähne für ihren Herren für einen vergleichsweise sehr günstigen Preis abgekauft hatte (9 Zähne á 2 Guineas hätten einen Preis von fast 19 Pfund ergeben) und ob diese Zähne tatsächlich für George Washington selbst gedacht waren, wird kontrovers diskutiert.

Es ist aus heutiger Sicht wenig verwunderlich, dass alle Prothesen, die Washington im Laufe seines Lebens trug, Beschwerden verursachten. Sie veränderten auch seine Gesichtszüge in unvorteilhafter Weise.

John Greenwood (1760–1819) sollte später als der „Zahnarzt des Präsidenten" berühmt werden. Er betrieb in New York eine Art Versandhandel mit Gebissprothesen. Dazu ließ es sich die Wachsabdrücke der Zahnlücken zuschicken, fertigte ein Zahnimitat und verschickte dieses an den Auftraggeber. Greenwood war es gelungen, aus dem Zahnbein von Nilpferden, mit Golddrähten, Metallfedern sowie Messingschrauben ein Gebiss in damals völlig neuer Qualität zu produzieren. Ein von Greenwood hergestellter Unterkiefer für Washington befindet sich heute im Besitz der New York Academy of Medicine. Darin erkennbar ist das Loch, dass den noch verbliebenen linken vorderen Molaren Washingtons umfasste, sowie die eingravierte Inschrift „Under jaw. This was Great Washinton's teeth by J. Greenwood. First one made by J. Greenwood 1789".

Häufig Reparaturen nötig

Doch auch diese handwerklichen Meisterwerke seien unangenehm im Mund und würden die Lippen vorwölben, beklagte sich Washington in Briefen. Teilweise versuchte er selbst seine Prothesen zu bearbeiten oder zu verbessern. Freilich lockerten sich die Zähne bei Gebrauch, häufig waren Reparaturen nötig. Immerhin durfte Greenwood, nachdem auch der letzte Zahn gezogen werden musste, diesen behalten. Er trug ihn später an einer Uhrenkette bei sich.

Im Laufe seines Lebens hat Washington mindestens acht Prothesen getragen. Allein im Jahr 1789, als er zum Präsidenten der Vereinigten Staaten wurde, hatte ihm Greenwood vier komplette Prothesen gefertigt. Die einzige vollständig erhaltene Ober-/Unterkieferprothese Washingtons aus den Jahren 1790–1799 ist auf Mount Vernon, das heute ein Museum ist, zu besichtigen. Die Basis bildet ein Bleigerüst. Die daran befestigten Zähne stammen von Kühen, Pferden, aber auch Menschen. Durch die Zähne sind transversal Löcher gebohrt worden, so dass ein Draht hindurchgeführt werden und die halbrunde Kieferform nachgeahmt werden kann. Ober- und Unterkieferprothese sind mit einer Feder verbunden, so dass bei Öffnung des Mundes die Prothese aufklappt, ansonsten sollte die Federspannung für einen festen Sitz sorgen. Es muss schwer gewesen sein, damit zu reden oder zu essen. Dennoch luden Washington und seine Frau regelmäßig donnerstags ausgewählte Gäste wie Kongressabgeordnete mit ihren Frauen oder enge Freunde zu reichhaltigen Abendessen ein.

Portwein verdirbt den Glanz

Woher die Legende stammt, Washingtons Zähne seien aus Holz gefertigt gewesen, können Historiker nicht mehr nachvollziehen. Tatsache ist, dass sich das verwendete Elfenbein rasch verfärbte und die Zähne fleckig wurden. Als Washington Greenwood eine Prothese zur Reparatur zuschickte, schuldigte dieser den häufig genossenen Portwein an, den „ganzen Glanz" zu verderben. Um dem entgegenzuwirken, wurde ein großer Reinigungsaufwand betrieben, etwa mit Hilfe von Kiefern- oder Zedernholzspänen, mit Wachs, Kreidepulver oder mit dem Einweichen in Fleischbrühe.

Der französische Mathematiker und Philosoph Blaise Pascal soll zu Kleopatras Nase gesagt haben: „Wäre sie kürzer gewesen, sähe die Welt völlig anders aus." Der amerikanische Historiker Michael Beschloss äußerte über Washington, „ein Mund voll strahlend weißer Zähne" hätte den ersten Präsidenten der USA vielleicht noch erfolgreicher gemacht. Schaut man sich die Zahnreihen aktueller US-Präsidenten und Präsidentschaftskandidaten an, scheint dies dort heute tatsächlich ein für den politischen Erfolg bedeutsamer Faktor zu sein. Uns verdeutlichen Washingtons über vier Lebensjahrzehnte anhaltenden Zahn- und Kieferprobleme, was es bedeutet hat, in Zeiten vor der modernen Zahnheilkunde zu leben.

Literatur

Beschloss M (2014) George Washinton's Weakness: His Teeth. New York Times. https://www.nytimes.com/2014/04/29/upshot/george-washingtons-weakness-his-teeth.html (Erstellt: 28.04.)

Butler (2014) George Washington's Thursday Suppers. https://www.history.com/news/george-washingtons-thursday-suppers (Erstellt: 06.02.)

Gehred K (2016) Did George Washington's false teeth come from his slaves? The Washington Papers (University of Virginia). http://gwpapers.virginia.edu/george-washingtons-false-teeth-come-slaves-look-evidence-responses-evidence-limitations-history/ (Erstellt: 19.10.)

George Washington's Mount Vernon. www.mountvernon.org

Tedeschi B (2017) How George Washinton's teeth – from animals and maybe slaves – became an American legend. Statnews. https://www.statnews.com/2017/07/03/george-washington-teeth/ (Erstellt: 03.07.)

Friedrich Ebert: Unerwarteter Tod mit 54 Jahren

© Der/die Herausgeber bzw. der/die Autor(en), exklusiv lizenziert an Springer-Verlag GmbH, DE, ein Teil von Springer Nature 2025
T. Meißner, *Der prominente Patient*, https://doi.org/10.1007/978-3-662-70111-9_36

Aufgrund der ungewöhnlich hohen Lage des Wurmfortsatzes bei Friedrich Ebert (1871–1925) wurde seine perforierte Appendizitis erst spät diagnostiziert. Selbst ein berühmter Berliner Chirurg konnte ihm nicht mehr helfen.

Vom Sattlerlehrling zum Politiker nationalen Ranges, vom unbekannten Funktionär der Bremer Sozialdemokraten zum Arbeiterführer und schließlich 1919 zum ersten frei von der Deutschen Nationalversammlung in Weimar gewählten Reichspräsidenten einer föderalen deutschen Republik: Friedrich Ebert, geboren im Jahr der Gründung des Deutschen Reiches 1871, war eine historische Ausnahmeerscheinung. Als Ebert am 23. Februar 1925 akut erkrankte, ahnte niemand, dass der nur 54-Jährige wenige Tage später tot sein würde.

Enorme Belastungen

In den sechs Jahren seiner Präsidentschaft hat er neun Reichskanzler erlebt und ein Dutzend Kabinette. „Die durchschnittliche Haltbarkeitsdauer einer Reichsregierung betrug gerade einmal sechs Monate", schreibt Walter Mühlhausen in seiner Ebert-Biografie. Die physischen und psychischen Belastungen jener Jahre waren für Ebert, der im Ersten Weltkrieg zwei seiner Söhne verloren hatte, enorm. Kurz vor Weihnachten 1924 befand das Amtsgericht Magdeburg den Reichspräsidenten formal des Landesverrats für schuldig, weil er sich im Januar 1918 in eine Streikkommission hatte wählen lassen.

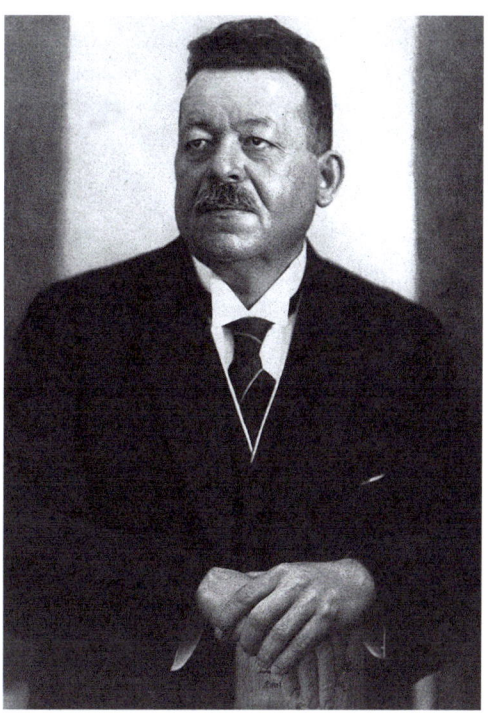

Friedrich Ebert. (© ullstein bild – ullstein bild / picture alliance)

Dieser auf den Hass demokratiefeindlicher Kräfte zurückzuführende Prozess, den Ebert selbst wegen Verleumdung angestrengt hatte, mag indirekt zur dramatischen Verschlechterung seines Gesundheitszustandes beigetragen haben. Die unmittelbare Todesursache aber war eine Peritonitis mit nachfolgendem paralytischem Ileus. Auch eine Chirurgie-Ikone wie August Bier (1861–1949) vermochte Ebert nicht zu retten.

Gallensteine und Blinddarmreizung

Zunächst verzögerte sich die Diagnose einer Appendizitis: Bereits seit Jahren litt Ebert an Gallensteinkoliken und Magengeschwüren. Zu Pfingsten 1924 war bei ihm während eines Erholungsaufenthalts in Mergentheim außer einer erneuten Gallensteinkolik erstmals eine „Blinddarmreizung" diagnostiziert worden, die, wie üblicherweise auch seine Koliken, mit einer Morphiuminjektion behandelt worden war. Über ein halbes Jahr lang hatte sein Hausarzt Arnold Freudenberg seinen Patienten nicht gesehen, als Ebert ihn am 2. Februar 1925 zu sich rief. Bereits seit Weihnachten fühle er sich unwohl – das Urteil im Landesverratsprozess war am 23. Dezember gesprochen worden. „Schonen hätte er sich nicht können, nunmehr aber ‚könne er nicht mehr weiter'", berichtete Freudenthal später in einem in der Deutschen Medizinischen Wochenschrift veröffentlichten Bulletin zum Tode des Reichspräsidenten. „Er klagte über Mattigkeit, Abgeschlagenheit, Appetitlosigkeit, Husten und Luftbeklemmung." Der Leib sei aber „weich, überall eindrückbar, nirgends druckempfindlich" gewesen. Fieber bestand nicht. Die Therapie bestand aus „vorsichtiger Diät" und „geringen Mengen Digalen" (Digitalis-Präparat). Interessant ist die Erwähnung des Hausarztes, dass der Reichspräsident in Bezug auf seine medikamentösen Verordnungen und der empfohlenen Arbeits- und Bettruhe „diesmal folgsam" gewesen sei – ein dezenter Hinweis auf die sonst wahrscheinlich mangelnde Therapieadhärenz des Patienten.

Zwischenzeitlich ging es Ebert wieder besser, hatte dann aber am frühen Abend des 23. Februar plötzlich heftige Leibschmerzen. „In der Blinddarmgegend ausgesprochener Druckschmerz, geringe Muskelspannung, keine Dämpfung", notierte Freudenthal. Zwei Stunden später war die Symptomatik weiter verschlechtert, bei axilär gemessenen 37 °C Körpertemperatur. Freudenthal rief den Charité-Professor August Bier zu Hilfe. Der Chirurg schlug die sofortige Operation vor.

Operation um Mitternacht

Der Eingriff fand allerdings nicht in der Charité statt, sondern im damaligen Westsanatorium im Stadtteil Charlottenburg, einer Art Privatklinik der Charité-Chefärzte (Joachimsthaler Straße 20). Dort gelangte der Patient um 23.40 Uhr an, Punkt Mitternacht begann Bier mit der Operation per Wechselschnitt im rechten Unterbauch.

„Bei Eröffnung der Bauchhöhle floß eine reichliche Menge eitrig-getrübten, geruchlosen Exsudates ab und quollen sehr stark geblähte und stark gerötete Dünndarmschlingen vor", so der Bericht Biers. Der mit dem Peritoneum verklebte Wurmfortsatz war wegen seiner „abnorm hohen Lage", der Adipositas des Patienten sowie des stark geblähten Dünndarms von dem erfahrenen Operateur nur mit großer Mühe und nach Erweiterung des Bauchschnitts darzustellen und abzusetzen. Er erwies sich als 9,6 cm lang und breit perforiert. Die Bauchhöhle sei dann „sehr leicht" von Exsudat zu reinigen gewesen, das kleine Becken war frei von Flüssigkeit. „Die Wunde wurde über dem immer wieder vorquellenden Dünndarm locker genäht."

Die folgenden 24 Stunden war der Patient stabil, bei Bewusstsein und hatte normale Körpertemperaturen. Dann machte die Magen-Darmlähmung zunehmend Probleme. Ebert erhielt heiße Umschläge und Wärme per „Lichtbügel" (Lichtkasten mit Glühlampen) oder mit Wärmflaschen, um die Peristaltik anzuregen, schließlich auch intravenöse Injektionen mit Neohormonal und dem Hypophysenpräparat Pituglandol sowie subkutane Infusionen physiologischer Kochsalzlösung. Doch der Patient geriet immer tiefer in den Schock mit Herzfrequenzen bis 150/Minute, Bewusstseinseintrübung und Unruhe. Es wurden Magenspülungen, Wasser- und Glyzerinklistiere vorgenommen. Um Ebert Erleichterung zu verschaffen, punktierte Bier mehrfach eine in der offenen Wunde liegende Dünndarmschlinge, um Gase und Darminhalt abzuleiten. All das hatte allenfalls kurzzeitig etwas Erfolg. Eine chirurgische Revision kam für Bier offenbar nicht in Betracht. Schließlich eröffnete er die Darmschlinge mit einem Schnitt: „Es ließ sich auch durch tiefes Einführen eines Gummirohres und durch Druck auf den Bauch nicht mehr Darminhalt herausbefördern", berichtet Bier. Ebert starb in den Morgenstunden des 28. Februar 1925.

Ergebnisse der Autopsie

Die Epikrise des Berliner Pathologen Otto Lubarsch, der eine Teilautopsie (Abdomen) vorgenommen hatte, lautete: „Die akute brandige und durchbrechende Entzündung des Wurmfortsatzes ist nur eine Teilerscheinung einer herdförmigen, etwas älteren nekrotisierenden Entzündung der Dünndarmschleimhaut, die wahrscheinlich im Anschluß an eine frische Infektion der Magengeschwüre entstand." Der Tod sei – trotz nicht fortschreitender Bauchfellentzündung – auf die Darm- und Magenlähmung zurückzuführen. Deren Ursache müsse außer in der Peritonitis auch in älteren Schleimhautveränderungen des Magens und des Dünndarms liegen. „Ungünstig wirken mußte auch die starke Fettleibigkeit und die starke Schlagaderverkalkung, sowie die bedeutende Vermehrung der Diplostreptokokken, die zu einer erheblichen Zerstörung der roten Blutkörperchen führte." Und: „Bemerkenswert ist, dass hier die bekannte Trias: chronische Gallenblasenentzündung mit Steinen, chronische Magengeschwüre und Wurmfortsatzentzündung, bestand."

Literatur

Freudenthal A, Bier A, Lubarsch O (1925) Bericht über Krankheit, Operation und Tod des Reichspräsidenten Ebert. Dtsch Med Wochenschr 51(11):448–450

Mühlhausen W (2018) Friedrich Ebert, 1. Aufl. J.H.W. Dietz Nachf., Bonn

Winterhager F (1991) Der Tod des Reichspräsidenten Friedrich Ebert (1925). Würzburger Medizinhistorische Mitteilungen 9:105–113

Winston Churchill: Blut, Schweiß und Tränen

© Der/die Herausgeber bzw. der/die Autor(en), exklusiv lizenziert an Springer-Verlag GmbH, DE, ein Teil von Springer Nature 2025
T. Meißner, *Der prominente Patient*, https://doi.org/10.1007/978-3-662-70111-9_37

Der ruhelose Winston Churchill hatte einen Ruf als Draufgänger und „the world's worst patient." Ein Leben lang flirtete er mit Gefahr und Tod – und wurde 90 Jahre alt.

Die Narbe direkt über der Glabellafalte ist auf Porträtbildern aus den Jahren als Kriegspremier oft gut zu erkennen: ein teils verschmitzt lächelnd, mal entschlossen oder nachdenklich dreinschauender Sir Winston Churchill (1874–1965), ab und an mit Zigarre im Mund, oft mit zum Victory-Zeichen erhobener Hand. Ein Premierminister, Mitte 60, der unermüdlich dabei ist, eine Allianz gegen Nazideutschland zu schmieden. Die Narbe – Folge eines Verkehrsunfalls – symbolisiert in vieler Hinsicht Churchills Charakter und seinen (Über-) Lebenswillen.

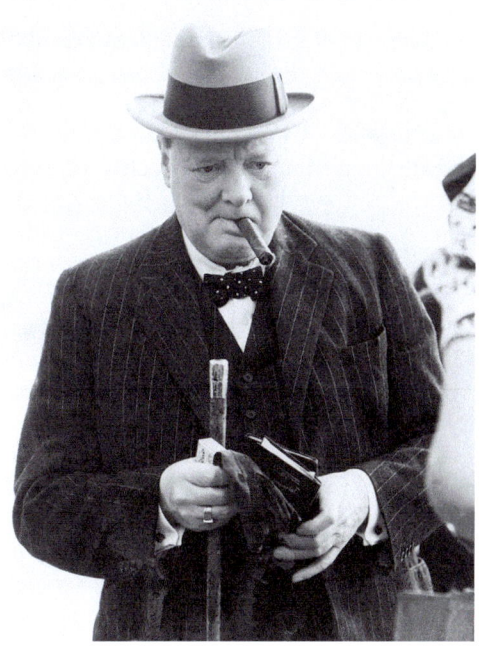

Winston Churchill. (© AP Photo / picture alliance)

Neun Leben in 90 Jahren

„Wäre Churchill eine Katze gewesen, er hätte seine neun Leben während seiner neun Lebensdekaden aufgebraucht – oder auch deutlich früher", schreibt der britische Arzt Wyn Beasly in seinem Buch „The Supreme Survivor" – ein Titel, der sich sowohl auf die gesundheitliche Odyssee des Staatsmannes münzen lässt als auch auf sein politisches Leben. Sechs Wochen vor dem Geburtstermin geboren, was damals nur die Hälfte der Frühgeborenen überlebte, überstand er Unfälle, Kriege und körperliche Angriffe. Weder scheute Churchill (Selbstbeschreibung: „risk taker") davor zurück, mit 77 Jahren noch einmal in den politischen Ring zu steigen, um Anfang der 1950er-Jahre ein zweites Mal britischer Premierminister zu werden, noch hielten den Literaturnobelpreisträger mit über 80 Jahren Schlaganfälle, Wirbelkörper- oder Schenkelhalsfrakturen davon ab, durch die Welt zu reisen, interessante Menschen zu treffen oder seinem Hobby als Maler zu frönen.

Von Kindheit an überstand er unzählige Male Ereignisse, die fatal hätten enden können. Im Alter von etwa zehn Jahren trug er zum Beispiel bei einer Auseinandersetzung mit einem anderen Jungen eine Messerstichverletzung davon. Wenig später erkrankte er lebensbedrohlich an einer Pneumonie. Antibiotika gab es noch nicht. Mit 18 fiel er von einem Baum neun Meter auf harten Grund, blieb drei Tage lang bewusstlos und musste danach zwei Monate lang Bettruhe halten. Weil das Röntgen noch nicht erfunden war, wurde die Femurfraktur erst 70 Jahre später im Zusammenhang mit seiner Hüftfraktur diagnostiziert.

Attacken und Bruchlandung

Im Jahre 1909 griff ihn auf dem Bahnhof in Bristol eine Frauenrechtlerin mit einer Peitsche an und versuchte, ihn auf die Gleise zu schubsen – Churchills Frau Clementine konnte ihren Mann gerade noch am Mantel packen und zurück auf den Bahnsteig ziehen. Während des Ersten Weltkriegs meldete er sich freiwillig zur Armee, nachdem er als Marineminister hatte zurücktreten müssen, vor allem wegen der verlorenen Schlacht von Gallipoli mit hunderttausenden Toten und Verletzten. Er diente zunächst in Flandern. Später kommandierte er in Frankreich für einige Zeit das 6. Bataillon der Royal Scots Fusiliers. „Er flirtete mit dem Tod wie jedermann, der an vorderster Front diente", schreibt Beasley. Später kehrte Churchill ins Kriegsministerium zurück. Der Versuch, selbst ein Flugzeug zu fliegen, endete am 18. Juli 1919 mit einer Bruchlandung. Sein Fluglehrer war kurz bewusstlos, Churchill selbst trug nur Prellungen und blaue Flecken davon. Obwohl er einen Krieg später auf seiner Uniform die Zeichen eines Ehren-Air Commodore der Royal Air Force trug – er hatte seine Lektion gelernt und sollte nie die Fluglizenz erwerben.

Gangränöse Appendizitis

„Ich habe nicht nur meinen Appendix verloren, sondern auch mein Büro als Minister", ist einer der legendären Aussprüche Churchills. Er geht zurück auf den Oktober 1922, als der Politiker sich wegen einer vermeintlichen Gastroenteritis zunehmend unwohl fühlte. Dann musste er sich einer Appendektomie unterziehen. Die Mortalität dieser Operation lag damals, je nach Zeitpunkt des Eingriffs, bei bis zu 33 %. Intraoperativ erwies sich sein Appendix als gangränös und bereits perforiert. Die Resektion beschrieb der Chirurg Sir Crisp English als schwierig, unter anderem wahrscheinlich wegen der mangelhaften Muskelrelaxation unter Ethylether-Narkose – je mehr man davon auf die Schimmelbusch-Maske tropfte, desto mehr postoperatives Erbrechen war zu erwarten, die weniger tief die Ether-Narkose, desto größer die Probleme für den Chirurgen. Antibiotika gab es noch immer nicht, die Wundinfektionsrate nach perforierten Appendizitiden war hoch. Und so bestand die übliche postoperative Therapie, abgesehen von der Drainage, in einer mehrwöchigen Bettruhe und mehrmonatigen (!) Erhohlungsphase.

Nicht so bei Churchill. Schließlich war Wahlkampf! Und er wollte unbedingt seinen Sitz im Parlament als Abgeordneter der Liberalen und einen Posten als Minister behalten. Trotz 18 cm langer Narbe am rechten Unterbauch hielt Churchill drei Wochen postoperativ, am 11. November 1922, eine Wahlkampfrede in Dundee vor tausenden, ihm mehrheitlich feindlich gesinnten Zuhörern. „Ich war nicht imstande zu stehen, meine Wunde war noch nicht ganz verheilt", berichtete er in seinen Memoiren. „Ich fühlte mich hoffnungslos schwach und krank." Deshalb sprach er im Sitzen.

Es ist ein Verhaltensmuster, wie es sich später regelmäßig wiederholen sollte: Mit purer Willenskraft zwang Churchill seinem Körper immer wieder Höchstleistungen ab. Diesmal ohne Erfolg, er unterlag in seinem Wahlkreis Dundee deutlich. Gut für seine Gesundheit, denn nun blieb Zeit für die Rekonvaleszenz in London und Südfrankreich.

Immer weiter – trotz Angina pectoris

Entgegen aller Erwartungen war seine politische Karriere damit nicht zu Ende. Ganz im Gegenteil! Doch auch während seiner ersten Amtsperiode als Premierminister im Zweiten Weltkrieg hatte er immer wieder mit teils schweren Pneumonien zu kämpfen. Diese konnten nun inzwischen mit Sulfonamiden behandelt werden. Aber Ruhe und Schonung bei Krankheit waren Churchills Sache nicht. Die behandelnden Ärzte konnten das Arbeitspensum ihres Patienten allenfalls versuchen zu begrenzen. Außerdem galt stets: Nicht ohne meine Zigarren!

Ein bekanntes Foto von ihm stammt vom 30. Dezember 1941. Staatsbesuch in den USA. Wenige Tage zuvor, zu Gast im Weißen Haus in Washington, hatte Churchill offenbar einen pektanginösen Anfall gehabt, der zunächst als Myokardinfarkt gedeutet worden war. Und auch das war typisch für diese Zeit: sein Arzt Charles McMoran Wilson verheimlichte seinem Patienten die mögliche, allerdings nicht gesicherte Diagnose, wahrscheinlich, um ihn nicht weiter zu beunruhigen. Churchill reiste anschließend weiter nach Kanada, Florida und schließlich Bermuda, bevor er ins Vereinigte Königreich zurückkehrte.

Unfall in New York

Und die Narbe auf seiner Stirn? Zehn Jahre zuvor, im Dezember 1931, befand sich Churchill ebenfalls auf Reisen in den USA. Als er in New York ein Taxi verließ und beim Überqueren der Straße – in Verkennung des Rechtsverkehrs – zunächst nach rechts statt nach links sah, erfasste ihn ein herannahendes Auto mit großer Wucht. Die Kopf- und Schenkelprellungen waren schwer genug, um ihn für eine Woche stationär zu behandeln. Kurzzeitig bestand eine Tetraplegie, außerdem entwickelte er eine Pleuritis. „Ich frage mich, warum ich nicht wie eine Eierschale zerbrochen oder wie eine Stachelbeere zerquetscht worden bin", erinnerte sich Churchill später. Einmal mehr war alles glimpflich abgegangen – nur die Narbe, die blieb.

Literatur

Beasly AW (2013) Churchill – the supreme survivor. Mercer Books
Daniels AM, Vale JA (2018) Did Sir Winston Churchill suffer from the ‚black dog'? J R Soc Med 111(11):394–406
Vale JA, Scadding JW (2017a) Did Winston Churchill suffer a myocardial infarction in the White House at Christmas 1941? J R Soc Med 110(12):483–492
Vale JA, Scadding JW (2017b) Sir Winston Churchill: treatment for pneumonia in 1943 and 1944. J R Coll Physicians Edinb 47:388–394
Vale JA, Scadding JW (2018) Winston Churchill (1874–1965), Dr. Robson Roose, MD Brux, FRCPE (1848–1905) and Dr. Joseph rutter, MD Lond, MRCP (1834–1913): Treatment for pneumonia in March 1886. J Med Biogr 1:967772018754646
Vale JA, Scadding JW (2019a) Winston Churchill: a left hemisphere stroke or possible focal seizure on 20 October 1956. J R Soc Med 112(5):185–191
Vale JA, Scadding JW (2019b) Winston Churchill: two mild left hemisphere strokes, finger gangrene and syncope in 1959. J R Soc Med 112(7):278–291
Vale JA, Scadding JW (2019c) Winston Churchill: acute appendicitis in October 1922 (‚I had lost not only my appendix but my office as Secretary of State'). J R Soc Med 112(8):341–348
Vale JA, Scadding JW (2019d) Sir Winston Churchill: fracture of fifth thoracic vertebra and a stroke following a fall on 15 November 1960. J R Soc Med 112(9):378–393

George VI.: König? Bloß nicht!

© Der/die Herausgeber bzw. der/die Autor(en), exklusiv lizenziert an Springer-Verlag GmbH, DE, ein Teil von Springer Nature 2025
T. Meißner, *Der prominente Patient*, https://doi.org/10.1007/978-3-662-70111-9_38

Es war nicht vorgesehen, dass Albert, Herzog von York, britischer König würde. Das lag nicht nur daran, dass er der zweitgeborene Sohn war. Albert selbst wollte das nicht. Denn er stotterte. Das Wort „King" mied er.

Mangelnde emotionale Bindung zu den Eltern, Angst vor dem Vater, ein sadistisch veranlagtes Kindermädchen, in Schienen gezwängte X-Beine und eine unterdrückte Linkshändigkeit – es sei kein Wunder gewesen, dass Albert, zweiter Sohn König George V. und Vater von Königin Elisabeth II. (1926–2022), mit etwa acht Jahren anfing zu stottern. So wird es vielfach dargestellt. Heute wird Stottern als zentralnervöse Störung bei genetischer Disposition und gegebenenfalls ungünstigen Umgebungsfaktoren aufgefasst. In bis zu 80 % der Fälle remittiert Stottern spontan.

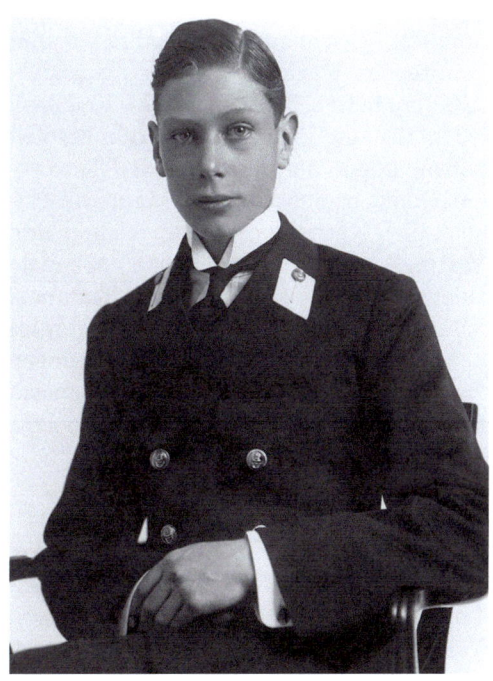

George VI. (© empics / picture alliance)

Deutsche Gedichte aufgesagt

Nicht so bei Albert, Herzog von York (1895–1952), als George VI. von 1936 bis zu seinem Tode König des Vereinigten Königreiches und bis 1947 letzter Kaiser von Indien. Bei ihm kann von glücklicher Kinder- und Jugendzeit wahrlich nicht die Rede sein. Dem Stottern wurde mit psychischem Druck begegnet: Wenn Albert stockte, rief sein Vater schon mal „Heraus damit!" Eine besondere Demütigung war das Aufsagen deutscher oder französischer Gedichte zu den Geburtstagen der Großeltern vor einer Schar illustrer Gäste.

Ansprachen blieben auch für den erwachsenen Albert lange Zeit angstbesetzt. Öffentliche Reden zu halten, wurde von ihm allerdings bereits als junger Kadett erwartet. Bei kleineren Anlässen soll er dafür teilweise Doppelgänger engagiert haben. Das ging bald nicht mehr. Die von der BBC weltweit übertragene Eröffnung der Empire-Ausstellung in Wembley im Mai 1925 geriet zum Desaster mit häufigem Stocken und langen Pausen, in denen sich sein Kiefer hektisch bewegte. Das Erlebnis führte beim Prinzen zu einer regelrechten Furcht vor Mikrofonen.

Sprachtherapeut aus Australien

Mehrere Sprachtherapeuten hatten bereits erfolglos ihr Glück versucht. Wie genau im Herbst 1926 der Kontakt zu dem Sprachtherapeuten Lionel Logue (1880–1953) zustande gekommen war, dazu gebe es verschiedene Versionen, berichten Logues Enkel Mark Logue und der britische Journalist und Autor Peter Conradi in ihrem durch den gleichnamigen Spielfilm bekannt gewordenen Buch „The King's Speech". Alberts Ehefrau Elisabeth (1900–2002) soll jedenfalls eine maßgebliche Rolle gespielt haben. Logue hatte nach einer Rhetorikausbildung bereits als junger Mann in Westaustralien Karriere als Rhetoriklehrer und Vortragskünstler gemacht. Er arbeitete zuletzt als Dozent an der Perth Technical School und hatte erstaunliche Ergebnisse bei Kriegsveteranen mit Sprachstörungen erzielt. 1924 war er mit seiner Familie nach England ausgewandert, um in London ganz neu anzufangen.

„His Majesty" bevorzugt

Logues Ausgangsbefund beim Herzog von York vom 19. Oktober 1926 ist überliefert: „Gut gebaut, mit guten Schultern, aber die Hüftpartie sehr schlaff." Weiter: „Gut entwickelte Brust, obere Lungenatmung gut. Hat noch nie Zwerchfell oder untere Lungenatmung genutzt…" Bei Nervosität, meinte Logue, fehle die Kontrolle des Solarplexus. Der Herzog presse Zähne und Mund zusammen, schließe von Zeit zu Zeit den Rachen. „Merkwürdige Angewohnheit, kurze Wörter wegzulassen (an, in, on) und die erste und letzte Silbe eines Wortes auszusprechen und die Mitte ebenfalls auszulassen, sowie sehr häufiges Stocken." Worte wie „quarter", „king" oder „queen" bereiteten ihm seit Kindertagen große Probleme und führten zu Vermeidungsstrategien. Um zum Beispiel beim Reden über seinen Vater das Wort „king" zu vermeiden, nutzte er lieber die Formel „His Majesty".

„Logue ging, wie bei vielen Patienten, davon aus, dass das Problem des Herzogs mit der fehlerhaften Atmung zusammenhing", berichten Mark Logue und Peter Conradi. Er war überzeugt, davon, es mit einer mangelnden Koordination zwischen Gehirn und Zwerchfell zu tun zu haben. Sein Ziel war es, die falsche Synchronisation abzutrainieren und den Patienten neu Sprechen lernen zu lassen. Es folgten allein im ersten Behandlungsjahr 82 Sitzungen in Logues Praxis oder Privatwohnung. Zusätzlich sollte Albert täglich eine Stunde lang Atem- und Leseübungen ausführen, mit warmem Wasser gurgeln, bei geöffnetem Fenster für jeweils 15 s Vokale intonieren.

Selbstvertrauen: „Weiß, was zu tun ist!"

Er muss diszipliniert geübt haben. Denn eine mehrmonatige Australienreise 1927 mit einer ganzen Reihe öffentlicher Reden, unter anderem der Eröffnung des Parlamentsgebäudes in Canberra (heute: Old Parliament House) verlief sehr erfolgreich. Offenbar hatte Logue auch psychologisches Talent. So nahm er seinem Patienten eine große Last von den Schultern, indem er deutlich machte, dass das Sprechproblem rein körperlicher und nicht, wie befürchtet, psychischer Natur sei. In einem Brief des Herzogs an Logue, in dem er von seinen Erfolgen in Australien berichtete, heißt es: „Ihr Unterricht hat mir, das muss ich sagen, ein enormes Selbstvertrauen gegeben…" Er wisse nun, was zu tun sei und „dieses Wissen hat mir immer wieder geholfen." Mit zunehmender Sicherheit ging die Angst vor Ansprachen zurück. In der Öffentlichkeit, die die sprachlichen Fortschritte mit großer Aufmerksamkeit verfolgte, nahm das Ansehen des Herzogs zu, wie Presseberichte belegen, wenngleich das Stottern natürlich nicht verschwunden war.

Training vor der Krönung

Nach einer anfangs sehr intensiven Therapeut-Patienten-Beziehung nahm diese dann allmählich ab. Einige Jahre fanden keinerlei Therapiesitzungen statt, bis plötzlich klar war, dass Albert Thronfolger seines älteren Bruders Eduard VIII. werden würde, der nach nur zehn Monaten als König abgedankt hatte. Vier Wochen vor der Krönungszeremonie am 12. Mai 1937 erhielt Logue die Nachricht, er möge sich in Schloss Windsor einfinden. Der König befürchtete, dass ihm die Antworten, die er in Westminster Abbey zu geben hatte, nicht ohne Stottern würde über die Lippen bringen können. Außerdem sollte am Abend nach der Krönung vom Buckingham-Palast aus live eine Radioansprache ins gesamte Empire übertragen werden. Nun war Logues Hilfe wieder gefragt. Tatsächlich lief alles wie gewünscht.

In den folgenden Jahren war es Logue, der regelmäßig die Redetexte des Königs sichtete, Wörter mit „gefährlichen" Buchstaben wie „K" und „G" oder mit sich wiederholenden Konsonanten ersetzte, Passagen umformulierte sowie Stellen zum Luftholen markierte. Dann wurde solange geübt, bis der Text saß. „Allen Fortschritten zum Trotz… war aus ihm immer noch kein großer Redner geworden", konstatieren Logue und Conradi mit Verweis auf erhaltene Tonaufnahmen. Doch des Königs Selbstbewusstsein hatte deutlich zugenommen. Bei der Parlamentseröffnung im Dezember 1944 machte er nur einen einzigen Fehler, nämlich beim „W" in „Waffen". Hinterher meinte er grinsend zu Logue, dies sei Absicht gewesen: Sonst glaubten die Leute womöglich nicht, dass er die Rede gehalten habe.

Literatur

Logue M, Conradi P (2010) The king's speech. Sterling Publishing

Logue M, Conradi P (2011) The king's speech. Riva (deutsche Übersetzung)

Neumann K (2019) Redeflussstörungen im Kindes- und Jugendalter. HNO 67:547–560

S3-Leitlinie Redeflussstörungen, Pathogenese, Diagnostik und Behandlung. Version 1.1 (Stand 2016), AWMF-Register-Nr. 049–013

von Tilling J (2012) Stottern. Symptome, Ätiologie, Diagnose und Therapie. Psychotherapeut 57:537–551

Ludwig II.: Zwischen Exzentrizität und Wahnsinn

© Der/die Herausgeber bzw. der/die Autor(en), exklusiv lizenziert an Springer-Verlag GmbH, DE, ein Teil von Springer Nature 2025
T. Meißner, *Der prominente Patient*, https://doi.org/10.1007/978-3-662-70111-9_39

Wie ein Märchenkönig versuchte Ludwig II., König von Bayern, zu leben, ob er tatsächlich geisteskrank war, ist bis heute nicht geklärt. War alles nur eine politische Intrige?

Wohl kaum ein ehemaliger Herrscher bewegt bis heute so sehr die Gemüter wie Ludwig II. (1845–1886), König von Bayern, gerne auch als „Märchenkönig" tituliert. Das gilt für Historiker wie Pathografen und selbst Juristen, die bis in die jüngste Vergangenheit heftig darüber gestritten haben, ob der Wittelsbacher nun geisteskrank gewesen oder einer politischen Intrige zum Opfer gefallen sei. Einer Intrige, angeführt von seinem Onkel, dem Prinzen und späteren Prinzregenten Luitpold (1821–1912) sowie maßgeblich assistiert von dem bis heute hoch angesehenen Psychiater Bernhard von Gudden (1824–1886).

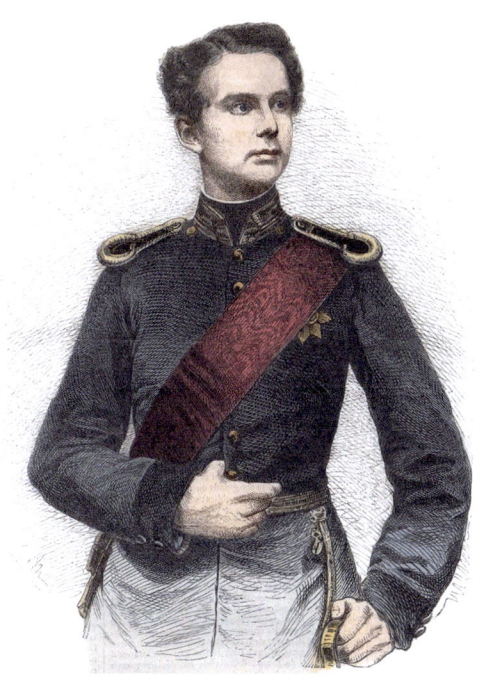

Ludwig II. (© Bianchetti / leemage / picture alliance)

Gutachterliches Ergebnis stand vorab fest

Zur Erinnerung: Ludwig II. hatte sich seit 1875 zunehmend aus der Öffentlichkeit zurückgezogen, frönte romantischen Fantasien sowie seinen Schlossbauten und soll zuletzt für seine Minister, Kabinetts- und Hofsekretäre kaum noch zu erreichen gewesen sein. Dies wie seine finanzielle Verschwendungssucht, seine offensichtliche Homosexualität – damals ein Straftatbestand –, begleitet von (angeblich) bizarren Verhaltensweisen führten auf Betreiben der Regierung und Luitpolds zur Entmündigung, Absetzung und Internierung Ludwigs. Wenige Tage später, am 13. Juni 1886, kamen er sowie Gudden unter ungeklärten Umständen im Starnberger See (damals: Würmsee) ums Leben.

Gudden und drei Kollegen waren in ihrem Auftragsgutachten zu dem Schluss gekommen, dass „Seine Majestät in sehr fortgeschrittenem Grade seelengestört" sei, Ludwig leide an „Paranoia (Verrücktheit)". Das Gutachten stützte sich ausschließlich auf Aktenmaterial und protokollierte Aussagen zweier Diener, auf schriftliche Berichte ehemaliger Kabinettssekretäre, eines Stallmeisters sowie Briefe des Königs. Eine persönliche Untersuchung war nicht erfolgt. Gudden hatte als Teilnehmer einer vorangegangenen Ministerratssitzung laut Protokoll vom 7. Juni 1886 bereits vor offizieller Beauftragung mit dem Gutachten dessen Ergebnis vorweggenommen. Die drei weiteren Gutachter hatten sich inhaltlich nicht beteiligt.

Anzeichen für schizotype Störung

Der Münchner Psychiater Hans Förstl und seine Kollegen kamen 2007 auf Grundlage von Unterlagen des Geheimen Hausarchivs der Wittelsbacher und weiterer Dokumenter zur Ansicht, dass sich bei Ludwig Anzeichen einer schizotypen Störung finden ließen. Symptome, die darauf hindeuten, sind zum Beispiel ein unangepasster und eingeengter Affekt, exzentrisches Verhalten, sozialer Rückzug, magisches Denken, aber auch ungewöhnliche Wahrnehmungen. So soll Ludwig üblicherweise alleine gespeist, sich dabei aber intensiv mit dem von ihm verehrten König Ludwig XIV. sowie dessen Mätressen Madame Pompadour und Madame Maintenon unterhalten haben. Seltsame Ideen zur Lösung finanzieller Probleme, etwa Gedankenspiele um Bankeinbrüche, oder verbale und körperliche Aggressionen gegenüber Dienern und anderes mehr wurden ebenfalls in psychopathologischem Sinne interpretiert.

Die Autopsie von Ludwigs Leichnam hatte außerdem Anhaltspunkte für eine abgelaufene Meningitis mit bilateraler Frontalhirnatrophie ergeben als Hinweis auf eine womöglich beginnende frontotemporale Demenz. Förstl und Kollegen schrieben aber auch: „Wahnvorstellungen und Hinweise auf Halluzinationen wurden weder im Gutachten noch in anderen Quellen zuverlässig beschrieben." Bis ins letzte Lebensjahr hinein seien keine Zeichen intellektueller Defizite zu ermitteln.

Histrionische Persönlichkeitsstörung

Nach Ansicht von Detlev von Zerssen, ehemaliger Direktor des Münchner Max-Planck-Instituts für Psychiatrie, litt der König unter einer histrionischen Persönlichkeitsstörung, die unter anderem durch ein dramatisch-theatralisches, extravertiertes und egozentrisches Verhalten gekennzeichnet ist, mit Affektlabilität, leichter Kränkbarkeit sowie manipulativem Verhalten zur Befriedigung eigener Bedürfnisse. Auch Zerssen glaubte Verhaltenszüge erkennen zu können, die Kriterien einer schizotypen Störung in Verbindung mit einer Cluster-B-Persönlichkeitsstörung (z. B. Launenhaftigkeit, Impulsivität, mangelnde Affektkontrolle) erfüllen sowie in den letzten Jahren Kriterien eines „Cäsarenwahnsinns" mit Herrschsucht, Prunksucht, Bau- und Verschwendungssucht sowie Genuss- und Vergnügungssucht, wie er bei egomanischen Herrschern im Gefühl unbegrenzter Machtfülle auftrete.

Widerspruch anderer Experten

Diesen und weiteren Diagnosen anderer Autoren hat Heinz Häfner, Gründer des Zentralinstituts für Seelische Gesundheit in Mannheim, wiederholt deutlich widersprochen, zuletzt 2019 in einem Kommentar auf einer Veröffentlichung der Münchner Psychiater Hanns Hippius und Reinhard Steinberg in „Der Nervenarzt". Häfner und seine Mitarbeiter hatten Quellen aus dem Bayerischen Hauptstaatsarchiv sowie Handschriften aus der Bayerischen Staatsbibliothek ausgewertet sowie Juristen einbezogen, die das damalige Entmachtungsverfahren untersuchten. „Das überraschende Ergebnis war, dass der König wahrscheinlich weder geisteskrank noch regierungsunfähig war", schrieb Häfner.

Der Schizophrenie-Experte stellt Guddens Qualifikation als klinischer Psychiater infrage, der vor allen Dingen Neurologe gewesen sei, aber „eine tiefe Antipathie gegen Psychologie und Psychopathologie" gehabt habe sowie „kaum Erfahrung als forensischer Psychiater". Die in Guddens Gutachten angeführten Zeugenberichte seien unglaubwürdig. Die beiden ehemaligen Leibärzte Ludwigs seien für das Gutachten nicht gehört worden. Der mehrseitige Gesundheitsbericht des bis zwei Jahre vor des Königs Tod tätigen Leibarztes Franz Xaver von Gietl enthalte keinerlei Hinweise auf eine Geisteskrankheit. Der zweite Leibarzt Max Joseph Schleiß von Löwenfeld teilte nach Kenntnisnahme des Entmachtungsverfahrens sowohl der Presse als auch Reichkanzler Otto von Bismarck mit, der König sei nie neurologisch oder psychisch krank gewesen. Später widerriefen beide Ärzte ihre Aussagen, ob nach Ausübung entsprechenden Drucks, ist unklar. Die letzten zwei Lebensjahre Ludwigs konnten beide freilich nicht beurteilen.

Bruch der bayerischen Verfassung

Auch die Auswertung der Korrespondenz Ludwig II. hat nach Häfners Angaben keinerlei Hinweise auf eine Geistesstörung ergeben. Ebenso falsch sei, dass er seine Aufgaben als König vernachlässigt habe. Der Jurist und langjährige CSU-Politiker Peter Gauweiler stellte zudem fest, dass das Entmachtungsverfahren grob gegen die bayerische Verfassung von 1818 sowie weitere Gesetze und die Gutachter gegen die ärztliche Ethik verstoßen hätten.

Sollte dies stimmen, wäre vor allem die Psychiatrie-Ikone Bernhard von Gudden beschädigt. Zumindest an der kulturhistorischen Bedeutung Ludwig II., seiner Bedeutung als Gründer der TU München, von Nervenheilanstalten und anderem mehr dagegen ändert weder die Diagnose einer Geisteskrankheit noch das Feststellen geistiger Gesundheit etwas. Förstl hat formuliert, dass Ludwig auf der Grenze zwischen Exzentrizität und Krankheit balancierte „und sie zu überschreiten drohte". Genauer wird man es posthum kaum feststellen können.

Literatur

Förstl H (2011) König Ludwig II. als Patient. Zeitschr Bayer Landesgesch 74:331–345

Gauweiler P (2007) Bernhard von Gudden und die Entmündigung und Internierung König Ludwig des Zweiten aus juristischer Sicht. In: Hippius H, Steinberg R (Hrsg) Bernhard von Gudden. Springer, S 93–107

Hacker R et al (2007) Ludwig II. von Bayern – schizotype Persönlichkeit und frontotemporale Degeneration? Dtsch Med Wochenschr 132:2096–2099

Häfner H (2019) Das psychiatrische Gutachten Bernhard von Guddens und die Entmachtung König Ludwigs II. von Bayern 1886. Nervenarzt 90:944–949

Häfner H, Sommer F (2011) War das psychiatrische Gutachten B. von Guddens über König Ludwig II. von Bayern korrekt? Nervenarzt 82:611–617

Hippius H, Steinberg R (2019) Nervenarzt 90:950–953

Steinberg R (2019) Guddens Diagnose über Ludwig II. aus zeitgenössischer und heutiger psychiatrischer Sicht. Nervenarzt 90:62–68

von Zerssen D (2010) Der Bayerische „Märchenkönig" Ludwig II. Seite letzten Jahre aus psychiatrischer Sicht. Nervenarzt 81:1368–1378

Albert von Sachsen-Coburg und Gotha: Die üblen Dünste von Windsor

© Der/die Herausgeber bzw. der/die Autor(en), exklusiv lizenziert an Springer-Verlag GmbH, DE, ein Teil von Springer Nature 2025
T. Meißner, *Der prominente Patient*, https://doi.org/10.1007/978-3-662-70111-9_40

Der frühe Tod ihres geliebten Mannes Prinz Albert stürzte Königin Victoria in tiefe Verzweiflung. Konnte es sein, dass ein Mitglied der königlichen Familie an Typhus stirbt, einer Krankheit der Armen im 19. Jahrhundert? Die Todesursache wird bis heute angezweifelt.

Im Jahre 1861 war Prinz Albert von Coburg, Sachsen und Gotha (1819–1861) seit 21 Jahren mit Victoria, Königin des Vereinigten Königreichs von Großbritannien und Irland und Kaiserin von Indien, verheiratet. Die Ehe galt als glücklich, sie hatten neun Kinder. Und der 42-jährige Albert war längst mehr als zur rechten Hand der Königin geworden. „König ohne Krone" nannte ihn später die Biografin Daphne Bennett.

Trotz der pedantischen, unnahbaren und humorlosen Art des Deutschen, die ihn beim britischen Hochadel unbeliebt machte, hatte er sich bei den politischen Parteien und im Volk Anerkennung verschafft. Als Albert in der Nacht vom 13. auf den 14. Dezember 1861 im Sterben lag, hörte ein Reporter der „Times" angeblich Premierminister Lord Henry Palmerston zum Duke of Cambridge, Prinz George, sagen, die Queen würde ein weniger schwerer Verlust für die Nation sein als Albert.

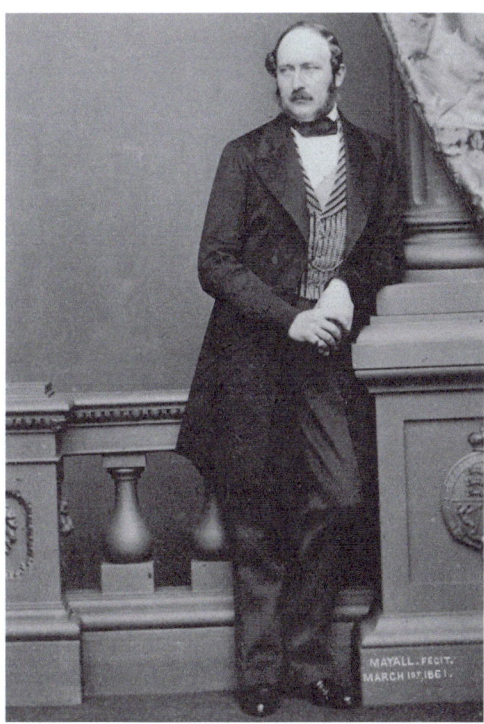

Albert von Sachsen-Coburg und Gotha. (© akg-images / Archie Miles / picture-alliance)

Reisen trotz hohen Fiebers

Alles hatte vier Wochen zuvor begonnen, am 22. November 1861. Prinz Albert besuchte die Royal Military Academy in Sandhurst, wo er aufgrund des Regens an zwei aufeinanderfolgenden Tagen komplett durchnässt wurde. Albert bekam Fieber und litt unter nicht näher beschriebenen Schmerzen. Dennoch reiste er am 25. November mit dem Zug nach Cambridge, um dort seinen ältesten Sohn und späteren Thronfolger Albert Eduard (Eduard VII.) wegen seines ausschweifenden Lebensstils zur Ordnung zu rufen. Victoria gab Eduard daher später die Schuld an Alberts Tod. Am 29. November schließlich begleitete Albert trotz allem die Königin zu einem Termin im Eton College bei Windsor.

Danach machte er einen zunehmend angeschlagenen Eindruck. Albert litt unter Schlaf- und Appetitlosigkeit sowie Gliederschmerzen. Später kamen eine trockene und belegte Zunge sowie Durchfall hinzu, er wurde immer schwächer.

„Kein Anlass zur Beunruhigung"

Die behandelnden Ärzte Sir James Clark und William Jenner vermuteten bereits frühzeitig Typhus abdominalis (engl.: typhoid fever), eine vor allem durch mangelhafte hygienische Bedingungen sich leicht verbreitende, von Salmonellen verursachte Infektionskrankheit. Letzteres konnte man damals nicht wissen, ebenso wenig wie der Unterschied zu Fleckfieber (engl.: typhus) bekannt war. William Jenner hatte 1849 über die „Identity or non-Identity of Typhus and Typhoid Fevers" publiziert: Wenn dies unterschiedliche Krankheiten sein sollten, schrieb er, habe dies gleichwohl kaum praktische Konsequenzen. Zweifelsohne befand sich Prinz Albert also in der Betreuung von Experten, wenngleich ihnen keine effektiven Behandlungsinstrumente zur Verfügung standen.

Clark und Jenner versuchten, wahrscheinlich wider besseres Wissen, die Königin zu beruhigen, gaben sich optimistisch. Offizielle Bulletins zum Zustand Alberts fielen entsprechend verharmlosend aus: Der Prinz leide an einer „fieberhaften Erkältung", hieß es darin, es gebe keinen Anlass zur Beunruhigung. Als der Premierminister am 2. Dezember Schloss Windsor aufsuchte und den Zustand Alberts bemerkte, war er jedoch alarmiert. In Politiker- und Adelskreisen wurde erste Kritik an den Ärzten laut.

Roseolen, Kurzatmigkeit und Delir

Am 6. Dezember, zwei Wochen nach Beginn der Erkrankung, wurden die typischen Roseolen sichtbar – kleine, hellrote, nicht juckende Effloreszenzen am Rumpf, hervorgerufen durch infektiös-toxische Gefäßdilatationen. Auch wenn zwischendurch eine scheinbare Besserung eintrat (oder herbeigeredet wurde), ging es stetig bergab: hohes Fieber, Atemfrequenzen bis 60/min, Atemgeräusche, die für eine Pneumonie sprachen, Unruhe, Verwirrtheit, Zyanose. Dem Patienten wurde regelmäßig Brandy eingeflößt. Alkohol galt als Stimulanz und man erhoffte sich davon eine Kräftigung des Pulses. Am 13. Dezember informieren die Ärzte die zunehmend verzweifelte, aber vor allem von Clark stets mit optimistischen Nachrichten versorgte Königin schließlich über den Ernst der Lage. Wenige Stunden später war Albert tot. „Mein Leben als glücklicher Mensch ist zu Ende!", notierte Victoria, die zeitlebens den Verlust nicht verwinden sollte.

Angst vor „Windsor Fever"

Der aus Sicht der Öffentlichkeit plötzliche und unerwartete Tod eines jungen, scheinbar fitten Mitglieds der königlichen Familie führte zu Fragen und zu Kritik an den vier hauptsächlich beteiligten Ärzten – außer Clark und Jenner waren das Sir Henry Holland und Thomas Watson. Die Zeitschrift „The Lancet" publizierte die veröffentlichten Bulletins und verlangte eine Erklärung für die Widersprüchlichkeiten. Andere Autoren forderten im „British Medical Journal" eine Untersuchung, als deutlich wurde, dass keine offizielle Erklärung zum Tode Alberts veröffentlicht werden würde.

Es stellt sich die Frage, ob und wo sich Prinz Albert infiziert haben könnte und ob nicht ganz andere Diagnosen seinen Tod begründen. In Sandhurst soll er sich bereits unwohl gefühlt haben, so dass er nicht getrunken und gegessen habe, berichtet die Biografin Helen Rappaport in ihrem Buch „Magnificent Obsession". Hat er sich also direkt auf Schloss Windsor infiziert? Es war Mitte des 19. Jahrhunderts nicht schwer sich anzustecken: Abwässer wurden unbehandelt in die Flüsse geleitet, Brauchwasser ungefiltert entnommen. Die Städte stanken im wahrsten Sinne des Wortes zum Himmel. Von Victoria wird berichtet, dass sie sich auf dem Weg zum Schloss wegen der schlimmen Gerüche und Angst vor „Windsor Fever" die Nase zuhielt. Man glaubte, das üble Dünste Krankheiten wie Cholera und Typhus auslösen könnten (Miasmentheorie). Zwei Jahre vor Alberts Tod hatte es einen Typhus-Ausbruch in Windsor mit 30 oder 39 Infizierten (die Angaben unterscheiden sich) gegeben, drei Patienten sollen gestorben sein. Es wird geschätzt, dass die Mortalitätsrate bei Typhus damals um 20 % gelegen hat.

Differenzialdiagnostische Überlegungen

Gegen die Diagnose Typhus spricht, dass sich im Umfeld Alberts offenbar niemand infiziert hatte. Die Stadt Windsor sei zu dem Zeitpunkt „in sehr gesunder Verfassung" gewesen, konstatierte der „Morning Star". Und die „Medical Times and Gazette" diskutierte detailliert die sanitären Verhältnisse auf Schloss Windsor, dessen Kanalisation vollständig getrennt von jener der Ortschaft Windsor sei. Tatsächlich war Typhus eine Erkrankung vor allem der armen Stadtbevölkerung, die in beengten und schmutzigen Verhältnissen mit allenfalls rudimentären sanitären Anlagen leben musste, Wasser gab es an öffentlichen Brunnen.

Hinzu kommt: Albert war keineswegs so gesund und fit wie er in der Öffentlichkeit galt. Er klagte häufig über krampfartige Bauchschmerzen, Erbrechen und Durchfall, auch Gliederschmerzen, hatte regelmäßig Zahnschmerzen und Zahnfleischentzündungen. Seine Stress- und Arbeitsbelastung war hoch. Er war ein ruheloser Mensch, der nicht lange stillsitzen konnte. Der Umgang mit seiner psychisch labilen Ehefrau war ebenfalls nicht immer einfach. Spekuliert wurde in der jüngeren Vergangenheit über peptische Ulzera oder perforierte Darmulzera, ein Magenkarzinom oder neuroendokrine Tumore sowie über das Vorliegen einer chronisch entzündlichen Darmerkrankung.

Dass bei Prinz Albert mehrere Diagnosen zugetroffen haben, ist ebenfalls nicht ausgeschlossen. All diese Fragen werden nie beantwortet werden: Königin Victoria lehnte eine Autopsie ihres geliebten Mannes rigoros ab.

Literatur

Jenner W (1849) On Typhoid and Typhus Fevers. Mon J Med Sci IX(III):663–680
Paulley JW (1993) The death of Albert prince Consort: the case against typhoid fever. Q J Med 86(12):837–841
Rappaport H (2011) Magnificent Obsession. Victoria, Albert and the Death that Changed the Monarchy. Hutchinson, London
Schupbach W (1982) The last moments of H.R.H. the prince consort. Med Hist 26:321–324
Whitfield AGW (1977) the last illness of the prince consort. J Roy Coll Phycns 12(1):96–102

Horatio Nelson: Von Sieg zu Sieg trotz Augenleiden

© Der/die Herausgeber bzw. der/die Autor(en), exklusiv lizenziert an Springer-Verlag GmbH, DE, ein Teil von Springer Nature 2025
T. Meißner, *Der prominente Patient*, https://doi.org/10.1007/978-3-662-70111-9_41

Trotz deutlicher Sehstörungen führte der britische Admiral Nelson die königliche Flotte von Sieg zu Sieg. Rechts bereits fast blind, verschlechterte sich zunehmend auch das linke Auge – womöglich aufgrund einer Autoimmunreaktion.

Der legendäre britische Flaggoffizier Horatio Nelson (1758–1805) verlor in der Schlacht von Calvi 1794 sein Sehvermögen rechts. Weniger bekannt ist, dass später auch sein linkes Auge erkrankte mit zeitweise vollständiger Erblindung. Es gibt gute Gründe anzunehmen, dass es sich dabei um ein autoimmunologisches Geschehen infolge der traumatischen Verletzung des rechten Auges gehandelt hat.

Früh zur See gefahren

Mit 12 Jahren lernte Nelson segeln, mit 13 begann seine Marinekarriere, mit 15 nahm er an einer Arktis-Expedition teil, legte mit 19 seine Leutnantsprüfung ab, um bereits mit 21 zum Kapitän der Fregatte Hinchinbroke befördert zu werden. Nachdem er 1787 von einer Mission in der Karibik nach England zurückgekehrt war, nahm er zunächst seinen Abschied als Seeoffizier und lebte mit seiner Ehefrau fünf Jahre lang in seinem Geburtsort Burnham Thorpe in der Grafschaft Norfolk.

Doch dann kam es zum Krieg mit Frankreich und Nelson übernahm das neu gebaute Segelkriegsschiff HMS Agamemnon, mit dem er seinen Ruhm begründen sollte. Im

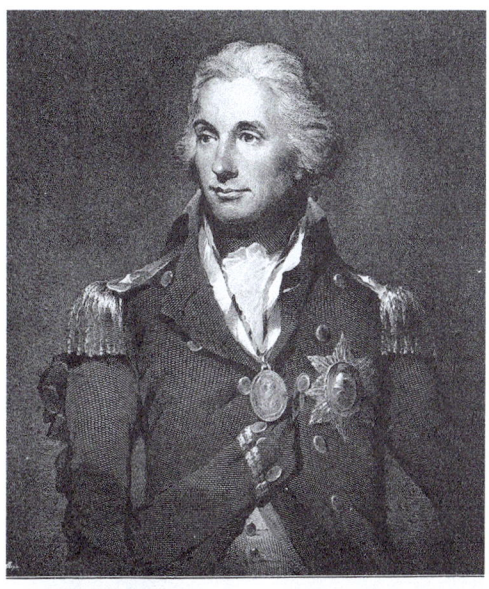

Horatio Nelson. (© Sunny Celeste / Bildagentur-online / picture alliance)

Juli 1794 griff er mit seiner Besatzung die französische Hafenstadt Calvi an der Nordwestküste Korsikas an. Im Gefecht trafen durch ein Geschoss aufgewirbelter Sand und Kies sein rechtes Auge, das daraufhin nahezu erblindete.

Die Augenklappe ist Legende

Nur hell und dunkel konnte er noch unterscheiden. Rein äußerlich war nach Abheilen der Verletzung die Sehbehinderung des 36-Jährigen kaum wahrnehmbar, weshalb er, entgegen mancher Darstellungen, auch nie eine Augenklappe getragen hat. 1797 übernahm der zum Kommodore beförderte Nelson zusätzlich das Kommando über die HMS Captain, mit der er später vier bedeutende Seeschlachten für sich entscheiden sollte.

Im selben Jahr musste ihm wegen einer schussbedingten Trümmerfraktur der rechte Arm bis zur Schulter amputiert werden. Sein verbliebenes linkes Auge machte nun ebenfalls zunehmend Probleme. Im Dezember 1799 berichtete er Richard Howe, erster Lord der Admiralität, er sei „fast vollständig erblindet". Beide Augen hatten sich heftig entzündet, so dass er begann, eine grüne Sonnenblende zu benutzen. Die Sehfähigkeit schwankte offenbar, manchmal konnte er für mehrere Tage fast nichts sehen, dann war es wieder besser. Der Chirurg Thomas Trotter (1760–1882) stellte eine „membranöse Substanz" fest, die sich über die Pupillen lege und empfahl dem Patienten den Aufenthalt in dunklen Räumen sowie die stündliche Augenspülung mit kaltem Quellwasser. Innerhalb von drei Tagen waren die Beschwerden vollständig verschwunden.

„Mein Kopf platzt"

Zusätzlich litt Nelson regelmäßig unter heftigen Kopfschmerzen, begleitet von Übelkeit, Erbrechen und Erschöpfung. „Mein Kopf platzt, platzt, platzt", klagte er zum Beispiel im August 1798 in einem Brief. Nelson soll zeitlebens unter der Seekrankheit gelitten haben. Allerdings sei das aus seinen jungen Jahren gar nicht sicher bekannt, meint William Pryse-Phillips, emeritierter Professor an der Memorial University of Newfoundland in Kanada, in seiner 2020 erschienenen Pathografie. Pryse-Phillips sieht vielmehr einen klaren Zusammenhang zwischen der Kinetose, den Kopfschmerzen und dem Visusverlust des linken Auges. All dies spreche für eine sympathische Ophthalmie. Dass die Übelkeit bei dem erfahrenen Seeoffizier auf See auftrat, habe einfach damit zu tun, dass dies sein Hauptaufenthaltsort gewesen sei.

Reaktion auf retinale Antigene

Die sympathische Ophthalmie ist eine seltene Entzündung der mittleren Augenhaut, die die Aderhaut (Choroidea), den Ziliarkörper und die Iris umfasst (Panuveitis). Sie tritt bei 0,1 bis 0,5 % der Patienten mit penetrierenden Augenverletzungen oder nach Augenchirurgie am Partnerauge auf. Wahrscheinlich liegt eine Autoimmunreaktion gegen retinale Antigene zugrunde. Diese Antigene wie Rhodopsin oder das retinale S-Antigen gelangen bei der Verletzung in die Lymphe, um in den konjunktivalen Lymphknoten eine Immunantwort auszulösen. Diese ist überwiegend T-Zell-vermittelt. Die klinischen Symptome wie Schmerzen, Photophobie und Visusminderung treten zu etwa 90 % bereits innerhalb des ersten Jahres nach dem auslösenden Trauma auf. Sie können sich aber auch erst viele Jahre später manifestieren, resultierend in einer granulomatösen Entzündung der Uvea beider Augen.

Differenzialdiagnose VKH-Syndrom

Differenzialdiagnostisch kommt das Vogt-Koyanagi-Harada (VKH)-Syndrom infrage, eine multisystemische Autoimmunerkrankung, die außerdem die extraokulären Symptome erklären könnte. Allerdings treten auch bei sympathischer Ophthalmie zum Teil extraokuläre Symptome auf. Es gibt also Überlappungen zwischen beiden Syndromen, deren pathogenetische Hintergründe nur teilweise aufgeklärt sind. Beim VKH-Syndrom handelt es sich um eine T-Zell-vermittelte Immunreaktion gegen pigmentierte Gewebe, also Melanin-assoziierte Antigene. Die Patienten haben eine ausgedehnte Vitiligo, die Haare entfärben sich, betroffen von der Immunreaktion sind auch Aderhaut, Innenohren und Hirnhäute. Die Folgen können eine bilaterale Hörstörung, Meningoenzephalitis, Störungen der Hirnnervenfunktionen bis hin zu Paresen und Persönlichkeitsveränderungen sein. Es scheint eine genetische Veranlagung für das VKH-Syndrom zu geben, als externe Auslöser werden Virusinfektionen oder Hautverletzungen vermutet.

Wann und ob überhaupt Nelson ergraut ist, lässt sich nach Recherchen von Pryse-Phillips nicht sicher ermitteln, da er für Porträts, je nach Mode, Perücken getragen oder die Haare gepudert haben könnte. Auch für eine Vitiligo, Dysakusis oder einen Tinnitus gebe es keine Hinweise. Dennoch meint der Pathograf, anhand der Symptome Kopfschmerzen, Unwohlsein, zeitweise auftretendem Fieber und Erschöpfung eine meningoenzephalitische Komponente des VKH-Syndroms erkennen zu können.

100 Jahre Vorherrschaft auf See

Angesichts der nicht vorhandenen Behandlungsmöglichkeiten jener Zeit ist es erstaunlich, dass Nelson trotz seiner körperlichen Behinderungen noch Seeschlachten leitete, z. B. 1799 die Rückeroberung Neapels oder 1801 die Seeschlacht von Kopenhagen, nebenher eine außereheliche Beziehung führte (Emma Hamilton, Ehefrau des britischen Botschafters in Neapel) und in der Hierarchie der britischen Marine immer weiter aufstieg. Nelson erhielt 1801 den Oberbefehl über die britische Kanalflotte und 1803 schließlich über die gesamten Mittelmeerflotte.

Obwohl er sich aus gesundheitlichen Gründen immer wieder nach England zurückziehen musste, segelte der inzwischen 47-Jährige im September 1805 zur spanischen Küste, wo sich Spanier und Franzosen gegen die Engländer verbündet hatten. Am 21. Oktober vernichtete die Royal Navy unter seiner Führung in der Schlacht von Trafalgar die französisch-spanische Armada und begründete damit die mehr als 100 Jahre andauernde Vorherrschaft der Briten auf See. Er starb am selben Tag an einer Schussverletzung. In einem mit Branntwein gefüllten Fass wurde seine Leiche nach London überführt, wo er unter großer öffentlicher Anteilnahme in der St. Paul's Cathedral beigesetzt wurde.

Literatur

Chu XK, Chan CC (2013) Sympathetic ophthalmia: to the twenty-first century and beyond. J Ophthalmic Inflamm Infect 3(1):49

Parlak M et al (2017) Vogt-Koyanagi-Harada-Syndrom. Ophthalmologe 114:1158–1161

Pleyer U, Dutescu M (2009) Sympathische Ophthalmie. Ophthalmologe 106:167–176

Pryse-Phillips W (2020) Lord Nelson's (1758–1805) left eye. J Med Biograph 28(1):51–57

Wikipedia (englische Ausgabe: Horatio Nelson, 1st Viscount Nelson, Zugriff 22. Apr. 2020)

Maximilien de Robespierre: Müder Revolutionär mit blutiger Nase

© Der/die Herausgeber bzw. der/die Autor(en), exklusiv lizenziert an Springer-Verlag GmbH, DE, ein Teil von Springer Nature 2025
T. Meißner, *Der prominente Patient*, https://doi.org/10.1007/978-3-662-70111-9_42

War der französische Revolutionär Maximilien de Robespierre der erste bekannte Fall einer Sarkoidose? Hinweise darauf gibt es, doch die Indizien sind spärlich.

Er war ein Musterschüler, galt als Anwalt der Armen, trat für Menschenrechte und gegen die Todesstrafe ein – bis er selbst zum Blutrichter der französischen Revolution wurde: Maximilien de Robespierre (1758–1794). Schließlich wendete sich der Terror im Namen der Tugend, dieser gnadenlos mit der Guillotine exerzierte Gewaltexzess, gegen ihn selbst: Am 28. Juli 1794 wurden er und viele seiner Anhänger ohne Prozess mit dem Fallbeil hingerichtet.

Nach Hinrichtung Totenmaske abgenommen

Es war die Wachsbildnerin Marie Tussaud (1761–1850), die vom abgetrennten Kopf Robespierres eine Totenmaske abgenommen haben soll. Die Rechtsmediziner Philippe Charlier aus Montigny-le-Bretonneux und Philippe Froesch aus Barcelona haben im Jahre 2013 mit Hilfe dieses Abdrucks das Gesicht Robespierres digital rekonstruiert und stellten damit sowie anhand überlieferter fremdanamnestischer Angaben die Hypothese auf, der Revolutionär und Jakobiner habe an einer Sarkoidose gelitten. Das wäre der vermutliche älteste beschriebene Fall der bis heute unzureichend aufgeklärten Krankheit. Die Sarkoidose ist erst 80 bis 100 Jahre später von mehreren Ärzten zunächst

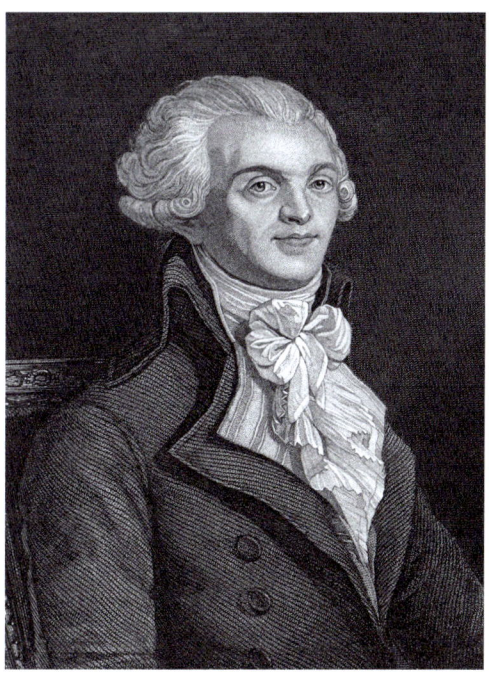

Abb. 36.1 Maximilien de Robespierre. (© United Archives / WHA / picture alliance)

als Haut- später als Systemerkrankung beschrieben worden.

Zeitgenossen Robespierres haben von dessen ständiger Müdigkeit, seinen Sehstörungen, nicht näher beschriebenen Hauterkrankungen im Gesicht, das auch Pockennarben aufwies, rezidivierenden Beinulzera sowie Nasenbluten berichtet: beim Erwachen in den Morgenstunden habe er regelmäßig frisches Blut auf seinem Kissen vorgefunden. Seine Haut soll gelblich ausgesehen haben, weiterhin klagte er über einen permanenten

Juckreiz der Augen und am Mund – diese Anzeichen wie auch die Blutungen könnten für eine Leberbeteiligung sprechen. Die Symptome hatten sich zwischen 1790 und 1794 verschlechtert. Sie waren womöglich der Grund, warum Robespierre sich manchmal tage- oder wochenlang nicht in der Öffentlichkeit zeigte. Er selbst gab als Grund Erschöpfung an.

Viele Orangen gegessen

Charlier und Froesch stellten in der britischen Fachzeitschrift „The Lancet" auf Grundlage ihrer Recherchen retrospektiv die Diagnose einer disseminierten Sarkoidose mit Beteiligung der Augen, der oberen Atemwege, der Leber und des Pankreas. Auf die Gesichtshaut gingen sie nicht näher ein. Wie Robespierre von seinem Arzt Joseph Souberbielle behandelt worden war, ist nicht überliefert. Es ist allerdings bekannt, dass er viele Orangen gegessen haben soll, hinzu kamen womöglich Bäder und Aderlässe. Die Rechtsmediziner haben auch alternative Diagnosen in Betracht gezogen wie Tuberkulose, Wegener-Granulomatose, eine Nebennierenerkrankung, Lepra oder Hämochromatose. Doch würde die Symptomatik dieser Krankheiten nicht gut zum klinischen Bild bei Robespierre passen.

Wenig überraschend provozierte die auf relativ wenigen Informationen beruhende Diagnose Widerspruch bei Historikern wie Ärzten. Hauptargument: die Totenmaske sei eine Fälschung. Entweder sei gar keine Totenmaske abgenommen worden und wenn, dann müsste man eine schussbedingte Kiefer- und Hautverletzung im Gesicht erkennen.

Ein Schuss ins Gesicht

Am Tag vor der Hinrichtung war es Robespierre gelungen, sich zu befreien und mit Anhängern im Pariser Rathaus zu versammeln. Doch dann rückte die Nationalgarde an. Wie sein Kamerad Le Bas soll Robespierre versucht haben, sich mit einer Pistole umzubringen. Der Schuss brach seinen linken Unterkiefer – davon ist an der Totenmaske nichts zu sehen. Immerhin entfernte später ein Militärarzt einige Zähne und Knochenteile aus seinem Mund. Außerdem: Zwei Revolutionskomitees sollen angeordnet haben, die sterblichen Überreste der „Tyrannen" mit Ätzkalk zu vernichten, man habe darauf geachtet, dass Anhänger der Hingerichteten sich keine Reliquien ihrer Märtyrer besorgen können, so Eric Faure, Professor an der Universität Marseille, in einem Kommentar in „The Lancet". Unabhängig von den Zweifeln an der Authentizität der Totenmaske halte er die retrospektive Diagnose für plausibel.

Indizien und Gegenargumente

Charlier und Froesch argumentierten, Madame Tussaud habe wahrscheinlich nur 10 bis 15 min gebraucht, um die Totenmaske abzunehmen. „Und wir wissen, dass es ihr gelungen war, auch von anderen umstrittenen französischen Revolutionsführern wie [Camille] Desmoulins und [Jacques-René] Hébert unmittelbar nach der Hinrichtung mit der Guillotine Totenmasken anzufertigen." Die Authentizität der Totenmaske Robespierres sei mit einer Lithografie des französischen Malers und Kunstpolitikers Dominique-Vivant Denon (1747–1825) belegt. Die Schusswunde am linken Kieferbereich sei deshalb auf der Totenmaske nicht sichtbar, weil zumindest die äußere Verletzung der Haut offenbar nicht schwer gewesen sei, wie ein Bericht aus dem Jahre 1837 vermuten lasse. Vielmehr habe Robespierre bis zur Hinrichtung vor allem im Mund geblutet. Es sei nicht ausgeschlossen, dass ein Blutgerinnsel sekundär die Hautwunde verschlossen habe.

Sarkoidose

Die auch als benigne Lymphogranulomatose oder Morbus Besnier-Boeck-Schaumann bezeichnete Krankheit ist durch nicht verkäsende epitheloidzellige Granulome in fast jedem Organsystem charakterisiert. Bei 95 % der Patienten ist die Lunge befallen, gefolgt von der Haut (30 %), den Augen (25 %), seltener auch den Knochen, Gelenken, Herz- und Skelettmuskulatur sowie weiteren Geweben. Typische Hauterscheinungen sind große oder disseminiert kleine Knoten sowie blaurote Plaques. Bei der Narbensarkoidose finden sich in alten Narben gelblich-rötliche, später bräunlich-rötliche Infiltrate. Es kann eine generalisierte Lymphadenopathie auftreten.

Die Inzidenz variiert weltweit stark und liegt nach US-Daten bei Kaukasiern bei 10–14/100.000 Menschen pro Jahr, bei Amerikanern afrikanischer Abstammung zwischen 35 und 64/100.000. In 90 % der Fälle handelt es sich um eine chronische Sarkoidose, die mit Müdigkeit, Reizhusten, Belastungsdyspnoe einhergeht und schubweise verläuft. Die Patienten klagen über grippeartige Symptome, auch Fieber. Seltener als die chronische Verlaufsform sind die akute Sarkoidose (Löfgren-Syndrom) und die Early onset Sarkoidose.

Die Ursachen sind bis heute unbekannt. Die Sarkoidose tritt familiär gehäuft auf, es gibt Assoziationen zu bestimmten HLA-Subtypen und Genmutationen, die das Erkrankungsrisiko erhöhen. Diskutiert werden eine überschießende T-Zell-vermittelte Immunreaktion auf bislang unbekannte Antigene, immunologische sowie infektiöse Ursachen.

Literatur

Altmeyers Enzyklopädie. Stichwort: Sarkoidose; Springer. enzyklopaedie-dermatologie.de. Zugriff: 14. Mai 2020

Charlier P, Froesch P (2013) Robespierre: the oldest case of sarcoidosis? Lancet 382:2068

Charlier P, Froesch P (2014) Correspondence. Lancet 383:1127–1128

Faure E (2014) Correspondence. Lancet 383:1127

McPhee P (2014) Correspondence. Lancet 383:1127

Wikipedia (deutsche und englische Version): Maximilien de Robespierre (Zugriff: 14. Mai 2020)

Mary Tudor: Terror, Tod und keine Nachkommen

© Der/die Herausgeber bzw. der/die Autor(en), exklusiv lizenziert an Springer-Verlag GmbH, DE, ein Teil von Springer Nature 2025
T. Meißner, *Der prominente Patient*, https://doi.org/10.1007/978-3-662-70111-9_43

Mary Tudor glaubte zwei Mal schwanger zu sein, was sich jeweils nicht bewahrheitete. Dass sie ohne Nachkommen blieb und früh starb, hat die Geschichte Europas beeinflusst.

Der Druck auf Könige und Königinnen in vergangenen Jahrhunderten, einen Thronfolger zu zeugen, war immens, ja existenziell. Im Falle von Maria I. von England (Mary Tudor, 1516–1558) traf dieser Druck auf eine seit ihrer Kindheit kränkelnde und nun bereits 38 Jahre alte Frau, die eigentlich nie hatte Königin werden sollen. Zwei Mal glaubte sie von Philipp II. von Spanien schwanger zu sein, wie der Arzt und Historiker Ronald D. Gerste in seinem Buch „Wie Krankheiten Geschichte machen" beschreibt. Wäre dies wahr gewesen und hätte sie ein Kind geboren, wäre die europäische Geschichte vermutlich anders verlaufen. Doch es waren Scheinschwangerschaften. Nach der zweiten starb sie – im Alter von nur 42 Jahren.

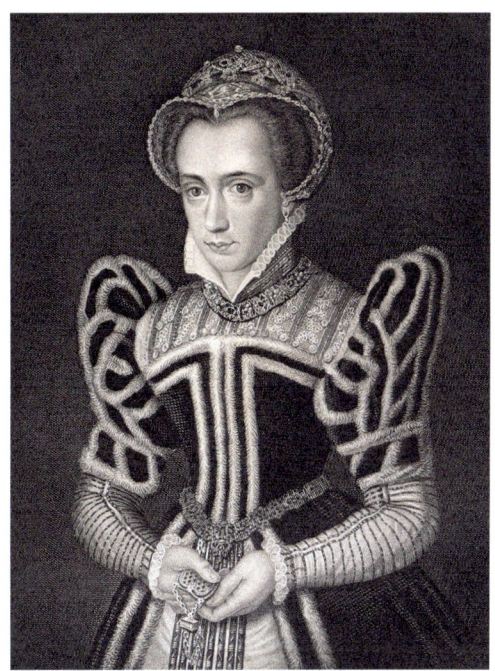

Mary Tudor. (© Photoshot / picture alliance)

Brutale Herrscherin

Mary Tudor war eine Tochter Heinrichs VIII. und seiner ersten Ehefrau Katharina von Aragon. Zur Erinnerung: Heinrich war jener englische Herrscher, der zwei seiner sechs Ehefrauen köpfen ließ, sich von der römisch-katholischen Kirche lossagte und die Kirche von England begründete. Tod und Terror waren in jener Zeit übliche politische Instrumente. Das beherzigte auch Mary Tudor, als sie schließlich 1553 an die Macht kam: Um England wieder in den Schoß der katholischen Kirche zurückzuführen, ließ sie Protestanten, angefangen bei den Bischöfen, auf Scheiterhaufen verbrennen und als Ketzer hinrichten. Dies brachte ihr die Beinamen „Maria die Katholische" und „Maria die Blutige" („Bloody Mary") ein.

Von Jugend an stets kränklich

In ihrer Jugend litt sie an häufigen fieberhaften Erkrankungen, Verdauungsstörungen, Anorexie, Schlafstörungen und Depressionen. Das hatte vermutlich auch etwas zu tun mit der seelischen Grausamkeit ihrer Eltern, besonders ihres Vaters, der sie zeitweise als illegitim bezeichnete, ja sie mit dem Tode bedrohte. Nachdem ihre Mutter im Januar 1536 gestorben war, hielt man auch Mary für sterbenskrank. Andererseits widersetzte diese sich stets standhaft, ihren Vater als Oberhaupt der Kirche anzuerkennen.

Als sie schließlich am 25. Juli 1554 im Alter von 38 Jahren Philipp II. von Spanien heiratete, beschrieb ein venezianischer Gesandter ihre Konstitution als nicht sonderlich gut: „Kürzlich litt sie an Kopfschmerzen und schweren Affektionen des Herzens." Oft müsse sie Medizin einnehmen und werde zur Ader gelassen. Mary wird als sehr dünn, bleichhäutig mit rötlichen Haaren, großen hellen, stechenden Augen bei fehlenden Augenbrauen beschrieben.

Ein Jahr lang schwanger

Ein Vierteljahr später, im September 1554, meinte einer von Marys Ärzten, sie sei mit hoher Wahrscheinlichkeit schwanger. Verwiesen wird auf ihre morgendliche Übelkeit, sie selbst fühle das Kind in ihrem Leib und auch ihre Brüste hätten sich verändert. Nach alter Sitte zog sie sich am 21. April 1555 zurück – niemand durfte sie besuchen außer den Frauen, die sich um sie kümmerten. Die Geburt war für Anfang Mai erwartet worden. Die Ärzte machten sich bereit. Eine Bauersfrau in Marys Alter, die kurz zuvor mit Drillingen niedergekommen war, wurde als Amme engagiert, Briefe mit der Verkündigung der frohen Botschaft an den Papst, an Könige und Prinzen vorbereitet. Doch der Mai verstrich, ebenso wie der Juni.

In der höfischen Korrespondenz wird immer wieder betont, dass Mary zweifellos guter Hoffnung sei, dass sie Kindsbewegungen verspüre, dass ihre Brüste Milch absonderten. Im Juli wurden die Zweifel größer und im September 1555 war klar: Die Königin war nie schwanger gewesen. Ihr Mann Philipp hatte bereits Ende August England Richtung Brüssel verlassen und sollte erst ein halbes Jahr später wieder nach England zurückkehren.

Zweite Scheinschwangerschaft

Im Herbst 1557, Mary Tudor war inzwischen 41 Jahre alt, glaubte sie erneut, schwanger zu sein, im Dezember wurde Philipp darüber informiert, doch dieser verhielt sich abwartend. Die nächsten sechs Monate waren eine Wiederholung der Ereignisse von 1555. Im Mai verfasste Mary ihr Testament für den Fall ihres Todes während der Geburt und bestimmte ihr Baby als ihren Nachfolger sowie Philipp bis zur Volljährigkeit des Thronfolgers zum Regenten.

Sie litt an Fieber und „Wassersucht" mit Auftreibung des Leibes sowie Amenorrhoe. Bis heute wird im Zusammenhang mit einer Grippewelle außerdem eine Influenzavirus-Infektion angenommen, obwohl der Krankheitsverlauf über Monate dies unwahrscheinlich erscheinen lässt. Bis Oktober verschlechterte sich ihr Zustand zusehends mit Fieberattacken und schweren Kopfschmerzen. Ihre bereits zuvor ausgeprägte Kurzsichtigkeit entwickelte sich hin zu einem fast vollständigen Verlust der Sehkraft. In den Morgenstunden des 17. November 1558 starb sie. Zuvor hatte sie noch ihre Halbschwester Elisabeth zur Erbin und Thronfolgerin bestimmt.

Pseudocyesis oder Prolaktinom?

Scheinschwangerschaften (Pseudocyesis, Graviditas imaginata) sind bereits von Hippokrates beschrieben worden. Sie sind mit geschätzt 1–5 Fällen pro 22.000 Geburten selten. Betroffen sind meist Frauen mittleren Alters, seltener postmenopausale Frauen und sehr selten Adoleszente. Sie gehen mit unsicheren Schwangerschaftszeichen wie Amenorrhoe, zunehmendem Bauchumfang,

Pigmentierung der Mamillen und Brustvergrößerung bis hin zur Galaktorrhoe einher.

Hintergrund können somatoforme Störungen und Depressionen sein, die Angst vor Schwangerschaft ebenso wie der intensive Kinderwunsch. Psychogen bedingt lassen sich endokrine Veränderungen mit Hyperprolaktinämie und erhöhten LH (luteinisierendes Hormon)-Spiegeln feststellen mit Auswirkungen auf die Östrogenproduktion der Ovarien. Körperliche Folgen sind unter Umständen Meteorismus, Blähungen und womöglich Kontraktionen, die als Kindsbewegungen oder Wehen missdeutet werden können, verstärkt womöglich durch eine erhöhte Sympathikusaktivität und chronische Kontraktionen des Zwerchfells. Tatsächlich lassen sich bei solchen Frauen teils Gewichtszunahme und Uterusvergrößerungen feststellen. Das omentale und das abdominelle Fett nehmen zu.

Es gibt auch Annahmen, wonach Mary Tudor unter einem Polaktinom gelitten haben könnte, einem autonomen Adenom des Hypophysenvorderlappens. Dies würde zu den Symptomen Amenorrhoe, Galaktorrhoe und Appetitstörungen ebenso passen wie zu den Sehstörungen und Kopfschmerzen.

Wie auch immer – Mary Tudors Tod nach fünf Jahren auf dem Thron sei eine „Wegscheide der englischen und europäischen Geschichte" gewesen, schreibt Gerste in seinem Buch. Das Europa der Nationalstaaten, das sich unter Mary Tudor und ihren Nachkommen gebildet hätte, wäre wohl ein gänzlich anderes gewesen. „Freiheitliche Geistesströmungen und vor allem die Aufklärung ... hätten kaum oder mit großer Verzögerung erblühen können", meint Gerste. Stattdessen brach unter Elisabeth I. das Zeitalter von William Shakespeare und Christopher Marlowe an.

Literatur

Dubravko H (2010) Pseudocyesis in peri- and postmenopausal women. Cent Eur J Med 5(3):372–374

Gerste RD (2019) Mary Tudors Scheinschwangerschaft. In: Wie Krankheiten Geschichte machen, 4. Aufl. Klett-Cotta, S 37–53

Medvei VC (1987) The illness and death of Mary Tudor. J R Soc Med 80:766–770

Tarin JJ et al (2013) Endocinology and physiology of pseudocyesis. Reprod Biol Endocrinol 11:39

Ludwig XIV.: Ein hoher Preis für Süßes

© Der/die Herausgeber bzw. der/die Autor(en), exklusiv lizenziert an Springer-Verlag GmbH, DE, ein Teil von Springer Nature 2025
T. Meißner, *Der prominente Patient*, https://doi.org/10.1007/978-3-662-70111-9_44

Intensiv medizinisch umsorgt zu sein, hatte im 17. Jahrhundert Vor- und Nachteile. Dies bekam der Sonnenkönig Ludwig XIV. zeitlebens zu spüren.

Mit dem französischen König Ludwig XIV. (1638–1715) assoziieren wir Macht, Glamour, ein Leben im Überfluss. Geradezu desillusionierend beschreiben Wissenschaftler dagegen die Lektüre des „Journal de la Santé du Roi", der von 1647 bis 1711 akribisch geführten Gesundheitsakte des Monarchen. Im 17. Jahrhundert habe sich jedermann glücklich schätzen können, der sich keine (!) medizinische Behandlung leisten konnte, so der lakonische Kommentar des Historikers Leon Bernard zur medizinischen Praxis am Hofe des Sonnenkönigs.

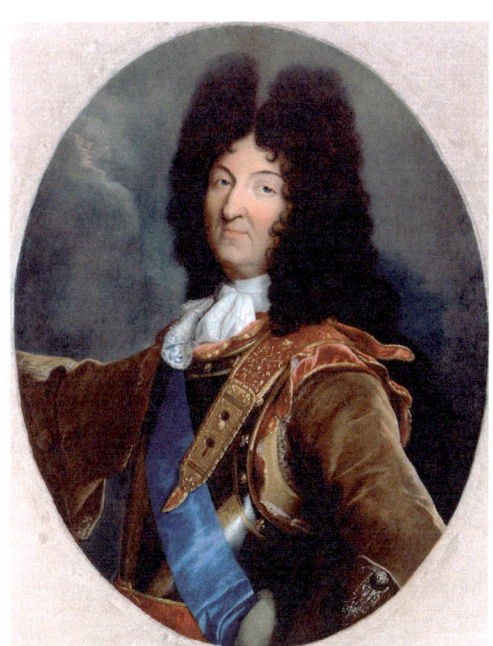

Ludwig XIV. (© akg-images / picture alliance)

Von Ärzten traktiert

Umsorgt und traktiert von dutzenden Ärzten und chirurgisch tätigen Persönlichkeiten, die sich unter Leitung von drei „Premier Médecins" um den Rheumatismus, die Verdauungsstörungen, Kopfschmerzen, Gicht, Schlaflosigkeit, Fieber, Melancholie, Erkältungen, Koliken, Analfisteln und anderem mehr des Allerhöchsten kümmerten, war das tägliche Bemühen um Gesundheit und Genesung für den Patienten selbst alles andere als angenehm. Drastische Maßnahmen, vor allem Aderlässe (die Ludwig nach einer fast fatal verlaufenden Blutung 1663 ablehnte), das Verabreichen von aus heutiger Sicht unwirksamen Medikamenten sowie vor allem Abführkuren, deren Zahl bei Ludwig XIV. auf insgesamt 1500 bis 2000 geschätzt wird, waren nicht selten provoziert von teils banalen Krankheiten. Bedenkt man, dass dies seit der Kindheit geschah und dass diese Methoden krankheitsbedingt reduzierte Allgemeinzustände eher verschlechtert haben dürften, muss die körperliche Verfassung Ludwigs recht robust gewesen sein. Er erreichte ein für damalige Verhältnisse biblisches Alter von 77 Jahren.

Kongenitale Frontzähne

Ein besonderes Kapitel ist die Zahngesundheit Ludwigs. Geboren mit kongenitalen Frontzähnen (Dentitio praecox), mit denen er die Brüste seiner acht Ammen wundgebissen haben soll, wird ab dem neunten Lebensjahr eine erhebliche Karies vermutet. Grund dafür dürfte vor allem der übermäßige Genuss des damals kostbaren Zuckers gewesen sein. Der König liebte zeitlebens Süßigkeiten, etwa in Form kandierter Früchte. Eine Verbindung zwischen dem extensiven Zuckerkonsum und den zunehmenden Zahnproblemen haben seine Leibärzte anscheinend nie herstellen können. „Zähne wurden in dieser Zeit nicht besonders geschätzt", berichtet Niels Pausch von der Universitätsklinik Leipzig in einem Fachbeitrag. Zahnpflege war nicht üblich, lückenhafte Gebisse waren die Regel und die Behandlungsmöglichkeiten waren begrenzt. Insofern wurde es als bequemer angesehen, wenn man die Zähne, auch gesunde, ziehen ließ.

Zahnlos ab Anfang 60

Jedoch stimme es nicht, dass Ludwig bereits in jungen Jahren prophylaktisch alle Zähne extrahiert worden seien, so Pausch. Der HNO-Arzt und Mund-, Kiefer- und Gesichtschirurg kam auf Grundlage eines Abgleichs gesundheitlicher Details in der königlichen Gesundheitsakte mit 36 Porträts des Monarchen zwischen 1638 und 1715 zu dem Ergebnis, dass erst ab 1678 ein Verlust der Lippenfülle mit negativen Veränderungen des Gesichtsprofils erkennbar seien. Betrachtet man auf dem berühmten Porträtbild von Hyacinthe Rigaud aus dem Jahre 1701 die Mundpartie des damals 63-Jährigen Monarchen, ist zu erahnen, dass hinter den verschlossenen Lippen kaum noch ein Zahn vorhanden gewesen sein kann. Vor dem 40. Lebensjahr jedoch seien offenbar kaum Zahnbehandlungen erfolgt, meint Pausch. „1685 war das Gebiss dann so ruinös, dass im Oberkiefer Serienextraktionen vorgenommen werden mussten." Dabei muss es zur Eröffnung der Kieferhöhle, deren Existenz damals weitgehend unbekannt war, gekommen sein.

Barbiere und Zahnreißer

Ausgebildete Zahnärzte in heutigem Sinne gab es nicht. Ärzte fanden es unter ihrer Würde, sich mit solch handwerklichen Dingen zu befassen. Das war Sache von Barbieren, Zahnreißern und Quacksalbern. „Im Vergleich dazu waren die Zahnärzte des Königs wahrscheinlich besser ausgebildet und ausgestattet", vermutet Pausch. Dies schließe aber Komplikationen nicht aus – damals wie heute. Bei König Ludwig XIV. war offensichtlich eine Mund-Antrum-Fistel entstanden.

Solche Fisteln entstehen meist infolge einer Zahnentfernung aus dem seitlichen Oberkiefer, heute auch nach Wurzelspitzenresektionen oder nach Entfernung von Zysten aus dem Sinus maxillaris. Unbehandelt entwickelt sich meistens eine polypöse Sinusitis: Bakterien gelangen aus der Mundhöhle über die Mund-Antrum-Verbindung in die eigentlich sterile Kieferhöhle und gegebenenfalls weitere Nasennebenhöhlen. Ein diagnostischer Hinweis ist der Nasenblasversuch: Nach tiefem Einatmen soll der Patient über die – allerdings blockierte – Nase ausatmen. Dabei entweicht Luft mit hörbarem Zischen aus der Verbindung zur Kieferhöhle.

Nase läuft nach Weingenuss

Zeitzeugen haben beschrieben, dass dem König beim Trinken von Wein dieser aus der Nase herauslief. „Für eine iatrogene Läsion von Hart-oder Weichgaumen gibt es keine ausreichenden Belege", führt Pausch an. Das Austreten von Flüssigkeit aus der Nase beim Trinken sei bei Mund-Antrum-Verbindungen über das Ostium naturale der Kieferhöhle leicht möglich.

In der Annahme, es liege ein septischer Prozess im Kieferknochen vor, brannte der Chirurg Charles-François Félix die Fistelöffnung mehrfach mit einem Glüheisen aus – man stelle sich die Schmerzen vor! Daraufhin schloss sich die Fistel wahrscheinlich inkomplett. Nach einer längeren Heilungsperiode, so die britische Historiker Colin Jones, soll sich das Phänomen verbessert und wieder eine halbwegs normale Nahrungsaufnahme – nur eben ohne Zähne – möglich gewesen sein. Alle an der Behandlung beteiligten Personen wurden fürstlich belohnt.

Rezidive nicht immer vermeidbar

Heute sind persistierende Mund-Antrum-Fisteln selten. Nach erfolgreicher Behandlung der Infektion mittels Spülungen und systemischer Antibiose erfolgt die plastische Deckung. Dazu wird das Fistelepithel entfernt und zur Defektdeckung Schleimhaut oder Gewebe aus dem Bichat'schen Fettkörper (zwischen Musculus buccinator und Musculus masseter) verwendet. Zusätzlich erfolge unter Umständen die Interposition von Faszie oder Knorpel, erläutert Pausch. Bei großen Läsionen sei außerdem die Verwendung eines Temporalismuskellappens diskutabel. „Fistelrezidive sind aber selbst bei kunstgerechtem Verschluss nicht immer vermeidbar." Davon ist bei Ludwig XIV. allerdings nichts bekannt.

Literatur

Bernard L (1962) Medicine at the court of Louis XIV. Med Hist 6(3):201–213

Jones C (2008) The King's Two Teeth. Hist Workshop J 65:79–95

Pausch NC (2014) Ludwig der XIV., seine Zahnerkrankungen und die damit einhergehenden fazialen morphologischen Veränderungen. Dtsch Zahnaerztl Z 69(4):224–225

Pausch NC (2015) Ludwig der XIV. und die Mund-Antrum-Fistel. Face 4:46–47

William Henry Harrison: Präsident für einen Monat

© Der/die Herausgeber bzw. der/die Autor(en), exklusiv lizenziert an Springer-Verlag GmbH, DE, ein Teil von Springer Nature 2025
T. Meißner, *Der prominente Patient*, https://doi.org/10.1007/978-3-662-70111-9_45

Er war der US-Präsident mit der bislang kürzesten Amtszeit: William Henry Harrison starb im Jahre 1841 nur vier Wochen nach seiner Vereidigung – ein Präzedenzfall mit Folgen. Und ein Hinweis auf die Hygiene in Washington D.C.

Am 4. März 1841, einem nasskalten Donnerstag, ritt der zum neunten Präsidenten der USA gewählte ehemalige Generalmajor William Henry Harrison (1773–1841) auf einem Pferd zu seiner Vereidigung zum Kapitol in Washington D.C. Danach hielt der mit 68 Jahren zu diesem Zeitpunkt älteste US-Präsident die längste Antrittsrede der US-Geschichte. Sie dauerte fast zwei Stunden. Harrison trug weder Hut noch Mantel. Als er genau einen Monat später starb, schien klar, dass diese Unvorsichtigkeit, mit der er Kritikern wohl seine Vitalität beweisen wollte, ihn das Leben gekostet habe. Bis heute wird kolportiert, er sei an einer Pneumonie gestorben. Dies aber könne nicht stimmen, meinen Jane McHugh, Autorin aus San Antonio, und der Internist Philip A. Mackowiak von der University of Maryland School of Medicine in Baltimore. Sie haben den klinischen Verlauf der Erkrankung des Präsidenten auf Grundlage alter Dokumente nachvollzogen.

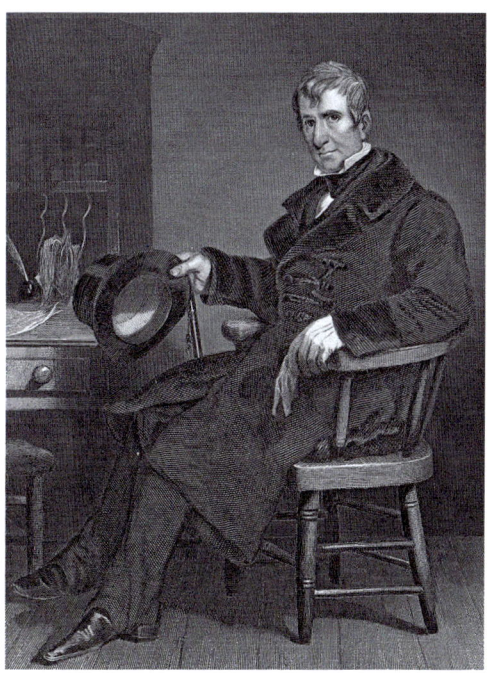

William Henry Harrison. (© traveler1116 / Getty Images / iStock)

Körperlich und psychisch erschöpft

Nach Angaben seines persönlichen Arztes Thomas Miller verlangte der kränkelnde Harrison am 26. März nach ihm, also drei Wochen nach der feierlichen Amtseinführung. Er berichtete über eine seit Tagen anhaltende Indisposition, die er auf schwere Erschöpfung und psychische Belastung („mental anxiety") zurückführte. Er hatte versucht, seinen Beschwerden mit einer Fastenkur und unbekannter Medizin entgegenzuwirken. Harrison berichtete seinem Arzt zudem über eine langbestehende „Neuralgie", die Kopf, Magen und oft auch seine Extremitäten ergreife. Seine chronische Dyspepsie sei kürzlich wieder aufgeflammt.

Bereits am nächsten Tag fand Miller seinen Patienten deutlich verschlechtert mit Schüttelfrost vor, der plötzlich eingesetzt habe. Er verordnete eine Schwitzkur mit Senfpflaster, warmen Wickeln, Decken und Getränken sowie Brechweinstein (Kaliumantimonyltartrat) und Spiritus Mindereri (essigsaures Ammoniak). Harrison fühlte sich zunächst etwas besser. Da er seit zwei Tagen keinen Stuhlgang gehabt hatte, gab es zusätzlich ein quecksilberhaltiges Abführmittel sowie ein weiteres Laxans. Einen Tag später klagte Harrison über starke Schmerzen über dem rechten Auge sowie über Schmerzen in seiner rechten Seite, verstärkt bei tiefer Inspiration und bei Bewegung, es bestand kein Druckschmerz. Später stellte Miller die Diagnose einer Entzündung des rechten Lungenunterlappens, verkompliziert durch „Kongestion der Leber".

Zunehmende Verschlechterung

Von nun an verschlechterte sich der Zustand Harrisons zunehmend. Aufgrund von Übelkeit und drohender Ohnmacht verzichtete Miller auf einen Aderlass, die sonst übliche Prozedur bei Lungenentzündungen. Stattdessen wurden dem Patienten Schröpfköpfe gesetzt, weiter verschiedenartige Laxanzien verabreicht und Einläufe vorgenommen, aber auch Laudanum rektal eingeführt, um die „unangenehmen Effekte der Einläufe" zu lindern, hinzu kam das Brechmittel Ipecac.

Ab dem dritten Tag nach Erstkonsultation des Arztes setzte der Patient dunkle, wässrige, teils blutige und fötide Stühle ab. Der Urin erschien konzentriert, Puls und Atmung waren beschleunigt. Beim Husten hochgebrachter gelber Schleim war teils blutig tingiert. Das Fieber bestand weiter. Harrison wirkte zunehmend geschwächt, teils verwirrt. Miller rief zwei weitere Ärzte dazu, die sein Vorgehen bestätigten, gerade auch was die ausleitenden Maßnahmen anging. Immer mehr teils pflanzliche, teils Quecksilber- und Morphinhaltige Zubereitungen wurden verabreicht.

Nach kurzzeitiger subjektiver Besserung nahm am 2. April die wässrige Diarrhoe an Intensität zu, der Patient wurde zunehmend lethargisch, teils unruhig bei steigendem Fieber, trockener Zunge und gespanntem Abdomen. Nun versuchten es die Ärzte mit Stimulanzien: Senfpflaster wurden auf Extremitäten und Abdomen aufgebracht, Laudanum, Kampfer, Ammoniumkarbonat (Riechsalz) und heißer Brandy verabreicht sowie mit Abreibungen versucht, dem sterbenden Körper wieder Leben einzuhauchen. Die Extremitäten wurden zunehmend blau und kalt, der Puls immer schwächer bis die Atmung in den frühen Morgenstunden des 4. April 1841 aussetzte.

Tod durch Typhus abdominalis

Eine von den behandelnden Ärzten vorgeschlagene Autopsie war abgelehnt worden. Fast zwei Jahrhunderte lang wurde die Diagnose „Pneumonie" als Sterbeursache behauptet. Dabei hatte Miller seine Unsicherheit klar formuliert: „Die Krankheit kann nicht als reine Pneumonie angesehen werden…" McHugh und Mackowiak machen in ihrer Pathografie darauf aufmerksam, dass pulmonale Symptome erst am fünften Krankheitstag und eher intermittierend aufgetaucht waren. Dagegen standen die Obstipation und die abdominale Abwehrspannung trotz massiver Laxanziengabe tagelang im Mittelpunkt. Die rechtsseitigen Schmerzen (genauer wird die Lokalisation nicht beschrieben) konnte Miller offenbar nicht sicher zuordnen. Eine pleuritische Genese sei zwar nicht ausgeschlossen, wahrscheinlicher jedoch sei Harrison an einer gastrointestinalen Infektion gestorben, sind McHugh und Mackowiak überzeugt, genauer: an Typhus abdominalis.

Abgesehen von Fieber und Schmerzen weisen sie auf die faulig riechenden Stühle mit erbsensuppenartiger Konsistenz hin. Unspezifische Symptome wie frontale Kopfschmerzen, Anorexie, Husten und Muskelschmerzen, wie sie bei Harrison aufgetreten waren, seien typisch für Typhus abdominalis, aber auch respiratorische Symptome. Gastrointestinale Blutungen seien ein Resultat von Hyperplasien, Ulzerationen, Nekrosen und Peyer-Plaques infolge der Salmonelleninvasion im Darm. Die Tatsache, dass Harrison wegen seiner Dyspepsie regelmäßig ein Antazidum einnahm (Natron), könnte die Aufnahme von Salmonellen über Wasser und die Nahrung begünstigt haben, da nun die säurehaltige Barriere im Magen fehlte.

Lagerstelle für Fäkalien

Bis 1850 gab es in Washington D.C. keine Kanalisation. Fäkalien und Abwässer wurden einfach auf die Straße gekippt. In unmittelbarer Nähe des Weißen Hauses und dem Brunnen, aus dem der Regierungssitz mit Frischwasser versorgt wurde, gab es eine Lagerstelle für Fäkalien, die täglich beliefert wurde. „Dies könnte erklären, warum drei Vorkriegspräsidenten [*gemeint ist der amerikanische Bürgerkrieg 1861–1865 – Anm. d. Autors*], nämlich Harrison, James K. Polk und Zachary Taylor, an schweren Gastroenterititiden erkrankten, während sie im Weißen Haus residierten", erklären die Pathografen. Taylor erlag ebenfalls der Krankheit, Polk überlebte, um wenig später an Cholera zu sterben. Es gibt also gute Gründe anzunehmen, dass Harrison wegen mit Salmonellen kontaminierter Nahrung an Abdominaltyphus erkrankte und deshalb im septischen Schock gestorben ist, womöglich nach Darmperforation aufgrund der massiven abführenden Maßnahmen.

Wegen seiner kurzen Amtszeit ist Harrison politisch bedeutungslos geblieben. Jedoch schuf sein Tod einen Präzedenzfall in der US-Geschichte. Denn es war damals unklar, ob der Vizepräsident John Tyler nach dem Tod des Präsidenten lediglich geschäftsführend die Aufgaben und Befugnisse wahrnehmen dürfe oder ob er als vollwertiger Präsident gelten müsse. Tyler entschied sich gegen starken Widerstand für letzteres. Erst 1967 wurde dies im 25. Zusatzartikel zur US-Verfassung endgültig geregelt.

Literatur

Anonymous (1841) President Harrison's last illness. Boston Med Surg J 25:25–32 (via Google Books)

McHugh J, Mackowiak PA (2014a) Death in the White House: President William Henry Harrison's Atypical Pneumonia. Clin Infect Dis 59(7):990–995

McHugh J, Mackowiak PA (2014b) What Really Killed Henry Harrison? New York Times 2014, March 31 (online, Zugriff: 8. Nov. 2020)

Miller T (1841) The case of the late William Henry Harrison, president of the United States. West J Med Surg 3:469–476 (via Google Books)

Dschingis Khan: Opfer des Schwarzen Todes

© Der/die Herausgeber bzw. der/die Autor(en), exklusiv lizenziert an Springer-Verlag GmbH, DE, ein Teil von Springer Nature 2025
T. Meißner, *Der prominente Patient*, https://doi.org/10.1007/978-3-662-70111-9_46

Ist der Begründer des Mongolischen Reiches, Dschingis Khan, Opfer einer Pandemie geworden? Fest steht: Die Umstände seines Todes sollten unbedingt geheim bleiben.

Von einem großen Herrscher des Mittelalters, bis heute berühmt-berüchtigt für seine militärischen Erfolge, wird erwartet, dass er im Kampf stirbt – oder zumindest auf dramatische Weise. Über das Ende Dschingis Khans (mongolisch: Temüdschin, ca. 1162–1227), dem Begründer des Mongolischen Reiches, der nach Westen mit seinen Truppen bis zum Kaspischen Meer und nach Osten bis zum Japanischen Meer vorgedrungen war, kursieren mehrere dem Klischee entsprechende Legenden:

- Er sei nach Sturz von seinem Pferd seinen Verletzungen erlegen.
- Er fiel einer erbeuteten tangutischen Prinzessin/Königin zum Opfer und verblutete, nachdem diese ihn wahlweise kastriert, erstochen oder vergiftet habe.
- Er fiel in einer Schlacht gegen die Chinesen.
- Ein vergifteter Pfeil traf ihn, als er zum wiederholten Male gegen die westliche Xia-Dynastie (heutige chinesische Provinz Gansu und autonomes Gebiet Ningxia) in den Krieg gezogen war.

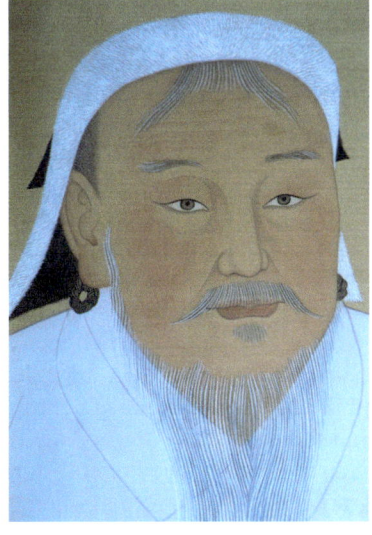

Dschingis Khan. (© Therin-Weise / imageBROKER / picture alliance)

Tod trat zur Unzeit ein

„All diese Legenden sind wahrscheinlich erst später erfunden worden und entsprechen nicht oder ignorieren bewusst akzeptierte historische Fakten", berichten Wenpeng You und Francesco Galassi vom FAPAB Research Center in Avola, Italien, und ihre Kollegen. Khans Familie und Angehörige waren streng instruiert worden, über die Umstände des Todes zu schweigen. Denn sein Tod trat zur Unzeit ein, eben auf dem Höhepunkt eines seit 20 Jahren währenden Konflikts mit der westlichen Xia-Dynastie, die dann 1227 tatsächlich von den Mongolen besiegt worden war. Die Wissenschaftler vermuten eine ganz andere, naheliegende Todesursache Dschingis Khans. Nämlich die Infektion mit einem Erreger, der seit der Bronzezeit mit Epidemien und Pandemien Millionen Menschen den „Schwarzen Tod" gebracht hatte: Yersinia pestis, Auslöser der Beulen- und Lungenpest.

Rekonstruktion der Umstände

Die Postmortem-Diagnostik wird erschwert durch die Tatsache, dass Khans Überreste vermutlich nie gefunden werden. Da die Mongolen damals glaubten, dass die göttliche Macht eines Herrschers nach dem Tod im Körper verbleibe, wurden die Leichen an versteckten, schwer zugänglichen Orten bestattet. Dies geschah bevorzugt in den Bergen, wo man glaubte, dass der Herrscher näher seinem endgültigen Ziel sei, dem Himmel. Nach Recherchen des deutschen Sinologen Ernst Haenisch (1880–1966) soll der Leichnam „an der Rückseite des Altai Han und an der Sonnenseite des Kentei Han-Gebirges an einem Orte namens ,Große Örtek'" in einem von der Familie errichteten Grabhügel beigesetzt worden sein, nachdem der Karren mit der Leiche in einem Sumpf bis zu den Naben eingesunken war und die Prozession nicht weiterkam. Die Berichte dazu sind widersprüchlich, Suchexpeditionen waren nicht erfolgreich, zumal geografische Benennungen im Laufe der Jahrhunderte gewechselt haben. Ein paläopathologischer Nachweis der Todesumstände wird daher wohl niemals geführt werden können. Haenisch fand es merkwürdig, dass der Tod Dschingis Khans in der chinesischen Geschichtsschreibung „so kurz abgetan wird, während […] das Ende seines Vaters Yesugei anschaulich geschildert ist."

In der „Geschichte von Yuan" (Yuan-Dynastie des mongolischen Kaiserhauses, 1229–1368) wird jedoch berichtet, dass Khan sich ab dem 18. August 1227 unwohl gefühlt und an Fieber gelitten habe. Acht Tage nach Ausbruch der Erkrankung war Khan tot. Nur wenige Monate zuvor hatten mongolische Truppen bei Lingwu eine Schlacht gegen die Tanguten gewonnen, als danach im Heer die Pest ausgebrochen sein soll. Dem konfuzianischen Gelehrten Yelü Chucai, 29 Jahre lang Berater mongolischer Herrscher, darunter auch Dschingis Khans, soll es damals gelungen sein, mit Zubereitungen aus Rhabarber tausende mongolische Soldaten vor dem Pesttod zu retten.

Pest oder Typhus?

Khan war zum Zeitpunkt seiner Erkrankung etwa 65 Jahre alt und die vorangegangene sechsmonatige Belagerung von Yinchun, der Hauptstadt des westlichen Xia, müsse ihn physisch wie psychisch erschöpft haben, berichten You und Galassi. Khan habe versucht, dem heißen Wetter zu entkommen, indem er sein Lager in die Berge verlegt habe, um dort eine neue Strategie gegen die verfeindete Dynastie zu ersinnen. Dort erkrankte er, was ein zeitgenössischer persischer Historiker auf das ungesunde Klima zurückführte. Haenisch interpretierte die Symptome als Typhus. Von typischen Typhus-Symptomen wie abdominellen Schmerzen und Erbrechen ist jedoch nirgends die Rede.

Die Umstände der Erkrankung mit rasch tödlichem Verlauf und der vorangegangene Pestausbruch im mongolischen Heer sprächen retrospektiv für die Diagnose Pest, so die australischen und italienischen Forscher. Die vage Wortwahl zur Beschreibung der Todesumstände des Herrschers würden dies eher stützen, wenngleich eine Lungenbeteiligung infolge hämatogener Streuung der Bakterien weder bestätigt noch ausgeschlossen werden kann, da die Quellen keine Symptome wie blutiges Sputum und Bluterbrechen erwähnen. Angesichts der kriegerischen Auseinandersetzung war das Umfeld des Herrschers bemüht, die Erkrankung und ihre Umstände geheim zu halten, um dessen Mission nicht zu gefährden.

Pest – Plage der Menschheit

Bereits in 3800 Jahre alten Skeletten aus der Bronzezeit konnte DNA von Yersinia pestis gefunden werden. Die erste Pest-Pandemie („Justinianische Pest") ging von Indien aus und erreichte in den Jahren 541/542 Konstantinopel. Der Mittelmeerraum war bis 750 von mindestens 18 Pestepidemien mit teils katastrophalen Ausmaßen betroffen. Die zweite Pest-Pandemie erreichte Sizilien, wahrscheinlich von Zentralasien kommend, im Oktober 1347. Handelsschiffe brachten mit infizierten Flöhen beladene Ratten nach Messina, von wo das Unheil seinen Ausgang nahm. Nach Schätzungen starb bis 1352 ein Drittel der europäischen Bevölkerung (über 25 Mio. Menschen). Ende des 14. Jahrhunderts kam die Pandemie zu einem Ende, die nächsten 400 Jahre brachen aber immer wieder Epidemien aus, die vor allem die Stadtbevölkerungen dezimierte. Die dritte Pest-Pandemie begann 1855 in Südwestchina und breitete sich bis 1920 per Schiff nach Japan, Indien, Australien, Nord- und Südamerika aus. In Europa sind nach 1950 nur noch wenige Pestfälle beschrieben, isolierte Ausbrüche gibt es weltweit bis heute.

Menschen mit dem autosomal-rezessiv vererbten familiären Mittelmeerfieber (FMF) sind aufgrund ihrer Pyrin-Genmutation (MEFV-Gen) bis zu einem gewissen Grade vor Y. pestis geschützt. Dies betrifft Menschen jüdischer, arabischer, armenischer oder türkischer Abstammung und kann als evolutionäre Adaptation interpretiert werden.

Literatur

Glatter KA, Finkelman P (2021) History of the plague: an ancient pandemic for the age of COVID-19. Am J Med 134:176–181

Haenisch E (1933) Die letzten Feldzüge Cinggis Han's und sein Tod nach der ostasiatischen Überlieferung. Asia Major 9:503–551

You W et al (2021) Genghis Khan's death (AD 1227): an unsolvable riddle or simply a pandemic disease? Int J Infect Dis 104:347–348

François Mitterrand: Das Geheimnis des Präsidenten

© Der/die Herausgeber bzw. der/die Autor(en), exklusiv lizenziert an Springer-Verlag GmbH, DE, ein Teil von Springer Nature 2025
T. Meißner, *Der prominente Patient*, https://doi.org/10.1007/978-3-662-70111-9_47

Elf Jahre lang war es François Mitterrand gelungen, seine Krebserkrankung geheim zu halten. Womöglich deshalb ist er bis heute der am längsten amtierende französische Staatspräsident.

Wie privat ist die Gesundheit eines Spitzenpolitikers? In Industrieländern, wo Präsidenten über den Einsatz von Atomwaffen entscheiden, ist die Antwort vor langer Zeit gegeben worden: Sie ist nicht privat! So auch in Frankreich, wo man den Morbus Waldenström von Georges Pompidou (1911–1974), zweiter Präsident der Fünften Republik, bis eine Woche vor seinem Tod verheimlicht hatte. „Als Konsequenz aus dieser Schimäre kam man im Dunstkreis der Macht überein, dass Frankreichs Präsidenten die Öffentlichkeit künftig regelmäßig über ihren Gesundheitszustand informieren sollten", schreibt der Historiker und Arzt Ronald D. Gerste in seinem Buch „Wie Krankheiten Geschichte machen". Das hielt François Mitterrand (1916–1996) und seine Gefolgschaft nicht davon ab, die Öffentlichkeit konsequent zu belügen – elf Jahre lang. Sein Vertrauensarzt Claude Gubler bestätigte mit seiner Unterschrift in allen offiziellen Gesundheitsbulletins das Wohlergehen des französischen Staatspräsidenten.

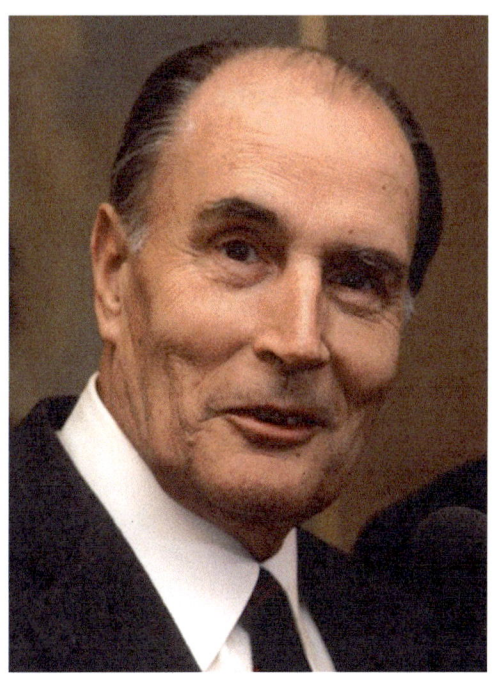

François Mitterrand. (© gemeinfrei)

Diagnose kurz nach Amtsantritt

Im Mai 1981 hatte es Mitterrand nach zwei vergeblichen Anläufen als erster Sozialist geschafft, zum Präsidenten Frankreichs gewählt zu werden. Zu diesem Zeitpunkt soll der damals 64-Jährige nach Informationen der Zeitung „Le Monde" bereits gewusst haben, dass er Prostatakrebs hat. Belegt ist die Zusammenkunft Mitterrands mit Claude Gubler und dem Urologen Adolphe Steg vom Hôpital Cochin ein halbes Jahr nach der Wahl, am 16. November 1981. Der Präsident war wegen seiner Rückenschmerzen gründlich untersucht worden, danach redeten die Ärzte Klartext: Er leide unter einem Prostatakarzinom, das bereits ins Skelett metastasiert sei. Seine Lebenserwartung liege zwischen sechs Monaten und drei Jahren. Mitterrand reagierte nach Gublers Angaben geschockt und mit den Worten „Genug damit. Ich bin erledigt!" Spätestens jetzt hätte die Öffentlichkeit über die Tatsache einer schweren Erkrankung informiert werden müssen. Dies geschah nicht. Mitterrand wollte, dass seine Krankheit als Staatsgeheimnis behandelt wird. Niemand, abgesehen von seinem engsten Beraterkreis und den Ärzten, sollte davon erfahren.

Gerüchte und Lügen

Gerüchte um eine Krebserkrankung waberten bereits durch die Medien, als Mitterrand 1981 unter falschem Namen im Pariser Militärkrankenhaus Val-de-Grâce aufgenommen worden war. Der Präsident wiegelte im Mai 1982 ab und sprach von Lumbago. In Wahrheit willigte er in eine medikamentöse und Strahlentherapie ein. Gubler wich bei offiziellen Terminen nun kaum von der Seite des Präsidenten, weshalb sein auffällig backenbärtiges Gesicht oft gemeinsam mit Mitterand auf Pressefotos und Filmaufnahmen zu sehen ist. „Freilich hatte der Leibarzt offiziell keine größeren Sorgen als die eine oder andere ‚Erkältung' des Präsidenten", so der ironische Kommentar von Gerste. Bei Auslandsreisen wurden die Infusionsbehandlungen bevorzugt nachts vorgenommen. Das Infusionsbesteck und die Medikamente transportierte man im Diplomatengepäck. Bei Reisen in die europäischen Ostblockstaaten mussten die heimlichen Infusionen wortlos erfolgen, da Mitterrand und seine Entourage davon ausgingen, abgehört zu werden.

Noch einmal sieben Jahre

1988 kandidierte der nun 72-jährige Mitterrand für eine zweite siebenjährige Amtszeit. Als er 1989 in offensichtlich maladem Zustand von einem Staatsbesuch in Venezuela zurückkehrte, gab es erneut Gerüchte um seine Gesundheit, ebenso beim Staatsbesuch im April 1990 in den USA. Das Magazin „TIME" titelte „France: Mystery Malady". Die äußerliche Veränderung Mitterrands und die Fatigue waren kaum zu übersehen. Im halbjährlichen Gesundheitsbulletin ist von niedrigem Blutzucker und Blutdruck die Rede.

Im September 1992 versuchen die Ärzte den Präsidenten von der Notwendigkeit einer Operation zu überzeugen, doch Mitterrand zögert. Seine Skepsis Ärzten gegenüber ist bekannt, er bevorzugt teils unkonventionelle Behandlungsmethoden.

Schließlich stellen Mitterrands Ärzte im September 1992 die Operationsindikation, Bernard Debré vom Hôpital Cochin informiert anschließend die Presse: Der Präsident fühle sich „großartig". Es folgen Strahlen- und die Chemotherapien. Mitterrand schafft es, seine zweite Amtszeit zu vollenden.

Laut Gubler war er in den letzten Monaten amtsunfähig. Dies bestritten später enge Mitarbeiter. So erklärte der spätere Premierminister Alain Juppe gegenüber Reportern, die intellektuellen Fähigkeiten des Präsidenten seien nie beeinträchtigt gewesen. Andere Politiker wiesen darauf hin, dass die Verfassung dem Staatsrat durchaus die Möglichkeit gebe, den Staatspräsidenten im Notfall abzusetzen – egal ob aus gesundheitlichen oder aus politischen Gründen.

Gut ging es Mitterrand jedenfalls nicht: Ab Ende 1994 klagte er über starke Schmerzen und suchte Hilfe beim Schmerzmediziner Jean-Pierre Tarot sowie beim Naturheilkundler Philippe de Kuyper. Gubler wurde als Vertrauensarzt von Mitterrand entlassen. Im Juli 1994 folgte eine weitere Operation. Ein Jahr später war seine zweite Amtszeit zu Ende, er starb nur wenige Monate später am 8. Januar 1996.

Wahrheit versus Schweigepflicht

Schon eine Woche später veröffentlichte Claude Gubler gemeinsam mit einem Politikjournalisten sein Buch „Le Grand Secret"

(Das große Geheimnis), in der der Arzt ausführlich über die Erkrankung des Präsidenten berichtet. Er wolle lediglich enthüllen, was (angeblich) nach dem Willen des Präsidenten enthüllt werden sollte und er wolle mit sich selbst ins Reine kommen. Die Auslieferung des Buches wurde von einem Pariser Gericht wegen besonders schwerwiegenden Eingriffs in die Privat- und Intimsphäre innerhalb von 24 Stunden untersagt. Gubler wurde in der Öffentlichkeit sowie von der französischen Ärzteschaft sowohl für die Verletzung seiner Schweigepflicht heftig kritisiert als auch für sein jahrelanges Lügen über die Krankheit des Präsidenten. Wenige Monate später folgte wegen Verletzung der ärztlichen Schweigepflicht die Verurteilung zu vier Monaten Haft auf Bewährung. Die französische Ärztekammer entzog Gubler 1997 die Mitgliedschaft und er wurde aus der Ehrenlegion ausgeschlossen. Außerdem mussten er und sein Verlag den Hinterbliebenen insgesamt 180.000 Francs Schadensersatz zahlen.

Nach Auffassung des Europäischen Gerichtshofs für Menschenrechte im Mai 2004 hätte das Verkaufsverbot des Buches nach einigen Monaten aufgehoben werden sollen, da bereits 40.000 Exemplare verkauft worden waren und das Buch im Internet abrufbar war. Die ärztliche Verschwiegenheitspflicht sei damit nicht weiter ausschlaggebend und das Veröffentlichungsverbot mit Blick auf die Meinungsfreiheit nicht mehr zu rechtfertigen gewesen. Daraufhin wurde das Buch im Jahre 2005 von einem Verlag neu aufgelegt.

Literatur

Cathcart B (1996) How Mitterrand bet his life – and his country /Big secrets, big lies: Mitterand's French gamble/Mitterand's big secret was the 14-year lie. The Independent, 21. Jan. 1996 (online)

Drozdiak W (1996) Mitterrand Hid Cancer for Decade, Doctor Says. The Washington Post, 17. Jan. 1996 (online)

Europäischer Gerichtshof für Menschenrechte, Kammer II, Beschwerdesache Plon (Société) gegen Frankreich, Urteil vom 18.05.2004, Bsw. 58148/00. https://www.ris.bka.gv.at/

Gerste RD (2019) Wie Krankheiten Geschichte machen, 4. Aufl. Klett-Cotta, S 333–337

James B (1996) Mitterrand's Cancer: An 11-Year Secret. New York Times, 10. Jan. 1996 (online)

Klinkhammer G (1996) Kontroverse um Buch von Mitterrands Leibarzt: Verletzung der ärztlichen Schweigepflicht. Dtsch Ärztebl 93(8):A-454 / B-385 / C-359

Wikipedia (franz.): Eintrag „Claude Gubler" (Zugriff: 8. Nov. 2021)

Georg III.: Nicht plausibler Porphyrie-Mythos

© Der/die Herausgeber bzw. der/die Autor(en), exklusiv lizenziert an Springer-Verlag GmbH, DE, ein Teil von Springer Nature 2025
T. Meißner, *Der prominente Patient,* https://doi.org/10.1007/978-3-662-70111-9_48

Bis heute fällt im Zusammenhang mit der seltenen Porphyrie der Begriff „königliche Krankheit". Dies geht auf den britischen König Georg III. und seine Familie zurück. Es handelt sich um eine posthume Fehldiagnose.

Wie heikel eine retrospektive Diagnose sein kann, zeigt das Beispiel eines der am längsten herrschenden britischen Könige, Georg III. (1738–1820). Die scheinbar gut begründete These zweier Psychiater Mitte der 1960er-Jahre, der König sei gar nicht psychisch krank, sondern ein „klassischer Fall von Porphyrie" gewesen, ist Jahrzehnte später detailliert widerlegt worden.

Manisch-depressive Erkrankung

Das ist unter anderem deshalb wichtig, weil es Folgen für die Interpretation britischer Geschichte hat, was die Handlungen und Entscheidungen Georg III. angeht. In dessen knapp 60-jährige Amtszeit fallen der Verlust eines großen Teils der nordamerikanischen Kolonien, die Vereinigung des Königreiches Großbritannien mit Irland, die Koalitionskriege sowie der Ausbau der britischen Seemacht auf den Weltmeeren. Wichtig ist der Ausschluss der seltenen Erbkrankheit Porphyrie aber auch für seine Nachkommen, denen teils ebenfalls das Leiden zugeschrieben wurde. Und schließlich ist die Geschichte ein Lehrstück über wissenschaftliche Gründlichkeit und Lauterkeit.

Bis Ende der 1950er-Jahre galt als sicher, dass Georg III. an einer manisch-depressiven Erkrankung gelitten hat. Es gab meh-

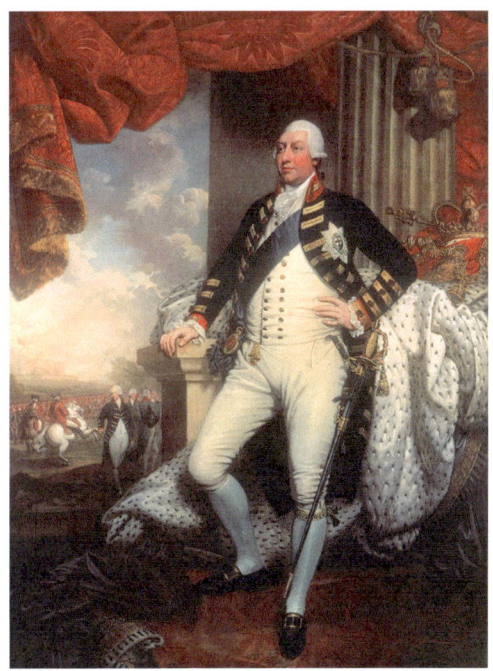

Georg III. (© akg-images / picture alliance)

rere schwere Krankheitsphasen, beginnend wahrscheinlich erstmals bei dem inzwischen 50-Jährigen im Oktober des Jahres 1788 mit einer manischen Episode, die sechs Monate anhielt. Es folgten weitere Episoden in den Jahre 1801 und 1804. 1810 schließlich hatte sich der geistige wie körperliche Gesundheitszustand derart verschlechtert, dass sein Sohn, der spätere Georg IV., zum Prinzregenten ernannt wurde. Der Zustand des Königs war zu diesem Zeitpunkt, gemessen an Kriterien der ICD-10 und des DSM-IV, in den Zustand einer chronischen Manie übergegangen. Außerdem war er aufgrund von Katarakten fast blind, litt an Schmerzen und wurde später zudem taub und (fraglich) dement.

Während der manischen Phasen war Georg agitiert, sprach stundenlang ununterbrochen und sehr schnell, erschien emotional labil, sexuell enthemmt und teils verwirrt. Wahnvorstellungen und Halluzinationen werden beschrieben. So soll er nicht anwesende Personen wahrgenommen haben – tote wie lebendige. Angeblich fand er einmal über 72 Stunden lang keinen Schlaf. Bei einer akuten Attacke einen Monat vor seinem Tod soll er 58 Stunden lang nicht geschlafen haben.

Wie es zur Diagnose kam

All das beschreiben die aus Deutschland stammende Ida Macalpine (zuvor: Hirschmann, geb. Wertheim) und ihr Sohn Richard Hunter, beide Psychiater und Psychoanalytiker, in einer ihrer Publikationen aus dem Jahre 1966. Ihre Botschaft: Man habe die Königsfamilie – also das Haus Hannover aus der Linie der Welfen – vom „Makel des Wahnsinns" befreit. Vielmehr müssten die psychischen Symptome im Zusammenhang mit körperlichen Symptomen interpretiert werden. Diese hatten Macalpine und Hunter nach eigenen Angaben durch Sichtung der äußerst umfangreichen Berichte und Aufzeichnungen zum Gesundheitszustand Georg III. analysiert. „Seine lange und leidvolle Krankheit erhält in den Annalen der Medizingeschichte eine neue Bedeutung als Erstbeschreibung einer seltenen Stoffwechselstörung, die bis heute nicht vollständig verstanden ist", lautete ihr Fazit und meinten eindeutig Anzeichen einer akute Porphyrie erkennen zu können – eine Diagnose, die von ihnen zudem das Etikett „Royal Malady" (königliche Krankheit) verliehen bekam.

Es gab sofort Kritik an dieser Interpretation. Dennoch wurde sie offenbar von vielen allzu gern gehört und übernommen, und zwar sowohl in medizinischen Fachkreisen wie auch bei prominenten britischen Historikern. Zweiflern, besonders aus Kreisen damaliger Porphyrie-Experten, wurde vehement widersprochen. Und so entwickelte die Geschichte von der „königlichen Krankheit" ein Eigenleben. Zumal Macalpine und Hunter nachlegten und bei einem damals noch lebenden Nachkommen angeblich Porphyrie nachweisen sowie die Krankheit bis Maria Stuart (1542–1587) und ihrem Sohn Jakob (James) I. von England (1566–1625) zurückverfolgen konnten. „Porphyria in the Royal Houses of Stuart, Hanover, and Prussia" war eine Folgestudie überschrieben, die selbst Friedrich den Großen (1712–1786) nicht ausließ. Der Dramatiker Alan Bennett brachte 1992 das sehr erfolgreiche Theaterstück „The Madness of Georg III" heraus, später wurde es verfilmt („King Georg – Ein Königreich für mehr Verstand"). All dies festigte die allgemeine Wahrnehmung und Meinung, Georg III. habe an einer Form der Porphyrie gelitten – bis in die jüngste Vergangenheit.

Erneute Analysen und Korrekturen

Mehr als vier Jahrzehnte später machten sich einige Wissenschaftler daran, allen voran Timothy Peters von der University of Birmingham, die 100-bändigen Aufzeichnungen zur Gesundheit Georg III. erneut zu sichten. Demnach sei die Diagnose Porphyrie bei Georg zurückzuweisen. Gleiches gelte für die Vorfahren und Nachkommen. Mehr noch: Die Behauptungen Macalpines und Hunters grenzten an Wissenschaftsbetrug, so Peters. Sie hätten sich nur jene Symptome und Ereignisse herausgepickt, die ins Bild passten. Es sei besonders enttäuschend, dass prominente britische Historiker die Geschichte von der „königlichen Krankheit" übernommen hätten, offenbar ohne erneut die Originalquellen zu prüfen.

Die Interpretation von Muskelschwäche, Blindheit, Heiserkeit, obstruktiver Gelbsucht, abdominellen Schmerzen und verfärbtem Urin reichten nicht aus, um die Diagnose einer akuten Porphyrie zu stellen. Die Symptome bei Ahnen und Nachkommen könnten völlig anders interpretiert werden. Vor allem aber, so Peters, habe die Porphyrie-Diagnose die Bewertung und Analyse der psychologischen Folgen der wahrscheinlich bipolaren Störung bei Georg III. verhindert, etwa was sein Selbstwertgefühl und das später gestörte Verhältnis zu seinen Kindern angeht (Georg III. hatte 15 Kinder). Außerdem könnten die rezidivierenden manischen Episoden zur Entwicklung der Demenz in fortgeschrittenem Alter beigetragen haben.

Schließlich scheint sich selbst bis in medizinische Fachkreise hinein der Glaube verfestigt zu haben, Porphyrie sei implizit mit Geisteskrankheit assoziiert. Das jedoch ist nicht der Fall.

Akute Porphyrie

Es handelt sich um eine Gruppe von Stoffwechseldefekten mit Störungen der Häm-Synthese in der Leber. Akute Porphyrien umfassen drei autosomal-dominante Gendefekte mit niedriger Penetranz sowie die sehr seltene autosomal-rezessiv vererbte ALA-Dehydratase-Mangel-Porphyrie (Doss-Porphyrie). Kolikartige Oberbauchschmerzen mit Übelkeit und Erbrechen sind oft verbunden mit akuter Obstipation und dunkel verfärbtem Urin. Die Attacken können invalidisierend und lebensbedrohlich sein. Als Trigger gelten u. a. Stress, Infektionen, manche Medikamente oder Alkohol. Die Diagnose erfolgt während der Attacke per quantitativer Bestimmung von Aminolävulinsäure und Porphobilinogen aus Urin. Medikamentös behandelt wird mit Hämarginat i.v., gelöst in Humanalbumin, und Meidung von Triggerfaktoren.

Literatur

Barman-Aksözen J, Minder AE (2022) Akute Porphyrien mal anders betrachtet. Internist 63:224–229

Dunea G (1969) Porphyria variegata, a disease of Kings. Chic Med Sch Q 28(1):29–32

Hift RJ, Peters TJ, Meissner PN (2012) A review of the clinical presentation, natural history and inheritance of variegate porphyria: its implausibility as the source of the ‚Royal Malady'. J Clin Pathol 65:200–205

Peters T (2011) King George III, bipolar disorder, porphyria and lessons for historians. Clin Med 11(3):261–264

Peters T (2015) FitzPatrick Lecture: King George III and the porphyria myth – causes, consequences and re-evaluation of his mental illness with computer diagnostics. Clin Med 15(2):168–172

Peters TJ, Beveridge A (2010) The blindness, deafness and madness of King George III: psychiatric interactions. J R Coll Physicians Edinb 40:81–85

Peters TJ, Beveridge A (2020) The madness of King George III: a psychiatric re-assessment. Hist Psychiatry 21(I):20–37

Peters TJ, Wilkinson D (2010) King George III and porphyria: a clinical re-examinatioin of the historical evidence. Hist Psychiatry 21(81 Pt 1):3–19

Macalpine I, Hunter R (1966) The „Insanity" of King George III: a classic case of Porphyria. Brit Med J 1:65–71

Macalpine I, Hunter R, Rimington C (1968a) Porphyria in the Royal Houses of Stuart, Hanover, and Prussia. Brit Med J 1:7–18

Macalpine I, Hunter R, Rimington C (1968b) Royal malady. Brit Med J 1:705–706

Rentoumi V, Peters T, Conlin J, Garrard P (2017) The acute mania of king George III: a computational linguistic analysis. PLoS ONE 12(3):e171626

Maria Theresia: Zwanzig Jahre meistens schwanger

© Der/die Herausgeber bzw. der/die Autor(en), exklusiv lizenziert an Springer-Verlag GmbH, DE, ein Teil von Springer Nature 2025
T. Meißner, *Der prominente Patient*, https://doi.org/10.1007/978-3-662-70111-9_49

Sechzehn Kinder hat Maria Theresia von Österreich geboren. Dabei vertraute sie zunehmend modernen Ansichten ihres Leibarztes. Ihre Schwangerschaften und Entbindungen spiegeln die damalige Geburtshilfe und die Allgegenwärtigkeit des Todes.

Zwischen ihrem 21. und 40. Lebensjahr brachte Maria Theresia (1717–1780), Erzherzogin und Österreich, Königin von Ungarn und Böhmen sowie nach der Krönung ihres Gatten Franz I. Stephan zum römisch-deutschen Kaiser auch als Kaiserin tituliert, sechzehn Kinder zur Welt. Dass sie in ihren ersten zwanzig Ehejahren meist schwanger war, hat sie bekanntlich nicht daran gehindert, die Regierungsgeschäfte der Habsburgermonarchie zu führen.

Multiparität war zu dieser Zeit normal und im Falle von Herrscherfamilien eine politische Notwendigkeit, besonders was männliche Nachkommen betraf. Im Vergleich mit anderen Fürstenhäusern war diese Zahl von Geburten dennoch eine Rarität. Ungewöhnlich war vor allem aber auch, dass angesichts der hohen Kindersterblichkeit, die damals alle Stände betraf, immerhin zehn der Kinder das Erwachsenenalter erreichten und ihre Mutter überlebten.

Dreimal zur Ader gelassen

Das erste Kind wurde nur drei Jahre alt, das dritte starb nach wenigen Tagen, drei Kinder starben an Pocken, einmal handelte es sich um eine Totgeburt.

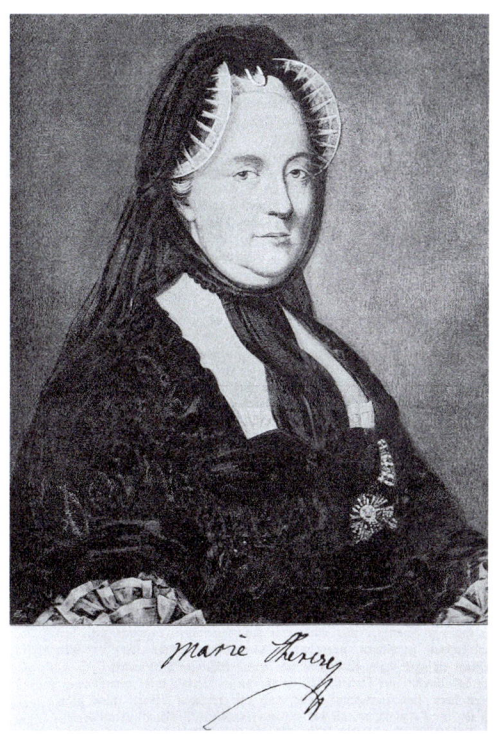

Maria Theresia. (© Bildagentur-online / Celeste / picture alliance)

Ob eine Frau schwanger war oder nicht, ließ sich damals nicht leicht erkennen, berichtet die Historikerin Barbara Stollberg-Rilinger von der Universität Münster in ihrer sehr lesenswerten Biographie. Erst wenn Kindsbewegungen spürbar waren, gingen die Frauen davon aus, sicher schwanger zu sein, also etwa ab dem vierten oder fünften Schwangerschaftsmonat. Das Ausbleiben der Menstruation galt nicht als eindeutiges Zeichen, sondern konnte, nach damaliger

Auffassung auch auf eine „Blutstockung" zurückzuführen sein oder auf das Wachstum eines „nichtmenschlichen Gewächses".

Es war üblich, die Königin während der Schwangerschaft dreimal zur Ader zu lassen. Man glaubte, dass das Ausbleiben der Menstruation Konsequenzen für die „Säftemischung im Körper" habe, da schädliche Stoffe nun nicht mehr abfließen könnten. Stollberg-Rilinger: „Übelkeit und Erbrechen während der ersten Monate wurden als Folgen des überflüssigen gestockten Blutes gedeutet." Aderlässe galten als Ersatz für die ausbleibende Blutung, besonders bei „blutreichem" Temperament. Sie waren ein gesellschaftliches Ereignis, meist wurde ein höfischer Galatag angesetzt – die Hofgesellschaft versammelte sich in Festkleidung um Maria Theresia und gratulierte.

Ansonsten wurde erwartet, dass sich die schwangere Herrscherin schonte. Sie durfte nicht in die Nähe von Kranken oder Sterbenden kommen. So ließ man Maria Theresia im Oktober 1740 nicht an das Sterbebett ihres Vaters Karl VI. Aktivitäten wie Reiten, Tanzen oder schnelle Kutschfahrten über holprige Straßen galten als gefährlich. Die Fenster des Geburtszimmers wurden mit Tüchern verhängt, nicht etwa, damit niemand hineinsehen konnte, sondern damit die werdende Mutter keinen schädlichen Anblicken ausgesetzt sei.

Regierungsarbeit sollte nicht leiden

Maria Theresia bewältigte ihre Schwangerschaften und Entbindungen scheinbar mühelos und versuchte, ihren Alltag unbeeinträchtigt davon zu bewältigen. Körperliche Schwäche machte sie ärgerlich und ungeduldig. Sie wollte nicht, dass die Regierungsarbeit unter den Schwangerschaften leidet. Wenige Tage nach einer Geburt kehrte sie wieder an ihren Schreibtisch zurück. Auch ihre religiösen Pflichten nahm sie sehr ernst.

„Erst nachdem ihre Schwester Marianne 1744 im ersten Kindbett gestorben war und vor allem nachdem sie selbst 1748 ein nicht lebensfähiges Kind zur Welt gebracht hatte, änderte sich das", berichtet Stollberg-Rilinger. Ihren eigenen Töchtern und Schwiegertöchtern habe sie später „geradezu obsessiv" davon abgeraten, während der Schwangerschaft zu reiten, zu tanzen oder Ausfahrten zu unternehmen.

Elf Töchter und fünf Söhne brachte Maria Theresia zur Welt – Söhne wurden bejubelt, die Geburt eines Mädchens wurde eher mit Enttäuschung aufgenommen. Es gab Rezepte, um das Geschlecht des Kindes zu beeinflussen. So wurde den Ehemännern empfohlen, ihrer Frau nicht zu oft ehelich beizuwohnen, weil das den Samen kraftlos mache. Als günstig im Sinne männlicher Nachkommen galt die Empfängnis am fünften Tag des Neumondes oder kurz nach der Menstruation. Nach dem Sex sollte sich die Frau auf die rechte Seite legen.

Geburt als gesellschaftliches Ereignis

Die Geburt als hochrelevantes soziales wie politisches Ereignis war hoch ritualisiert, erklärt Stollberg-Rilinger in ihrem Buch. „Nichts bringt den Charakter der dynastischen Herrschaft so klar zum Ausdruck wie die Tatsache, dass das Appartement der zentrale Ort war, an dem beides sich abspielte: die Geburt der Kinder als Herrschaftsnachfolger und die Ausübung der Herrschaft selbst."

In der Hofkapelle und anderen Kirchen wurde das „Hochwürdigste Sakrament in einer Monstranz auf dem Altar ausgestellt." Magisches Denken war verbreitet. Damit die Geburt glücklich verlaufe, wurden im Raum Reliquien aufgestellt und Gebärenden ein Luchsstein (angeblich aus dem Harn eines Luchses) um den Hals gelegt – Maria Theresia besaß zwar einen, hat diesen aber nie benutzt, weil sie dies für Aberglauben hielt.

Außerdem hatten die Frauen der männlichen Hofamtsträger sowie die Spitzen des weiblichen Hofstaats das Recht und die Pflicht, im Entbindungszimmer anwesend zu sein.

Selbstverständlich wurde sorgfältig eine erfahrene und vertraute Hebamme ausgewählt. Allerdings begannen Ärzte in der zweiten Hälfte des 18. Jahrhunderts allmählich, sich andere Heilberufe unterzuordnen. Das galt auch für die Autorität über die Geburtshilfe. Der kaiserliche Leibarzt Gerhard van Swieten (1700–1772) genoss das volle Vertrauen Maria Theresias. Der Reformer war 1745 nach Wien berufen worden und führte Veränderungen ein, die beim Hofstaat auf Unverständnis und Widerstand stießen: So verbannte van Swieten die Hofgesellschaft aus dem Geburtszimmer, ebenso wie die Reliquien. Auch dem Aderlass als traditionellem Heilmittel wurde damals von jungen Medizinern mit zunehmender Skepsis begegnet. Die Fenster zu verhängen und die Wöchnerinnen in den ersten Tagen nichts essen zu lassen, wurde kritisiert.

Üblich war die Geburt auf einem Gebärstuhl. Maria Theresia bevorzugte nach den ersten sechs Geburten aber die neue Methode der Entbindung im Liegen, berichten Dubravko Habek von der Universität Zagreb und Kollegen. Von den 16 Geburten – offenbar alle am Termin – verliefen die meisten komplikationslos. Bei der zweiten Geburt (Maria Anna, 1738) kam es zu postpartalen Blutungen und die Plazenta musste manuell gelöst werden. Im Jahre 1748 kam es bei Fußlage zur Totgeburt (zehnte Schwangerschaft, Maria Karolina), die letzte Niederkunft war eine Steißlage (Maximilian Franz, 1756; später Erzbischof von Köln und Fürstbischof von Münster).

Die Rolle der Ammen

Dass Ammen während ihrer Menstruation gefährlich für die Neugeborenen sein sollten, wurde von jungen Ärzten ebenfalls bezweifelt. Weiterhin wurden neue, lockere Wickelmethoden für die Neugeborenen ersonnen. Und: Reformer unter den Ärzten plädierten für das Selberstillen als Alternative zu einer Amme.

Soweit wollte man am Wiener Hof aber dann doch nicht gehen: Maria Theresia hat nach Angaben von Stollberg-Rilinger keines ihrer Kinder selbst gestillt. Ein populäres Bildnis von 1868, auf dem Maria Theresia zu sehen ist, wie sie das Kind einer erschöpften Bettlerin stillt, ist Legende und sollte wohl den Mythos der Übermutter des Reiches stützen. Laut Habek und Koautoren habe sie angeblich ihre Kinder gestillt, wenn ihre Regierungstätigkeit dies erlaubte, später seien die Kinder einer Amme übergeben worden.

„Der Wahl der Säugamme wurde größte Aufmerksamkeit geschenkt", erklärt Stollberg-Rilinger. Gemäß eines vom Hof autorisierten Handbuchs sollte die Amme achtzehn bis zwanzig Jahre alt und etwa sechs Wochen zuvor selbst niedergekommen sein. Bevorzugt wurden „sanguinische" (blutreiche) Ammen mit schwarzem oder kastanienbraunem Haar und „starker Leibesbeschaffenheit". Die Brust durfte nicht zu fett und nicht zu schlaff, die Milch nicht zu dünn und nicht zu dick sein. Roch eine Anwärterin aus dem Mund, von den Achseln oder Füßen galt dies als Zeichen schlechter Gesundheit. Ein Kropf, die „hinfallende Krankheit" und „venerische Seuche" waren Ausschlusskriterien. Leibarzt van Swieten begutachtete infrage kommende Ammen für Maria Theresias Kinder persönlich.

Kinderreichtum hat die Macht der Habsburger über Jahrhunderte gesichert. Einige Nachkommen Maria Theresias waren in dieser Hinsicht ebenso fleißig wie ihre Eltern: Ihr Sohn Leopold II. (1747–1792) hatte mit seiner Frau Maria 16 Kinder. Und Maria Karolina (1752–1814), spätere Königin von Neapel und Sizilien, hatte mit ihrem Mann Ferdinand I. 18 Kinder, von denen jedoch nur vier ihre Mutter überlebten.

Literatur

Habek D et al (2021) Obstetrics anamnesis of the empress Maria Theresia. Review Med Arch 75(5):375–381

Stollberg-Rilinger B (2017) Maria Theresia. Die Kaiserin in ihrer Zeit. C.H. Beck, S 414 (eBook, Kapitel VI: Körperpolitik)

Woran starb eigentlich...?

Christiane von Goethe: „Blutschlag, der mich zu Boden warf" – 181

E.T.A. Hoffmann: Leben! Um jeden Preis – 185

Steve Jobs: Magisches Denken mit Folgen – 189

Karl Friedrich Schinkel: Qualen antiker Medizin – 193

Pablo Neruda: Mord mit Botox? – 197

Prince: Kein Purpur-Regen über Paisley Park – 201

Rudi Dutschke: Ertrinkungstod nach Attentat – 205

Christiane von Goethe: „Blutschlag, der mich zu Boden warf"

© Der/die Herausgeber bzw. der/die Autor(en), exklusiv lizenziert an Springer-Verlag GmbH, DE, ein Teil von Springer Nature 2025
T. Meißner, *Der prominente Patient*, https://doi.org/10.1007/978-3-662-70111-9_51

Christiane von Goethe verlor vier ihrer fünf Kinder und starb relativ früh unter dramatischen Umständen. Man kann trotz ihrer über lange Zeit schwierigen Lebensverhältnisse im damaligen Weimar sagen: Sie hatte wohl ein erfülltes und glückliches Leben.

28 Jahre lang lebte Christiane von Goethe, geb. Vulpius (1765–1816), mit Johann Wolfgang von Goethe zusammen, 18 Jahre davon unverheiratet – ein damals skandalöser Umstand. Bis in die Neuzeit galt Christiane als „gründlich ungebildet" (Thomas Mann), „geistige Null" (Romain Rolland) oder lediglich als die „bekannte Sexualpartnerin des alternden Olympiers" (Robert Musil), wie die Literaturwissenschaftlerin und Autorin Sigrid Damm in ihrer 500-seitigen Recherche „Christiane und Goethe" (Insel Verlag 1998), berichtet hat. Den Weimarern und selbst engen Freunden war sie bestenfalls die Goethesche Haushälterin, schlimmer: eine toll gewordene „Blutwurst" (Bettina von Arnim) oder ein „rundes Nichts" (Charlotte von Schiller). Sie wird gemieden, sie wird verachtet. Und von Herrn Geheimrat ist man enttäuscht. Als Christiane schwanger ist, wird er von Herzog Carl August genötigt, sein Haus am Frauenplan (heute Goethe-Museum) zu verlassen und ein „Jägerhaus" vor den Toren der Residenzstadt zu beziehen.

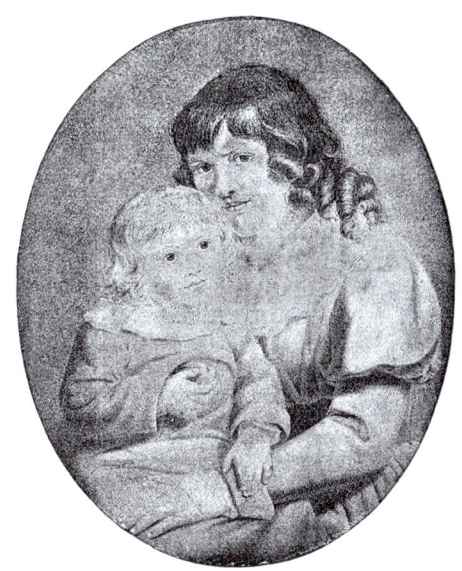

Christiane von Goethe. (© clu / Getty Images / iStock)

Energisch und lebenslustig

Goethe hat das akzeptiert und sich zu seiner Liebe bekannt. Das existentielle Risiko dieser Lebenspartnerschaft lag dennoch klar bei Christiane, der Tochter eines niedrigen und in Ungnade gefallenen fürstlichen Beamten, die, bevor sie mit Goethe zusammenlebte, als Putzmacherin in einer Manufaktur zum Familieneinkommen betragen musste. Frauen in einem Lohnberuf waren damals etwas Neues. Für die Weimarer war damit die Grenze zur Schicklichkeit mindestens erreicht. Erst als sich beide am 19. Oktober 1806 in der Jakobskirche trauen ließen, Christiane hatte ihren Mann vor plündernden Soldaten Napoleons gerettet, wurde sie auch offiziell in die Weimarer Gesellschaft aufgenommen. So schrieb Johanna Schopenhauer wenige Tage später an ihren Sohn

Arthur: „Ich empfing sie, als ob ich nicht wüsste, wer sie vorher gewesen wäre, ich denke, wenn Goethe ihr seinen Namen gibt, können wir ihr wohl eine Tasse Tee geben."

Christiane von Goethe hat einen großen Haushalt mit bis zu sieben Bediensteten geführt (die ersten Jahre leben noch ihre Tante und Stiefschwester mit im Haus), hat den Garten versorgt, sich in Schweinemast versucht (Goethe konnte den Geruch nicht ertragen), reiste allein nach Frankfurt am Main (bewaffnet mit Pistolen), etwa um Erbschaftsangelegenheit zu regeln, sie besuchte fleißig Theater und Gesellschaften, ging im Winter Schlittschuh- und Schlittenfahren, nahm Tanzunterricht, lernte die Kutsche zu lenken und unternahm damit in Gesellschaft ihrer Schwester oder Freundinnen Ausfahrten und kleine Reisen. Vor allem aber besuchte sie teils mehrfach wöchentlich Tanzvergnügungen, verschliss dabei so manches paar Schuhe und das bis in ihr 50. Lebensjahr. Das zeigt: Sie war von ungemein robuster Gesundheit, fröhlich, lebenslustig, von kurzen depressiven Phasen abgesehen.

Vier von fünf Kindern tot

Aus pathografischer Sicht sind zwei Fakten interessant: drei ihrer fünf Kinder starben innerhalb weniger Tage nach den Geburten, hinzu kam eine Totgeburt. Und sie selbst starb früh und relativ plötzlich unter dramatischen Umständen.

Das erste Kind, August von Goethe, wird am zweiten Weihnachtsfeiertag des Jahres 1789 geboren – über besondere Umstände irgendwelcher Art ist nichts bekannt. Der Vater wird im Jahre 1801 August offiziell als seinen Sohn anerkennen. Im Oktober 1791 folgt eine Totgeburt. Die im November 1793 geborene Caroline wird nur 13 Tage alt, ähnlich wie der 1795 geborene Carl. Und als im Dezember 1802 Katharina zur Welt kommt, schreibt Goethe resigniert an Schiller: „Der neue Gast wird wohl schwerlich lange verweilen." Das Mädchen stirbt nach drei Tagen.

Diese Abfolge trauriger Ereignisse sei charakteristisch für eine Rh-Blutgruppenunverträglichkeit, schreibt der Berliner Neurologe Roland Schiffter in seiner Pathographie. Diese tritt bei Rh-negativer Mutter und Rh-positivem Vater auf. Bei Rh-positivem Fetus und vorausgegangener Sensibilisierung der Mutter bei der ersten Geburt mit Entwicklung von IgG-Antikörpern gegen erythrozytäre Antigene des Kindes kommt es zur Rhesus-Erythroblastose (Morbus haemolyticus featalis/neonatorum) mit Hämolyse, vermehrt Erythroblasten im peripheren Blut. Die Folgen sind Anämie, generalisierte Ödeme und Ergüsse, Hypervolämie und Herzinsuffizienz, Kernikterus und Bilirubin-Enzephalopathie mit entsprechender Trinkschwäche und Apathie dieser Säuglinge sowie weiteren neurologischen Folgen. Die Kinder sterben noch in utero am Sauerstoffmangel oder kurz nach der Geburt.

Plötzliche Ohnmachten

Der frühe Tod Christianes wird bis heute auf übermäßigen Alkoholkonsum, einen angeblichen Schlaganfall 1815 und Nierenversagen zurückgeführt. Dem hat Schiffter in seiner Pathografie widersprochen: Für all dies gebe es keinerlei stichhaltige Hinweise. Bis in die letzten Lebenswochen sind keinerlei Zeichen eines Alkoholismus oder einer Urämie beschrieben worden, ebenso wenig Anzeichen für hohen Blutdruck wie zum Beispiel ein starker Blutstrahl beim Aderlass, Kopf-, Atem- oder Herzbeschwerden. Vielmehr kam es zu plötzlichen Ohnmachten, Goethe berichtete von „einer Art von Schlag". Danach war Christiane relativ rasch wieder fit, ohne dass Folgen verblieben, die auf einen Schlaganfall hindeuten würden.

Alles spricht für epileptische Anfälle, beginnend 1814, die generalisiert auftraten und auf Zeugen ungemein beängstigend gewirkt haben müssen: der Initialschrei, die tiefe Bewusstlosigkeit, Zuckungen am ganzen Körper, das bläulich verfärbte Gesicht und blutiger Schaum vor dem Mund infolge des Zungenbisses. Nach Minuten oder nach kurzem Schlaf sind die Betroffenen wieder völlig wach und orientiert, haben selbst keinerlei Erinnerung an das Ereignis und können dementsprechend wenig berichten. Christiane hat ihr letztes Lebenshalbjahr in einem Tagebuch dokumentiert. Es ist voller Beschreibungen von Ausfahrten, Karten- und Kaffeerunden, Besuchen, Empfängen, Haus- und Gartenarbeit. Sie besuchte 43 Theateraufführungen in fünf Monaten. Kurz, sie war „von morgens bis abends auf den Beinen", wie Sigrid Damm beschreibt. All das lasse auf eine weiterhin recht stabile Gesundheit, körperliche und geistige Fitness schließen, so Schiffter.

„Von fürchterlichen Krämpfen gefoltert"

Ab Mai 1816 häufen sich aber die mit „Ohnmacht" oder „Blutschlag, der mich besinnungslos zu Boden warf" beschriebenen Anfälle. Sie werden mit Aderlässen und „spanischer Fliege" (Cantharidin) behandelt werden, um vermeintlich schädliche Stoffe aus dem Körper zu ziehen. Zu vermuten ist, dass sie auch pflanzliche Arzneien erhalten hat. Christiane rappelt sich immer wieder auf, sorgt sich um das Goethische Anwesen, findet Zeit für Theater und Kartenspiel. Ab 29. Mai kommt es zu Anfallsserien, die sie zunehmend erschöpfen. Bald kann sie das Bett nicht mehr verlassen. Goethe lässt schließlich Bulletins auslegen, damit sich Freunde und Gäste informieren und ihre Anteilnahme schriftlich festhalten können. Am 6. Juni ist dort zu lesen: „Frau Geheimrätin liegt noch immer äußerst schwach, besinnungslos, von fürchterlichen Krämpfen gefoltert darnieder, wahrscheinlich ist ihre Auflösung nicht fern." Sie stirbt offenbar im Status epilepticus, was für alle Anwesenden kaum zu ertragen ist. Die im Kirchenbuch der Stadt Weimar angegebene Todesursache „Blutschlag" lässt sich nach Schiffters Ansicht mit dem zungenbissbedingten blutigen Speichelschaum in und vor dem Mund erklären.

Literatur

Damm S (1998) Christiane und Goethe. Eine Recherche. Insel

eMededia: Morbus haemolyticus neonatorum (Springermedizin.de, Zugriff: 29. Juli 2022)

Schiffter R (2008) Lebenslust, Krankheit und Tod der Christiane von Goethe. In: Vom Leben, Leiden und Sterben in der Romantik. Königshausen & Neumann, S 57–90

E.T.A. Hoffmann: Leben! Um jeden Preis

© Der/die Herausgeber bzw. der/die Autor(en), exklusiv lizenziert an Springer-Verlag GmbH, DE, ein Teil von Springer Nature 2025
T. Meißner, *Der prominente Patient,* https://doi.org/10.1007/978-3-662-70111-9_52

E.T.A. Hoffmann war ein künstlerisches Multitalent. Mit großer Wahrscheinlichkeit ist er an einer hohen Querschnittslähmung gestorben. Bis zu seinem Ende war er hellwach.

Im dritten Akt der romantischen Oper „Undine" von E.T.A. Hoffmann (1776–1822) küsst die Nixe den untreuen Ritter Huldbrand, wodurch dieser sein Leben aushaucht und selbst zum Wassergeist wird. „Undines Fluch" bringt nach einer alten Sage untreuen Gatten den Tod und bis heute wird ein seltenes angeborenes Hypoventilationssyndrom, bei dem die zentrale Atemregulation im Schlaf ausfällt, als Undine-Syndrom bezeichnet. Es ist ein tragischer Zufall, dass der lebenshungrige Hoffmann 46-jährig wahrscheinlich an einer Atemlähmung infolge einer aufsteigenden Querschnittslähmung gestorben ist – nur sechs Jahre nach der überaus erfolgreichen Premiere seiner Zauberoper im alten Schauspielhaus Berlin.

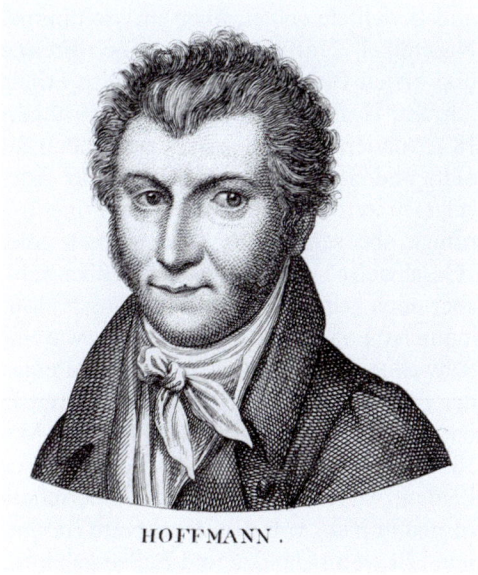

E.T.A. Hoffmann. (© akg-images / picture alliance)

Kreatives Multitalent

Er war ein Multitalent: „Meister Floh" und „Kater Murr" sind bekannte Figuren des Schriftstellers E.T.A. Hoffmann. Zugleich wirkte er als Kapellmeister, Dirigent, Komponist von Kirchen- und Bühnenmusiken, Klavierstücken und einer Sinfonie sowie als Zeichner und Karikaturist. Wegen seiner Begeisterung für Mozart ließ er sich Amadeus nennen (daher das A wie Amadeus, obwohl er eigentlich Ernst Theodor Wilhelm geheißen hat). Sein Brotberuf war Jurist. In seinen letzten Lebensjahren diente er dem Königreich Preußen als Kammergerichtsrat in Berlin, was Hoffmann finanziell absicherte.

Hoffmanns unerwartet rascher körperlicher Verfall beendete in drastischer Weise ein Leben, das zu diesem Zeitpunkt ungemein glücklich war. Der häufige Alkoholkonsum, etwa im legendären Berliner Weinhaus „Lutter & Wegner", ist in der Vergangenheit ebenso in Verbindung mit Hoffmanns frühem Tod gebracht worden wie Syphilis oder eine amyotrophe Lateralsklerose (ALS). Der Berliner Neurologe Roland Schiffter hat diese Annahmen verworfen. Er verweist in seiner Pathografie auf die relativ gut bekannten Umstände des finalen Krankheitsverlaufs zwischen Januar und Juni 1822.

„Noch keine Spur von Bewegung"

Im Dezember 1821 oder im Januar 1822, die Angaben dazu sind widersprüchlich, erkrankt Hoffmann schwer. Der junge Jurastudent Heinrich Heine soll Hoffmann („das kleine bewegliche Männchen mit den ewig vibrierenden Gesichtsmuskeln") noch im Dezember im Café Royal gesichtet haben und berichtete später, über ein „schlimmes Nasenübel" Hoffmanns. An seinen Freund und ersten Biografen Julius Eduard Hitzig schreibt Hoffmann in einem mit „Frühjahr 1822" datierten Brief, er fühle sich „noch gar matt und elend" und dürfe nicht zur Ader gelassen werden. Später berichtet er über unruhige, aber schmerzlose Nächte sowie einer „Geschwulst", die „von meinen Füßen fällt, aber noch keine Spur von Bewegung." Hoffmann habe also Schmerzen gehabt sowie eine Schwellung oder ein Ödem mit Lähmungen der Füße, schlussfolgert Roland Schiffter in seiner Pathografie. In einem Brief vom 1. Mai 1822 spricht Hoffmann von „namenlosen Leiden, welche mich schon seit viertehalb Monaten nicht von dem Siechbette frei lassen." Er sei an Händen und Füßen gelähmt.

Demnach wäre Hoffmann bereits seit Dezember 1821 bettlägerig, während er sich im Herbst nach eigenem Bekunden noch „in völliger Kraft der Gesundheit" befunden hat, war zunächst an den Füßen gelähmt und entwickelte dann eine aufsteigende Lähmung. Bereits am 26. Januar 1822 ist davon die Rede, er sei „an den Flügeln gelähmt", also Hände und Arme waren betroffen. Zwei Tage zuvor hatte er seinen 46. Geburtstag und Hitzig berichtet, dass der Gefeierte „den ganzen Abend in seinem Lehnstuhl gefesselt" gesessen habe, wo er doch sonst in Gesellschaft mit „unermüdlicher Beweglichkeit den Tisch umkreiste", um seine Gesellschaft mit Wein zu versorgen und die Unterhaltung anzufachen. Im Februar 1822 hatte sein Arzt Heinrich Meyer ein Attest ausgestellt, mit der Angabe, Hoffmann sei seit Wochen kränklich, seit 14 Tagen krank und leide an „Praecordialbeschwerden mit Fieber", weshalb er ihn zu Ader gelassen habe.

Im März 1822 setzte Hoffmann vorsorglich sein Testament auf, hofft aber stets darauf, wieder gesund zu werden. „Nein, nein, leben, leben, nur leben – unter welcher Bedingung es auch sein möge!", soll er ausgerufen haben, als sein Freund Theodor Gottlieb von Hippel beiläufig Schiller mit dem Satz zitierte: „Das Leben ist der Güter höchstes nicht."

Brenneisen für mehr Lebenskraft

Die fortschreitende Querschnittssymptomatik mit wahrscheinlich spastischen Lähmungen, Hitzig spricht von „Rückenmarksdarre (tabes dorsalis)", und die zeitgleich aufsteigenden, zunehmenden Sensibilitätsstörungen gehen mit qualvollen Schmerzen einher, offenbar vor allem Rückenschmerzen, berichtet Schiffter nach Analyse des zur Verfügung stehenden Quellenmaterials: „Es muss ein Prozess abgelaufen sein, der gleichzeitig die Knochenhaut von Wirbelkörpern, eventuell die Rückenmarkshäute und vielleicht auch sensible Rückenmarksnerven infiltriert und dadurch zu Schmerzen gereizt hat." Hinzu kamen wahrscheinlich auch Störungen den Stuhlkontrolle und des Magens, es ist immer mal wieder von Verstopfungen und Durchfällen, von Appetitlosigkeit und Versagen des Magens die Rede oder davon dass „Teile des inneren Organismus" (Hitzig) von den Lähmungen mitbetroffen seien. Außerdem wurden starke Schmerzen beim Schlucken beschrieben.

Vier Wochen vor seinem Tod wird versucht, mit glühenden Brenneisen, die beidseits der Wirbelsäule aufgebracht werden, die „Lebenskraft wieder zu erwecken". Ein martialischer Heilversuch gemäß der brownianschen Lehre, deren Anhänger auch Hoffmann war, wonach das Leben durch innere und äußere Reize erregt und aufrechterhalten werden könne. Schließlich ist Hoffmann „erstarrt bis zum Halse", so Hitzig. Vier Tage vor dem Todeszeitpunkt war die Querschnittlähmung plötzlich sensibel komplett, Hoffmann verspürte keine Schmerzen mehr und deutete das als Zeichen der Besserung. Die Atmung war in Ruhelage im Bett offenbar ungestört, das Zwerchfell war also nicht betroffen, was für eine Läsion in Höhe C4/5 spricht. Hoffmann glaubt sich nun völlig genesen. Er wolle es sich „schon gefallen lassen, dass er an Händen und Füßen gelähmt bleibe, – wenn er nur die Fähigkeit behielte, fort und fort dictando zu arbeiten", berichtet Hitzig.

Rasch einsetzende Atemlähmug

Am frühen Morgen des 25. Juni 1822 fangen die Wunden am Rücken heftig zu bluten an. Hoffmann lässt sich im Bett mit dem Gesicht zur Wand drehen und verfällt in „Todesröcheln". Schiffter vermutet, dass sich in diesem Moment die Rückenmarksläsion weiter nach oben ausgebreitet hat, so dass es rasch zur Atemlähmung kam.

Darüber, was die aufsteigende Lähmung bei E.T.A. Hoffmann ausgelöst hat, kann nur spekuliert werden. Schiffter vermutet einen bösartigen Tumor zwischen Pharynx und Halswirbelsäule, der sich auf Wirbelkörper und Rückenmark ausgebreitet habe. Alle anderen Differenzialdiagnosen wie alkoholische Polyneuropathie, Guillain-Barré-Syndrom, Syphilis oder ALS seien mit der beschriebenen Symptomatik nicht erklärbar. Was auch immer es gewesen ist: Nichts, was die Medizin der Romantik bieten konnte, hätte ihn gerettet.

Literatur

Schiffter R (2008) Ernst Theodor Amadeus Hoffmann – oder Undines Fluch. In: Vom Leben, Leiden und Sterben in der Romantik. Königshausen & Neumann, S 91–112

Schiffter R E.T.A. Hoffmanns finale Krankheit. E.T.A. Hoffmann Portal der Staatsbibliothek zu Berlin. https://etahoffmann.staatsbibliothek-berlin.de/leben-und-werk/biografisches/. Zugriff: 19. Apr. 2022

Steve Jobs: Magisches Denken mit Folgen

© Der/die Herausgeber bzw. der/die Autor(en), exklusiv lizenziert an Springer-Verlag GmbH, DE, ein Teil von Springer Nature 2025
T. Meißner, *Der prominente Patient*, https://doi.org/10.1007/978-3-662-70111-9_53

Er hat unsere Art zu kommunizieren grundlegend verändert: Steve Jobs – ein Visionär, ein Getriebener, ein spezieller Mensch. 2011 starb er an einem seltenen Tumor der Bauchspeicheldrüse.

Wie würden wir heute Computer bedienen, wie Musik hören, wie miteinander kommunizieren, wenn es Steve Jobs (1955–2011) nicht gegeben hätte? Die kongeniale Freundschaft mit Steve Wozniak (*1950) führte zum ersten Personalcomputer für Anwender ohne besondere technische Kenntnisse (Apple II). Jobs und seine Teams entwickelten die heute übliche grafische Benutzeroberfläche als Voraussetzung für kompakte Mikrocomputer, veränderten mit dem iPod die Art, Musik zu hören, brachten den ersten vollständig computeranimierten Spielfilm heraus („Toy Story"), vereinten im iPhone Telefon, iPod mit Breitbild-Touchscreen und Internetkommunikation und kreierten mit dem iPad eine digitale Plattform für Zeitungen, Bücher und Videos, die die Medienwelt in einen anhaltenden Transformationsprozess katapultiert hat. Schließlich verband Jobs diese Produkte mit Design- und Marketingstrategien, die Maßstäbe gesetzt haben. Er starb wenige Tage vor dem Start des Onlinedienstes iCloud am 5. Oktober 2011 an einem seltenen Pankreastumor.

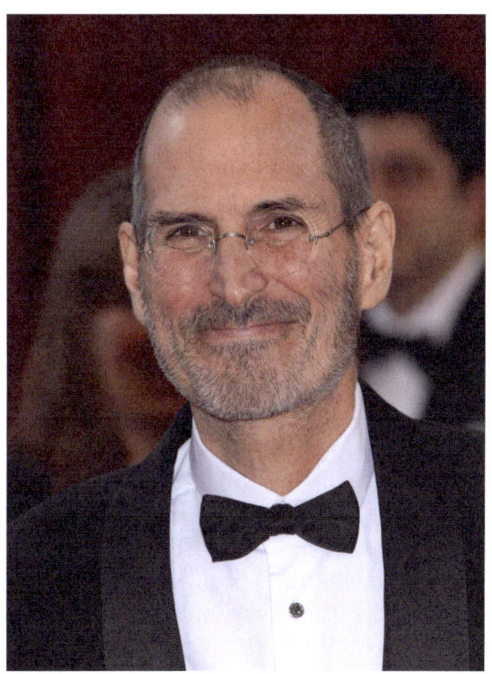

Steve Jobs. (© Lisa O'Connor / ZUMAPRESS.com / picture alliance)

Verlassen, auserwählt, speziell

Der Umgang mit dieser Krankheit wirft ein Schlaglicht auf die komplexe Persönlichkeit Jobs', der es seinem Umfeld nie leicht gemacht und der stets wie ein Getriebener agiert hat. „Verlassen, auserwählt, speziell" – so habe er sich selbst gesehen, schreibt Walter Isaacson in seiner autorisierten Biografie über Jobs. „Die Tatsache, dass er adoptiert war, verliehen ihm das Gefühl, losgelöst und getrennt zu sein von seiner Familie und von der Welt." Zugleich wuchs er im Bewusstsein auf, etwas Besonderes zu sein. Dazu gehörte auch „magisches Denken", wie Jobs' Frau Laurene es formulierte, die Vorstellung, die Wirklichkeit nach Belieben formen zu können. Auch wenn es sich um Krebs handelt.

Wegen bereits seit Jahren bestehender Nierenprobleme war im Oktober 2003 eine Computertomografie (CT) vorgenommen worden. Dabei fand sich zufällig ein verdächtiger Herd im Pankreas. Jobs lehnte zunächst die weitere Diagnostik ab. Schließlich ergab die Biopsie einen Inselzelltumor. Da umstritten ist, ob diese Tumoren tatsächlich von den Langerhans-Inseln ausgehen, wird im deutschen Sprachraum eher von neuroendokrinen Tumoren des Pankreas (pNET) gesprochen. Diese können sowohl gutartig als auch bösartig sein, die Prognose ist aber bei weitem nicht so schlecht wie bei den viel häufigeren Adenokarzinomen des Pankreas.

„Erstmal andere Sachen ausprobiert"

Zum Entsetzen seiner Familie und seiner Freunde entschied sich Jobs gegen die chirurgische Entfernung des Tumors. „Ich wollte wirklich nicht, dass sie mich aufschneiden und habe erstmal ein paar andere Sachen ausprobiert", erzählte er seinem Biografen später. Er hielt eine streng vegane Diät, probierte Akupunktur, „alle möglichen Kräuterpillen und verschiedene andere Mittelchen, die er im Internet oder von irgendwelchen Leuten bekam, die er um Rat fragte, darunter auch ein Hellseher", berichtet Isaacson. Ein Naturheilkundler empfahl unter anderem eine Hydrotherapie, den häufigen Gebrauch von Abführmitteln und das „Herauslassen aller negativen Gefühle".

Neun Monate lang aktivierte Laurene Powel Jobs den gesamten Freundes- und Bekanntenkreis, um ihren Mann von der Notwendigkeit der Operation und anschließenden Chemotherapie zu überzeugen. Als die CT im Juli 2004 das Wachstum und die Streuung des Tumors bestätigte, erfolgte schließlich eine modifizierte Whipple-Operation mit Teilresektion des Pankreas an der Stanford University. Bereits am Tag darauf informierte Jobs per E-Mail die Apple-Mitarbeiter davon, dass er nun geheilt sei und weder Chemo- noch Strahlentherapie benötige.

Essstörung und Metastasen

Die tatsächliche Diagnose hielt er lange geheim, auch als er wegen Lebermetastasen schließlich doch eine Chemotherapie begann. Er stürzte sich bald wieder in die Arbeit. Die Vorstellung des ersten iPhone im Januar 2007 in San Francisco ist Legende und führte zu einem Umbruch des Mobiltelefon-Marktes. Jobs litt unter Essstörungen und nahm stark an Gewicht ab. Seit Teenagerzeiten ernährte er sich streng vegetarisch oder vegan, lebte teils geradezu asketisch. Isaacson: „Manchmal aß er wochenlang hintereinander immer das Gleiche: Karottensalat mit Zitronen oder auch bloß Äpfel." Die Anstellung eines privaten Kochs brachte wenig, denn Jobs war sehr wählerisch.

Im Frühling 2008 hatte er 20 kg abgenommen. In der Bloggerszene wurde intensiv über seinen Gesundheitszustand spekuliert. Jobs litt unter starken Schmerzen, die Chemotherapien waren nebenwirkungsreich. Einerseits unterzog er sich Strahlentherapien und Peptidrezeptor-Radiotherapien, andererseits reiste er nach Basel auf der Suche nach alternativen Heilmethoden. Schließlich wurde er auf die Warteliste für eine Lebertransplantation gesetzt. Im Frühjahr 2009 erfolgte der Eingriff, allerdings stellten die Chirurgen bei der Operation eine Peritonealkarzinose fest.

Im September 2009 stellte Jobs die neue iPod-nano-Produktlinie vor. Die Einführung des iPad im Januar 2010 löste weltweit einen Hype aus. Das Wall Street Journal schrieb: „Das letzte Mal, als es so viel Aufregung um eine Tafel gab, standen darauf ein paar Gebote." Seinem Biografen erzählte Jobs: „Man muss sich zwingen, Pläne zu schmieden, als ob man noch viele Jahre lebte." Einerseits war ihm bewusst, dass er bald sterben musste, andererseits wollte er sich dies nicht eingestehen.

Ganzgenom-Sequenzierung

Ein Problem war, dass seine multiplen Gesundheitsprobleme ohne jede Koordination von diversen Spezialisten behandelt wurden. Erst im Januar 2011 einigten sich die Beteiligten auf eine neue Schmerztherapie und die Abstimmung der weiteren Behandlungen. Jobs gehörte zu den weltweit ersten Patienten, die ihr Genom komplett sequenzieren sowie den Tumor molekulardiagnostisch untersuchen ließen. Er erhielt damals neue zielgerichtete Therapien, die öffentlich nicht näher benannt worden sind. Doch der Zustand verschlechterte sich in seinen letzten Lebensmonaten zusehends.

Hätte Jobs seine Diagnose länger als sieben Jahre überleben können, wenn er sich sofort hätte operieren lassen? Das ist Spekulation. Denn die Details seiner pNET-Diagnose sind nicht bekannt. Bei niedriggradiger, lokalisierter Erkrankung gilt auch heute noch eine abwartend-kontrollierende Strategie mit Resektion bei Größenzunahme als mögliche Option. Die Therapieevidenz war damals gering, nicht zuletzt auch angesichts der Seltenheit von pNET mit einer Inzidenz von 0,8/100.000. „Jobs war hoch intelligent, sehr reich und gut vernetzt", schrieben Heather Greenlee von der Columbia University in New York und Edzard Ernst, Komplementärmediziner aus Exeter, Vereinigtes Königreich, in einem Aufsatz darüber, was man von Jobs über die Anwendung komplementäre und alternativer Therapien lernen könne. „Er hatte Zugang zu den weltbesten medizinischen Beratern und keine Probleme, jegliche Therapie zu finanzieren." Jobs Entscheidung für ungeprüfte Behandlungen angesichts unsicheren Wissens zur tatsächlichen Wirksamkeit spezifischer Methoden, so Greenlee und Ernst, unterschied sich damit kaum von Entscheidungen, die viele Krebspatienten tagtäglich treffen.

Literatur

Greenlee H, Ernst E (2012) What can we learn from Steve Jobs about complementary and alternative therapies? Prev Med 54(1):3–4

Isaacson W (2012) Steve Jobs. Die autorisierte Biografie des Apple-Gründers, 15. Aufl. btb

Rinke A, Gress TM (2019) Neuroendokrine Tumoren des Pankreas. Internist 60:247–256

Karl Friedrich Schinkel: Qualen antiker Medizin

© Der/die Herausgeber bzw. der/die Autor(en), exklusiv lizenziert an Springer-Verlag GmbH, DE, ein Teil von Springer Nature 2025
T. Meißner, *Der prominente Patient*, https://doi.org/10.1007/978-3-662-70111-9_54

Seine Ärzte machten alles richtig und lagen doch komplett falsch: Als Karl Friedrich Schinkel krank wurde, dominierten noch uralte Ansichten die deutsche Medizin. Das Sterben war lang und qualvoll.

Am 29. Juli 1817 brennt das erst 15 Jahre alte, barocke Berliner Schauspielhaus während der Proben zu Friedrich Schillers „Die Räuber" vollständig aus. Karl Friedrich Schinkel (1781–1841), Geheimer Oberbaurat und Architekt des preußischen Königs Friedrich Wilhelm III., plant und errichtet innerhalb von nur drei Jahren das heutige Schauspielhaus am Gendarmenmarkt: Im Juni 1820 steht der Rohbau, im Oktober sind alle Gerüste beseitigt und die Schriftstellerin Bettina von Arnim (1785–1859) schreibt an ihren Mann: „Schinkels Theater wird beströmt mit Zuschauern, alles kömmt mit Entzücken heraus…" Es soll zu einem Hauptwerk des deutschen Klassizismus werden.

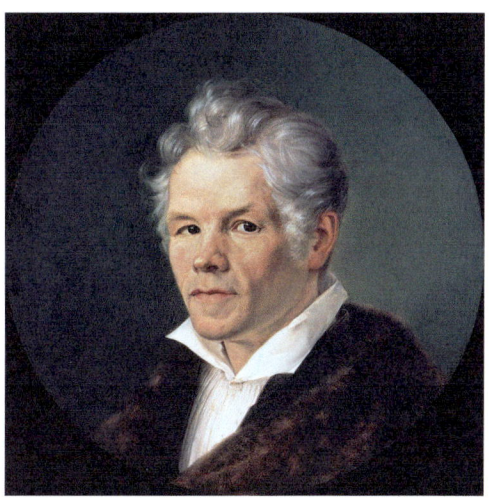

Karl Friedrich Schinkel. (© Heritage-Images / Fine Art Images / picture alliance)

Alles richtig und doch falsch

Mit der Neuen Wache, dem Alten Museum oder der Bauakademie prägt Schinkels Wirken bis heute nicht nur das historische Berlin-Mitte sondern weitere Orte in Potsdam (Nikolaikirche, Schloss Charlottenhof), in Coburg (Schloss Ehrenburg) oder in Magdeburg (Nicolaikirche). Er beeinflusste nicht nur Generationen von Architekten („Schinkelschule") sondern schuf außerdem Werke als Maler, Bühnenbildner, Innenarchitekt, Möbel- und Gusseisendesigner. Er muss eine sehr fleißige, ja rastlose und allgemein beliebte Persönlichkeit gewesen sein. Sein quälend langes Sterben wirft ein Schlaglicht auf die Medizin, wie sie vor weniger als 200 Jahren immer noch praktiziert wurde. „Sein Hausarzt Dr. Pätsch hat bei seiner Behandlung alle anerkannten Regeln der damaligen Medizin befolgt […] und, aus heutiger Sicht, doch fast alles falsch gemacht", schreibt Roland Schiffter in seinem Buch „Vom Leben, Leiden und Sterben in der Romantik".

Der Neurologe hat Krankenberichte über Schinkel sowie den Obduktionsbefund ausgewertet. Schiffter geht davon aus, dass Schinkel zuletzt an einem Parkinson-Syndrom und an den Folgen mehrerer Schlaganfälle gelitten hat, deren Symptomatik durch ausleitende Maßnahmen deutlich verstärkt worden war.

„Convulsivische Erschütterung" des Zwerchfells

Mit Beginn seines sechsten Lebensjahrzehnts klagte der bis dahin offenbar recht gesunde Schinkel zunehmend über Unterleibsbeschwerden, Gliederschmerzen und Brustbeklemmungen. 1838 konsultiert er auf Drängen seiner Frau erstmals den in Berlin praktizierenden Arzt August Pätsch. Der 57-Jährige wirke krank und hinfällig, so dessen Befund. Der Hausarzt diagnostiziert eine „tiefliegende Störung des Nervenflusses auf das allgemeine Muskelleben". Der Patient sei matt, habe keine Energie mehr und sei schnell erschöpft, die Sprache langsam und stockend. Die Arme und Beine seien „unbeholfen und schwerfällig", das Gangbild „wackelnd und zitternd", wobei die Füße beim Laufen mit der ganzen Sohle auf den Boden fielen. Es fehle dem Gang alle Schwungkraft, ebenso den Armbewegungen. Schinkel verschlucke sich beim Trinken, das Schreiben werde ihm „sauer" und beim Hinsetzen plumpse er auf den Stuhl.

All das spricht laut Schiffter für das Vorliegen einer Parkinson-Krankheit, 1817 erstmals vom Briten James Parkinson (1755–1824) in seiner Schrift „An Essay on the Shaking Palsy" beschrieben. Erst Ende des 19. Jahrhunderts setzte sich der Begriff „Parkinsonismus" oder „Parkinson-Krankheit" durch. Pätsch kannte das Krankheitsbild wahrscheinlich nicht.

Ebenso wenig konnte er das anfallsweise und unmotivierte Lachen Schinkels einordnen: Schinkel brach bei geringsten gefühlsmäßigen, selbst traurigen Anlässen in nicht zu bremsendes Lachen aus mit einer geradezu „convulsivischen Erschütterung des Zwerchfells". „Er suchte sich dann in irgendwelche Zimmerecken zu verkriechen, bis es zu Ende war." Es handelt sich um Zwangslachen, ein Enthemmungsphänomen, das bei organischen Hirnerkrankungen auftreten kann.

Aderlässe, Blutegel, Schröpfköpfe

Eine leichte Lähmung der rechten Hand im Frühjahr 1841 interpretierte Pätsch als „schwachen Insultus apoplecticus, dem vielleicht schon mehrere noch schwächere vorausgegangen waren." Die Therapie besteht aus Aderlass, dem wiederholten Aufbringen von blasenziehenden Pflastern („Spanische Fliege"/Cantharidenpflaster) sowie „Ableitungen aus dem Darm-Kanal". Schinkel versucht sich im Heilbad Kissingen mit „Dr. H. Meyers kohlensaurem Bitterwasser" zu kurieren. Bei der Rückkehr klagt er, von seinem Gegenüber immer nur die linke Hälfte sehen zu können – es liegt eine homonyme Hemianopsie vor. Grund dürfte ein weiterer Schlaganfall mit Zerstörung der linken Sehbahn oder Sehrinde gewesen sein, so Schiffter.

Abführmittel, kalte Umschläge für den Kopf sowie abendliche Fußbäder bessern den Zustand nicht, Schinkel wird zunehmend apathisch. Ein Grund mehr, ihn nun noch einmal kräftig zu Ader zu lassen: ein Chirurg entnimmt 12 bis 14 Unzen Blut, das entspricht einem halben Liter. Daraufhin wird Schinkel bewusstlos. Später bleibt er „stumm und reglos", nun sind offenbar eine Aphasie und weitere Lähmungen eingetreten. Als der Kranke Fieber und ein rotes Gesicht entwickelt, werden weitere Blutentziehungen für notwendig erachtet. Dazu werden Blutegel angelegt, Schröpfköpfe an Nacken und Schultern sorgen für große Blutergüsse.

Schinkel ist benommen, gibt Schmerzlaute von sich und stemmt sich nach den Worten seines Arztes „mit Händen und Füßen gegen die schmerzhafte Prozedur des Schröpfens." Puls und Atmung werden als unregelmäßig beschrieben. Pätsch und weitere Ärzte vermuten ein „idiopathischen Gehirnleiden". Schließlich besteht zusätzlich zu den beschriebenen Symptomen eine komplette Halbseitenlähmung rechts. Ein Blasenpflaster hat im Nacken-Schulterbereich, wie gewünscht, zu einer eiternden Wunde geführt und sich nun zu einem „furunkulösen Geschwür von beträchtlicher Größe" entwickelt. Gemäß der antiken Säftelehre sollen auch auf diese Weise Schadstoffe ausgeleitet werden.

Ergebnisse der Obduktion

Trotz allem erholt sich Schinkel noch einmal, die Geschwüre verheilen, er ist wach, erkennt ihm vertraute Menschen, kann sich jedoch nur schwer verständlich machen. Er leidet unter seiner Harn- und Stuhlinkontinenz, mehrfach kommt es zu großen epileptischen Anfällen mit Zungenbiss. Erneut besteht die Behandlung in Aderlässen, dem Anlegen von Blutegeln, Schröpfen, Abführmitteln und Blasenpflastern. Er erhält Arnika und Eisen zur Stärkung der Motorik, Phosphorsäure soll die Nerven beleben, Jod gegen Fieber helfen. Über ein Jahr lang quält sich Schinkel und er wird gequält – anders kann man es nicht nennen – bis er schließlich jede Nahrung und Flüssigkeit verweigert.

Die Obduktion, 40 Stunden nach seinem Tod, ergibt unter anderem „sehr starke Verknöcherungen" der Arterien an der Hirnbasis sowie atherosklerotisch veränderte Halsschlagadern sowie ihrer Verzweigungen. Die mittlere große Hirnarterie links ist vollständig verschlossen. Dies erklärt den großen Hirninfarkt im mittleren und hinteren Großhirn jener Seite. Nach Angaben von Schiffter stimme das Muster der gefäßbedingten Hirnschädigungen auch mit der Parkinson-Symptomatik und dem Zwangslachen überein.

Literatur

Hartmann F, Mayer K, Obersteiner H, Pick A, Jauregg JW (1913) Jahrbücher für Psychiatrie und Neurologie. Franz Deuticke, Leipzig und Wien, S 54

Schiffter R (2008) Karl Friedrich Schinkels Leben, Krankheit und Tod im Briefwechsel Bettina und Achim von Arnims und dem Krankenbericht des Dr. Pätsch. In: Vom Leben, Leiden und Sterben in der Romantik. Königshausen & Neumann, S 39–55

Pablo Neruda: Mord mit Botox?

© Der/die Herausgeber bzw. der/die Autor(en), exklusiv lizenziert an Springer-Verlag GmbH, DE, ein Teil von Springer Nature 2025
T. Meißner, *Der prominente Patient*, https://doi.org/10.1007/978-3-662-70111-9_55

Pablo Neruda soll mit Botulinumtoxin umgebracht worden sein. Forensische Untersuchungen erfolgten erst nach Jahrzehnten. Toxikologen und Botulismus-Experten sind skeptisch.

Der Putsch des Militärs in Chile im September 1973 und die Jahre bis 1990 mit zehntausenden Opfern unter dem Regime von Augusto Pinochet sind ein dunkles Kapitel chilenischer Geschichte. Ob der Dichter und Literaturnobelpreisträger Pablo Neruda (1904–1973) ebenfalls zu den ersten Opfern der Militärdiktatur gehörte, ist bis heute unklar, trotz mehrerer forensischer Untersuchungen. Neruda war langjähriges Mitglied der Kommunistischen Partei Chiles und hatte 1969 zugunsten seines Freundes Salvador Allende auf eine Präsidentschaftskandidatur verzichtet – dieser hatte dann die Wahlen 1970 gewonnen.

Fest zu stehen scheint, dass der zum Todeszeitpunkt 69-jährige Neruda unter einem fortgeschrittenen Prostatakarzinom gelitten hat. Drei Jahre zuvor war er operiert worden. Auffällig aber auch, dass er nur 12 Tage nach dem Militärputsch, einer Zeit in der besonders viele Menschen gefoltert, verschleppt und getötet worden sind, in einem Krankenhaus in Santiago verstarb. Dort war er, wird berichtet, wegen seines Karzinoms und anderer Probleme aufgenommen worden.

Neruda und seine Frau, erschüttert von den Geschehnissen, hatten vor, nach Mexiko ins Exil zu gehen, wo Neruda in den 1940er-Jahren als Generalkonsul gearbeitet hatte. Man war bereits dabei die Koffer zu packen. Gonzalo Martínez Corbalá, damals mexika-

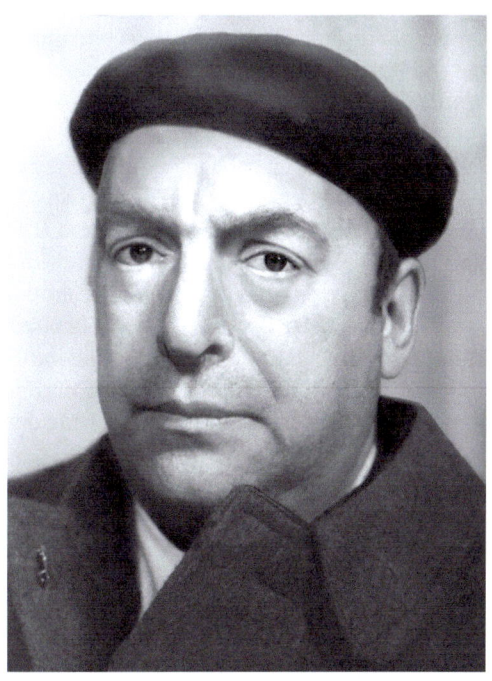

Pablo Neruda. (© dpa / picture-alliance)

nischer Botschafter in Chile, erklärte gegenüber Associated Press, er habe Neruda noch zwei Tage vor dessen Tod getroffen. Dieser habe fast 100 kg gewogen. Soll heißen: tumorkrank im Endstadium schien ihm der Dichter nicht zu sein. Andererseits muss ein stationärer Behandlungsgrund vorgelegen haben – die Krankenakten sind verschollen. Außerdem war versucht worden, einen mysteriösen „Dr. Price" zu finden, der am Todestag offenbar Dienst in dem Krankenhaus gehabt hatte, aber als Arzt in der chilenischen Ärztekammer nicht registriert war.

Exhumierung nach 38 Jahren

Erst im Jahre 2011 erklärte der ehemalige Fahrer Nerudas, Manuel Araya, in einem Interview, er habe wenige Stunden vor dem Tod einen verzweifelten Anruf des Dichters erhalten, in dem dieser ihm mitgeteilt hätte, jemand habe ihm im Schlaf eine Spritze in den Magen gegeben – wie immer auch das gemeint gewesen sein mag. Ein chilenischer Richter ordnete eine Untersuchung an, in deren Folge der Leichnam im April 2013 exhumiert und durch ein internationales Expertenteam untersucht wurde – zuvor hatte es bereits zwei Umbettungen des Leichnams gegeben.

Ein Problem war dabei nicht nur, dass bereits 38 Jahre vergangen waren, sondern auch das Fehlen der Krankenakten, die zum Beispiel über die medikamentöse Behandlung Nerudas hätten Auskunft geben können. Nach Recherchen der britischen Tageszeitung „The Guardian" war das Krankenhaus anfangs nicht bereit zu kooperieren und es gab Schwierigkeiten bei der Finanzierung der toxikologischen Tests.

Es dauerte bis November 2015, als seitens des chilenischen Innenministeriums offiziell erklärt wurde, ein nichtnatürlicher Tod Nerudas sei „offensichtlich möglich und sehr wahrscheinlich". Dabei hatte das Forensiker-Team die sterblichen Überreste auf über 2000 chemische Substanzen untersucht – und ausdrücklich keinen Beweis für eine Vergiftung gefunden. Zwei Jahre später gab es den richterlichen Beschluss für eine erneute Untersuchung, ausgeführt und unter Leitung von Wissenschaftlern der McMaster University in Hamilton, Kanada, und der Universität Kopenhagen. Sie fanden in Nerudas Zähnen DNA-Fragmente von Clostridium botulinum.

Ein Befund, doch kein Ergebnis

Aber war das Neurotoxin-produzierende Bakterium auch tatsächlich zum Todeszeitpunkt in Nerudas Körper gewesen? Oder handelte es sich um eine Verunreinigung, etwa aus dem Erdreich? Nach Informationen der Fachzeitschrift „Nature", die mit einigen der beteiligten Wissenschaftler sprechen konnte, verglichen diese den Abbau der DNA von C. botulinum mit dem Abbau von Nerudas eigener DNA sowie der DNA weiterer Bakterien aus seinem Mund. Sie stellten fest, dass die Abbauprozesse ähnlich waren. Das deutet darauf hin, dass sich C. botulinum zum Todeszeitpunkt in Nerudas Körper befunden haben könnte.

Dennoch warnen die Wissenschaftler vor voreiligen Schlüssen. „Eine Injektion ist nicht die einzige mögliche Erklärung", zitiert „Nature" Marie-Louise Kampmann, forensische Genetikerin an der Universität Kopenhagen, die dem Untersuchungsteam angehört hat. Denkbar sei zum Beispiel auch der Verzehr unsachgemäß konservierter und daher vergifteter Lebensmittel. Zudem könne der Vergleich der DNA-Abbauprozesse nicht ausschließen, dass das Bakterium erst nach Nerudas Tod in den Körper gelangt sei. Dies bestätigte gegenüber „Nature" auch der nicht an den Untersuchungen beteiligte Carles Lalueza Fox, Experte für archäogenetische Analysemethoden und Direktor des Naturwissenschaftlichen Museums von Barcelona in Spanien.

„Wir haben mit einem stark degradierten und nur teilweise vorhandenen Genom gearbeitet", so Hendrik Poinar von der McMaster University. Immerhin sei es gelungen, ein Drittel der bakteriellen DNA-Sequenz aus Nerudas Zähnen zusammenzusetzen. In dieser Sequenz war zwar das Gen identifiziert worden, dass für die Produktion von Botulinumtoxin verantwortlich ist. Dass das Toxin selbst jedoch im Körper war, dafür gibt es bislang keine Evidenz.

Plötzlicher Botulismus unwahrscheinlich

„Um sicher zu sein, dass [zusätzliche] toxische Gene vorhanden sind, ist eine Nachuntersuchung erforderlich", erklärte Poinar. Denn nicht alle Stämme von C. botulinum produzieren das Toxin. Der Botulismus-Experte John Austin aus Ottawa, Kanada, wird von der Deutschen Welle mit den Worten zitiert, es sei möglich, dass sich in Nerudas Mund zum Todeszeitpunkt eine kleine Anzahl harmloser C. botulinum-Sporen befunden habe, die sich erst nach dem Tod vermehrt haben. „Wenn jemand durch eine Injektion mit Botulinumtoxin getötet würde, würde dies nicht zum Vorhandensein von C. botulinum-DNA in einem Zahn führen", so Austin zur Deutschen Welle. Und sein italienischer Kollege Fabrizio Anniballi vom Nationalen Referenzzentrum für Botulismus in Rom sagte dem Sender, dass die wenigen Stunden, die zwischen der angeblichen Injektion und dem Tod des Dichters vergangen seien, nicht reichten, um einen Botulismus zu triggern, der zum Tode führe. Vor allem wäre es hilfreich, mehr über die Symptome vor Nerudas Tod zu wissen.

Es wäre überraschend, wenn diese Informationen noch auftauchen sollten. Für Rodolfo Reyes, Anwalt der Familie und Neffe Nerudas, steht dennoch fest, dass sein Onkel damals vergiftet worden ist. Ob der mit dem Fall befasste Richter weitere Untersuchungen anordnen wird, ist ungewiss.

Literatur

Catanzaro M (2013) Can forensics establish whether Pablo Neruda was poisoned? Nature. https://doi.org/10.1038/nature.2013.12780

Catanzaro M (2023) Was influential Chilean poet Pablo Neruda poisoned? Nature 615:18–19

Chile admits Pablo Neruda might have been murdered by Pinochet regime The Guardian/Associated Press 6 Nov 2015. https://www.theguardian.com/books/2015/nov/06/chile-admits-pablo-neruda-might-have-been-murdered-by-pinochet-regime

Jones S, Bartlett J (2023) Forensic study finds Chilean poet Pablo Neruda was poisoned. The Guardian 14 Feb 2023

Roth C (2023) Pablo Neruda's death: Why the science is inconclusive. Deutsche Welle 20. https://www.dw.com/en/pablo-nerudas-death-why-the-science-is-inconclusive/a-64745264 (Erstellt: 01.2023)

Prince: Kein Purpur-Regen über Paisley Park

© Der/die Herausgeber bzw. der/die Autor(en), exklusiv lizenziert an Springer-Verlag GmbH, DE, ein Teil von Springer Nature 2025
T. Meißner, *Der prominente Patient,* https://doi.org/10.1007/978-3-662-70111-9_56

Ein stationärer Opioid-Entzug war bereits vereinbart. Dann starb der Popmusiker Prince nach Einnahme gefälschter Analgetika an einer Überdosis. Er war in mehrfacher Hinsicht ein Opfer – des unsachgemäßen Umgangs mit Opioiden einerseits, der Skrupellosigkeit einer kriminellen Schattenindustrie andererseits sowie eines gnadenlosen Leistungsdrucks.

„Purple Rain", „Kiss", „When Doves cry"… Das Schaffen des amerikanischem Popmusikers, genialen Multiinstrumentalisten und Musikproduzenten Prince Rogers Nelson (1958–2016) fand am 21. April 2016 ein jähes Ende. Sein Tod macht auf zwei Probleme in den USA und von Gesundheitssystemen weltweit aufmerksam: Zum einen auf die seit Jahren vor allem in Nordamerika schwelende Opioid-Krise mit jährlich tausenden Opfern. Zum anderen auf die Verbreitung von Medikamentenfälschungen. Prince ist Opfer von beidem geworden. Das offenbart, nach zweijährigen Ermittlungen, der Abschlussbericht des Staatsanwalts Mark Metz (Carver County, Minnesota).

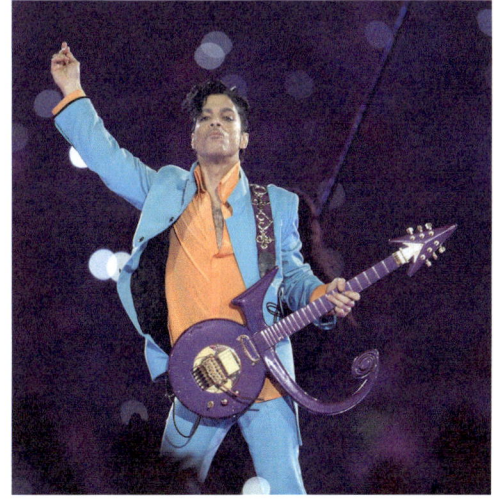

Prince. (© PM, Chris O'Meara / AP Photo / phassell / picture alliance)

Leblos im Fahrstuhl

Rückblick: In den Morgenstunden des 21. April 2016 fand Prince' persönlicher Assistent Kirk Johnson den Künstler leblos in einem Fahrstuhl seines Paisley Park Studios in Chanhassen, Minnesota. Wiederbelebungsversuche des sofort gerufenen Rettungsteams blieben erfolglos. Die Obduktion ergab später eine Fentanyl-Serumkonzentration von 67 µg/l (ng/ml) – die empfohlene Konzentration für analgetische Anwendungen liegt bei 1–2 ng/ml, für Narkoseindikationen liegt sie bei 10–20 ng/ml.

Fentanyl – wie konnte das sein? Das hatte Prince nie genommen! Die nächste Schockwelle durchlief die Fangemeinde, als unter anderem die „New York Times" berichtete, der Musiker sei vermutlich medikamentenabhängig gewesen. Wie das? Ein zurückgezogen lebender Künstler, Mitglied der Glaubensgemeinschaft Zeugen Jehovas, ein Mensch, der sich vegan ernährte, Drogen verabscheute? Niemand, der mit ihm auf Tour ging, durfte kiffen, ein Alkohol- oder anderes Abhängigkeitsproblem haben.

Dass Prince aber seit langem regelmäßig starke Schmerzmittel einnahm, wusste selbst im engeren Freundeskreis niemand.

Die Hüft- und Knieschmerzen sollen Folge seiner agilen Tanzperformances inklusive wilder Spagate gewesen sein – das Ganze stets auf High Heels, nicht weil er so klein sei, wie er einmal sagte, sondern weil die Frauen dies mochten. Andererseits bekannte sein früherer Tour-Manager Alan Leeds gegenüber der „New York Times": „Es gab keine Tour, bei der er nicht manchmal unter Schmerzen auftrat. Er war in dieser Hinsicht altmodisch, ein The-Show-must-go-on-Junge. Insofern wundert es mich nicht, dass er sich selbst medizierte, um auftreten zu können."

Lose herumliegende Tabletten

Ermittler fanden in Paisley Park große Mengen Tabletten mit der Aufschrift „Watson 853", einem in den USA zugelassenen Kombinationspräparat aus Hydrocodon und Paracetamol. Die Medikamente lagen teils lose im Ankleidezimmer herum, teils befanden sie sich in Medikamentenbehältnissen mit anderen Aufschriften wie „Aleve" (Naproxen). Die rechtsmedizinische Analyse einer, so der Staatsanwalt, „repräsentativen Menge" der aufgefundenen Medikamente ergab, dass die Kapseln, entgegen der Kennzeichnung, erhebliche Mengen Fentanyl enthielten. Es handelte sich um Fälschungen. Deren Quelle war nicht zu ermitteln. Hinweise auf Mord oder andere kriminelle Absichten fanden die Ermittler nicht.

Die Vorkommnisse in den Tagen vor Prince' Tod illustrieren die Opioid-Verordnungspraxis in den USA: Zwei Wochen vor den tragischen Ereignissen behandelte der Allgemeinarzt Michael Schulenberg Prince in der North Memorial Clinic in Minnetonka wegen Taubheitsgefühlen und Kribbeln in Fingern und Füßen, außerdem hatte der Patient in der Nacht zuvor erbrochen. Der Arzt kannte Prince bis dahin offenbar nicht. Dieser erhielt intravenös eine Flüssigkeitssubstitution sowie Vitamin D und ein Antiemetikum. Die Verordnungen wurden auf den Namen des Assistenten Kirk Johnson ausgestellt, um Prince' Anonymität zu wahren. Eine Woche später kontaktierte Johnson den Arzt erneut mit der Bitte um eine Analgetika-Verordnung für Prince wegen Rückenschmerzen. Diesmal stellte Schulenberg, wiederum auf den Namen des Assistenten, ein Rezept für 15 Tabletten Percocet (Oxycodon/Paracetamol) aus, ohne den Patienten noch einmal gesehen zu haben. 10 dieser Tabletten wurden später von Ermittlern in Paisley Park gefunden.

Notlandung, Naloxon und eine Lüge

Am späten Abend des 14. April 2016 wurde Prince auf dem Rückflug von einem Konzert in Atlanta in seinem Privatjet bewusstlos. Der Pilot entschied sich für eine Notlandung in Moline, Illinois. Das Rettungsteam injizierte noch am Flughafen den Opioid-Antagonisten Naloxol. Anschließend wurde er zum regionalen Krankenhaus gebracht, dass er aber auf eigenen Wunsch nach wenigen Stunden wieder verließ.

Hinterher ließ Prince verbreiten, er habe an Influenza gelitten, nun gehe es ihm wieder gut. Er ließ rasch eine Party für den folgenden Abend organisieren, um Gerüchten über seine Gesundheit entgegenzuwirken. Heute ist bewiesen, dass Prince wegen der gefälschten Hydrocodon/Paracetamol-Präparate bewusstlos geworden war. Ohne die Notbehandlung wäre er also womöglich bereits am 14. April gestorben. Doch von den Fälschungen ahnte niemand etwas. Und so folgte das fatale Finale.

Hilfe kommt zu spät

Assistent Johnson kontaktierte am 18. April erneut den Arzt, weil er sich inzwischen Sorgen wegen des Opioid-Konsums von Prince mache. Am 20. April, also einen Tag vor Prince' Tod, untersuchte Schulenberg den Musiker und nahm Blut ab. Beide sprachen offen darüber, ob es sich bei den Beschwerden um Opioid-Entzugssymptome handeln könne und der Arzt verordnete Clonidin sowie ein Antihistaminikum. Prince' Management kontaktierte eine Entzugsklinik, um einen Therapietermin zu vereinbaren. Ein Vertreter der Klinik reiste am 21. April nach Minnesota, um das Behandlungsprogramm zu besprechen. Am selben Tag kam Schulenberg nach Paisley Park, um die medizinischen Unterlagen sowie die Bluttestresultate zu übergeben. Als er eintraf, war das Rettungsteam bereits vor Ort…

Der komplette Autopsie-Bericht ist nicht veröffentlicht worden. Doch Staatsanwalt Metz schloss seinen Bericht mit dem Satz, dass die „Vereinigten Staaten weiterhin an einer beispiellosen und erschreckenden Epidemie von Opioid-Überdosierungen" litten. Prince' Tod sei ein weiteres tragisches Beispiel dafür.

Was Gier anrichtet

Im Liedtext von „Purple Rain" geht es um Liebe, um Reinheit, Wahrheit, Erleuchtung, darum, gemeinsam im „violetten Regen" zu baden, sich durchfluten zu lassen von Erkenntnis. Der Tod des Künstlers und zehntausender anderer Opfer steht hingegen symbolisch für verbreitete Ignoranz und Geldgier. Welch ein Kontrast!

Medikamentenfälscher beziehen nach einem ARD-Bericht das Fentanyl vielfach von chinesischen Produzenten, die den Wirkstoff zugleich legal für internationale Pharmaunternehmen herstellen. Ein Kilogramm reines Fentanyl kostet laut der amerikanischen Drug Enforcement Administration (DEA) nur wenige tausend Dollar. Aus diesem Kilo können etwa 650.000 gefälschte Schmerzmittel hergestellt werden. Es ergebe sich ein Gesamtgewinn von bis zu 20 Mio. US-Dollar.

Literatur

Anonymous (2016) Prince's Addiction and an Intervention Too Late. New York Times, May 5 (online)

Carver County Attorney's Office (2018) Carver County Attorney Mark Metz announces no criminal charges following the Prince Rogers Nelson death investigation

Chanen D, Olson J (2016) Prince died from accidental overdose of fentanyl. StarTribune June 3 (online)

Harrich D, Mayer P (2017) Starb Prince an gefälschtem Medikament? Tagesschau.de vom 16. Mai

Montemayer S (2018) Carver County closes prince death investigation with no criminal charges. StarTribune April 20 (online)

Rudi Dutschke: Ertrinkungstod nach Attentat

© Der/die Herausgeber bzw. der/die Autor(en), exklusiv lizenziert an Springer-Verlag GmbH, DE, ein Teil von Springer Nature 2025
T. Meißner, *Der prominente Patient*, https://doi.org/10.1007/978-3-662-70111-9_57

Auf den linken Aktivisten Rudi Dutschke war am Gründonnerstag 1968 ein Schusswaffenattentat verübt worden. Zwölf Jahre später führte das zu einem tragischen Unfall in der Badewanne.

„Niemand anders hat der 68er-Bewegung so sehr seinen Stempel aufgedrückt wie Rudi Dutschke (1940–1979)", schreibt der Journalist und Autor Ulrich Chaussy in seiner 2018 erschienenen Biografie. Geboren in der märkischen Kleinstadt Luckenwalde, neigte der belesene Musterschüler bereits als Kind und Jugendlicher dazu, seinen Lehrern zu widersprechen, wenn er auf andere Argumente gestoßen war als jene, die ihm angeboten wurden. Letztlich blieb Dutschke überall ein Außenseiter: als wacher Schüler und aktiver Christ in der sowjetischen Besatzungszone, als junger Mann, der den „freiwilligen" Wehrdienst in der 1956 gegründeten Nationalen Volksarmee der DDR verweigerte oder später, nach dem Mauerbau 1961, als West-Berliner Soziologie-Student.

Dort war er dank seines Charismas und seiner Intellektualität einer der Wortführer der Studentenbewegung. Der Rhetorik des bücherfressenden, stets hinterfragenden und verschachtelte Bandwurmsätze liebenden Dutschke war „nicht immer leicht zu folgen", wie Chaussy anmerkt. Außerdem hob er sich mit seiner asketischen Lebensweise von vielen Mitstudierenden ab: kein Tabak, kein Alkohol oder andere Drogen. Und er war ein guter Sportler. Gutes Essen war ihm gleichgültig. Herbert Marcuse zog er den Rolling Stones vor. Sein äußeres Erscheinungsbild

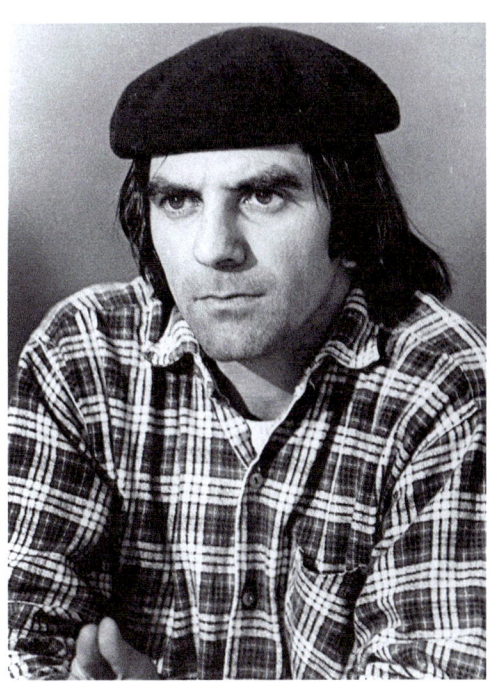

Rudi Dutschke. (© akg-images / picture alliance)

– Ringelpulli, Cordhose, Lederjacke, abgewetzte Aktentasche – und unmittelbares Lebensumfeld (Chaussy: „gelegentliche Schlafhöhlen") waren ihm so unwichtig, dass es an Verwahrlosung grenzen konnte.

Nach dem Attentat: „Nur ein paar Worte…"

Am 8. April 1968 kündigt der 23-jährige Arbeiter, Kleinkriminelle und rechtsgerichtete Josef Erwin Bachmann seine Stelle in

München, fährt mit dem Interzonenzug nach Berlin und feuert am 11. April auf dem Kurfürstendamm mit einer Pistole drei Mal aus nächster Nähe auf Rudi Dutschke. Nach kurzer Bewusstlosigkeit kommt Dutschke taumelnd auf die Beine, läuft ein paar Schritte, bricht dann aber wieder zusammen. Den bereits nach einer Minute eintreffenden Polizisten gelingt es, Bachmann festzusetzen. Dutschke wird in die Neurochirurgie des Westend-Krankenhauses gebracht. Ein Projektil hat den Schädel oberhalb der linken Schläfe durchschlagen und das frontoparietale Hirngewebe „leicht beschädigt", wie es in einem Bulletin heißt. Es sei „vor dem Enervationszentrum für die motorische Leistung des rechten Arms (Gyrus praecentralis) stecken geblieben." Das Projektil wird entfernt. Später werden weitere Projektile aus der rechten Wange und der linken Schulter operiert.

Rasch ist klar: Dutschke wird überleben. Aber mit welchen Folgen? Ein schweres Hirnödem tritt nicht auf. Seine Frau Gretchen berichtet nach Angaben von Chaussy später, dass ihr Mann in der ersten Woche nach dem Attentat die meisten Dinge nicht benennen konnte. „Nur ein paar Worte waren da, aber ganz wenige. Tasche oder Messer oder so. Er wusste nicht mehr, was ‚Geld' bedeutet."

Der befreundete Psychologe Thomas Ehleiter: „Er rang nach Wörtern, er gestikulierte mit den Händen. Er versuchte, mit allen möglichen Bewegungen mitzuteilen, was er sagen wollte." Dutschke ist verzweifelt, niemand weiß, ob er je wieder wird sprechen können. Lesen funktioniert noch, wenn auch nicht fehlerfrei, was daran liegt, dass er auf beiden Augen eine Wahrnehmungsstörung für weit rechts liegende Dinge hat. Ehleiter benutzt eine Schreibfibel für Grundschüler, um mit Dutschke zu üben. Auch vier Wochen später fällt das Sprechen noch schwer.

Rehabilitation mit Hindernissen

Im Frühsommer des Jahres erholt sich Dutschke unter falschem Namen im Sanatorium Münchenbuchsee im schweizerischen Kanton Bern. Ehleiter übt täglich bis zu sechs oder acht Stunden mit Dutschke Lesen, Schreiben und Sprechen, trotz der Bewegungs- und rechtsseitigen Wahrnehmungsstörungen wird Tischtennis gespielt. Später bietet ihm der Komponist Hans Werner Henze seine Villa im südlich von Rom gelegenen Marino an, beschützt von einem italienischen Polizeibeamten. Dutschkes Erinnerungsvermögen ist zu diesem Zeitpunkt noch angeschlagen. Als ein Reporter des „Stern" Dutschkes Aufenthaltsort aufspürt, flüchtet er in das Haus eines Freundes am Comer See, was der Presse jedoch ebenfalls nicht lange verborgen bleibt. Später kommt er in einer Mailänder Wohnung unter.

Nachdem mehrere Länder Dutschke zur Persona non grata erklärt haben, erhält er zunächst eine Einreisegenehmigung für Großbritannien, um sich dort weiterbehandeln zu lassen. Als er sich im Dezember 1968 mit der Bahn auf die Reise dorthin macht, erleidet er erstmals einen Grand-mal-Anfall, womöglich provoziert von rhythmisch wechselnden Lichteindrücken während der Zugfahrt. In London wohnt er mit seiner Frau und seinem kleinen Sohn in der Wohnung eines Freundes. Kurz nach der Ankunft erleidet er einen zweiten Anfall.

Seine Frau ist völlig unvorbereitet, glaubt, ihr Mann liege im Sterben und rennt laut um Hilfe rufend auf die Straße. Ein Neurologe verweigert ein Gutachten zur weiteren Behandlung, als er sieht, wen er vor sich hat. Die Familie muss Großbritannien verlassen, der irische Diplomat und Schriftsteller Conor Cruise O'Brien bietet den Dutschkes sein Haus in Dublin an. Später wohnten die Dutschkes wieder in einer Wohngemeinschaft im Londoner

Einwandererviertel Golders Green, anfänglich finanziell unterstützt von Spiegel-Herausgeber Rudolf Augstein. Dutschke muss regelmäßig nach Berlin reisen, wo im Westend-Krankenhaus der Heilungsprozess überwacht und seine Medikation eingestellt wird. Er leidet unter Angstzuständen, etwa beim Überqueren großer Straßen. Einige Freunde raten zu einer Psychoanalyse, die Dutschke aber ablehnt. Er fürchtet, als mental angeschlagener nicht mehr ernst genommen zu werden. Auch vermeidet er es, das Attentat oder seine Gehirnverletzung zu benennen. „All das nannte er meist ‚die große Scheiße'", berichtet Chaussy.

Rückkehr ins akademische Leben und Tod

Im Juni 1970 erteilt ihm die Universität Cambridge die Zulassung als Forschungsstudent der Soziologie, er soll dann aber aus politischen Gründen ausgewiesen werden. Bundespräsident Gustav Heinemann setzt sich persönlich, wenn auch inoffiziell, für Dutschke ein – umsonst. Schließlich kommt die Familie im dänischen Aldershvile unter. 1974 wird Rudi Dutschke an der Freien Universität Berlin mit der Arbeit „Zur Differenz des asiatischen und europäischen Weges zum Sozialismus" zum Dr. phil. promoviert. Das zeigt, dass er zu diesem Zeitpunkt wieder im Vollbesitz seiner geistigen Kräfte ist. Seine Arbeit ging allerdings zu Lasten der Gesundheit: zu lange Arbeitszeiten, zu wenig Schlaf, unregelmäßige Medikamenteneinnahme.

Dutschke glaubt an eine sozialistische Wiedervereinigung Deutschlands, ohne erklären zu können, wie das vor sich gehen sollte. Er versucht, sich wieder politisch zu betätigen, denkt an die Gründung einer sozialistischen Partei jenseits von SPD und DKP, verwirft das wieder und unterstützt die entstehende Grüne Bürgerbewegung. Er wird zu einem der Delegierten für den Parteigründungskongress der Grünen am 10. Januar 1980 in Karlsruhe gewählt. Doch zu dieser Reise soll es nicht mehr kommen.

Am Nachmittag des 24. Dezember 1979 nimmt Dutschke ein Wannenbad. Nachdem seine Frau, die eine Freundin zu Besuch hat, die Stille im Badezimmer auffällt, schaut sie nach und findet ihn leblos in der Wanne vor. Wiederbelebungsversuche bleiben erfolglos. Offenbar ist er infolge eines epileptischen Anfalls ertrunken. Der Rechtsmediziner Jørgen Dalgaard von der Universität Aarhus schließt bei der Autopsie andere Todesursachen wie äußere Gewalt, Vergiftung oder betäubende Medikamente aus.

Pathophysiologische Hintergründe

Mit hoher Wahrscheinlichkeit handelte es sich um eine posttraumatische Epilepsie. Vor dem Attentat war Dutschke neurologisch gesund, von einer Epilepsie war nichts bekannt. Posttraumatische epileptische Anfälle können Folge jeglicher mechanischen Einwirkungen auf das Gehirn sein: Commotio cerebri, intrakranielle Blutungen, Schädelfrakturen, penetrierenden Verletzungen. Infolge der Gewalteinwirkung werden sekundäre Schädigungsprozesse in Gang gesetzt, die wochen-, monate- oder jahrelang anhalten können. Diese Vorgänge lösen früh und anhaltend eine vermehrte Erregbarkeit im Hippocampus aus, weil inhibitorische Interneurone untergehen und sich verstärkt exzitatorische synaptische Verbindungen im Gyrus dentatus ausbilden. Ischämiebedingter Zelltod, verstärkte mikrogliale und astrozytäre Migration oder Neogenese mit konsekutiver Gliose und kortikale Atrophie verändern zerebrale Netzwerke. Hinzu kommen intrazerebrale Entzündungsprozesse.

Eingeschränkte Therapieoptionen

Je schwerer das Trauma, desto höher das Risiko für posttraumatische Epilepsie: Bei mehr als der Hälfte von in Studien untersuchten Kriegsveteranen mit penetrierenden Verletzungsmustern und schweren imprimierenden Schädelfrakturen sind Trauma-induzierte Epilepsien beobachtet worden. Je nach Lokalisation er Läsion neigen die meist fokal eingeleiteten Anfälle dazu, in bilateral tonisch-klonische Anfälle überzugehen. Womöglich führen die ausgedehnte Umbauvorgänge im Gehirn zu multifokal epileptogen aktiven Netzwerken.

Die Prophylaxe von Frühanfällen (innerhalb von sieben Tagen nach Trauma), etwa mit Anticholinergika, sind bis heute in der klinischen Praxis kaum verbreitet. Die Effektivität der Prophylaxe von Spätanfällen ist bislang nicht nachgewiesen. Ein aktueller Review mit Metaanalyse von Studien zur chirurgischen und interventionellen Behandlung hat ergeben, dass bei Patienten, deren epileptogene Foki lokalisiert werden können, mit chirurgischer Resektion solcher Foki die Anfallsfrequenz um 70 bis über 80 % reduziert werden kann. Als besonders erfolgreich gilt die temporale Lobektomie. Auch von der Vagusnervstimulation oder tiefen Hirnstimulation werden deutlich reduzierte Anfallshäufigkeiten berichtet.

Literatur

Chaussy U (2018) Rudi Dutschke. Die Biographie. Droemer (eBook)

Golub VM, Reddy DS (2022) Post-traumatic epilepsy and comorbidities: advanced models, molecular mechanisms, biomarkers, and novel therapeutic interventions. Pharmacol Rev 74:387–438

Sanabria V et al (2023) Anticholinergics: a potential option for preventing posttraumatic epilepsy. Front Neurosci 16:1100256

Wang X et al (2023) Efficiency of surgery on posttraumatic epilepsy: a systematic review and meta-analysis. Neurosurg Rev 46:91

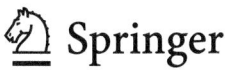 Springer springer.com

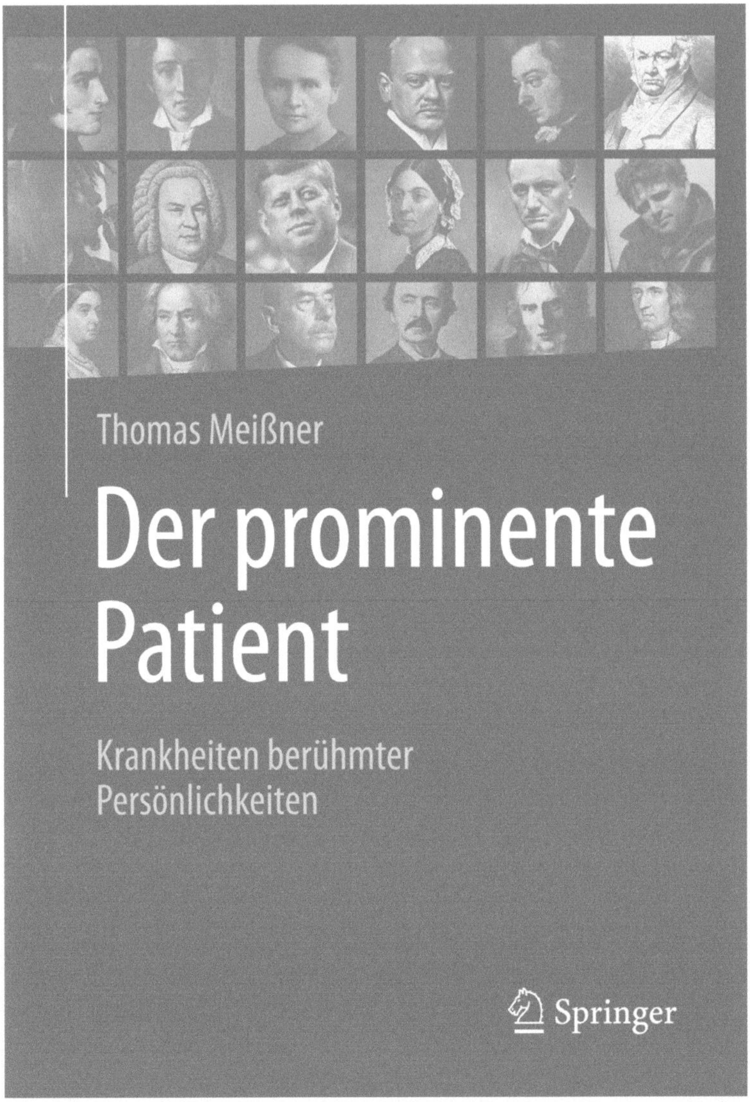

Thomas Meißner
Der prominente Patient
Krankheiten berühmter Persönlichkeiten

Jetzt bestellen:
link.springer.com/978-3-662-57730-1

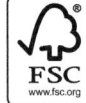

MIX
Papier aus verantwortungsvollen Quellen
Paper from responsible sources
FSC® C105338

If you have any concerns about our products,
you can contact us on
ProductSafety@springernature.com

In case Publisher is established outside the EU,
the EU authorized representative is:
**Springer Nature Customer Service Center GmbH
Europaplatz 3, 69115 Heidelberg, Germany**

Printed by Libri Plureos GmbH
in Hamburg, Germany